U0199851

Atlas of Ultrasound in Obstetrics and Gynecology
A Multimedia Reference

Second Edition

妇产科超声图谱

第 2 版

〔美〕 皮特·M.道比莱特 卡罗尔·B.本森 编 著

唐 红 康 彧 孔令秋 主 译

天津出版传媒集团

 天津科技翻译出版有限公司

著作权合同登记号：图字：02-2013-52

图书在版编目（CIP）数据

妇产科超声图谱 /（美）道比莱特（Doubilet, P.M.），（美）本森（Benson, C.B.）编著；唐红等译 .— 天津：天津科技翻译出版有限公司，2015.6
书名原文：Atlas of ultrasound in obstetrics and gynecology：a multimedia reference
ISBN 978-7-5433-3470-0

Ⅰ.①妇… Ⅱ.①道… ②本… ③唐… Ⅲ.①妇产科病 – 超声波诊断 – 图谱 Ⅳ.① R710.4–64

中国版本图书馆 CIP 数据核字（2014）第 304097 号

授权单位：Wolters Kluwer
出　　版：天津科技翻译出版有限公司
出 版 人：刘庆
地　　址：天津市南开区白堤路 244 号
邮政编码：300192
电　　话：（022）87894896
传　　真：（022）87895650
网　　址：www.tsttpc.com
印　　刷：山东鸿杰印务集团有限公司
发　　行：全国新华书店
版本记录：889×1194　16 开本　23.25 印张　450 千字
　　　　　2015 年 6 月第 1 版　2015 年 6 月第 1 次印刷
　　　　　定价：198.00 元

（如发现印装问题，可与出版社调换）

主译简介

唐红，教授，主任医师，硕士研究生导师；四川大学华西医院心内科副主任、超声心动图室负责人，四川省卫生厅学术和技术带头人，国家自然科学基金网评专家。现任中国超声医学工程学会常务理事、超声心动图委员会常委；中华医学会超声分会委员；中国医师协会超声医师分会委员；中国医师协会心血管内科医师分会超声心动图委员会常委；中国医学影像技术研究会超声分会委员、超声心动图委员会常委；海峡两岸医药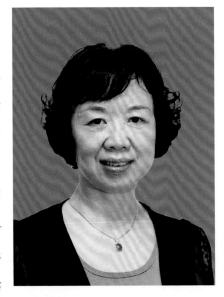卫生交流协会超声医学专家委员会常委；四川省医学会超声医学专业委员会副主任委员；四川省超声医学工程学会第二、三届会长；四川医师协会超声医师分会副主任委员；成都市超声医学工程学会副会长；成都市医学会超声医学专业委员会副主任委员；四川省超声医学质量控制中心专家委员会副主任委员。《中华超声影像学杂志》《中国超声医学杂志》《生物医学工程学杂志》等杂志编委。中国超声医师网专家讲师团成员，2012年被中国超声医学工程学会授予优秀超声医学专家称号。

主编/译《经食管实时三维超声心动图图谱》《先天性心脏病围手术期超声图谱》《实用超声心动图学》《胎儿心脏超声解剖》等学术专著；参编《超声诊断学（第二版）》《超声医学影像诊断学》《中华影像医学》《经食管超声心动图学》等10多部；主持国家自然科学基金、四川省科技厅基金等科研项目多项，先后获四川省科技进步奖4次。

译者名单

主　译　唐　红　康　彧　孔令秋

译　者（以姓氏汉语拼音排序）

陈　娇　四川大学华西第二医院

郭　楠　四川大学华西第二医院

何　敏　四川大学华西第二医院

康　彧　成都中医药大学附属医院

孔令秋　成都中医药大学附属医院

李　珍　成都中医药大学附属医院

刘佳霓　四川大学华西医院

罗　红　四川大学华西第二医院

马　钦　四川大学华西医院

庞厚清　四川大学华西第二医院

彭汇涓　成都中医药大学附属医院

沙晓溪　成都中医药大学附属医院

唐　红　四川大学华西医院

田　雨　四川大学华西第二医院

王　慧　四川大学华西医院

韦　馨　四川省德阳市人民医院

许丽丽　成都市武侯区人民医院

杨　帆　四川大学华西第二医院

杨　慧　四川大学华西第二医院

杨　静　首都医科大学附属北京安贞医院

杨太珠　四川大学华西第二医院

张　龙　吉林大学白求恩第一医院

张　嬿　成都中医药大学附属医院

译者前言

超声技术是妇产科重要的检查手段，广泛应用于妇科、产科和产前诊断等方面。超声的"可视化"逐渐改变了传统的诊疗模式，极大促进了诊断和治疗水平的提高，尤其是在胎儿畸形的产前诊断方面，超声发挥了至关重要的作用。近年来，实时三维超声技术的发展进一步提升了超声在妇产科领域的地位。

《妇产科超声图谱》由国际知名妇产科超声专家皮特·M．道比莱特（Peter M. Doubilet）和卡罗尔·B．本森（Carol B. Benson）所著，内容十分丰富。大量的文字和图片从解剖学、病理学、遗传学和病理生理等方面分析了产科和妇科疾病的病理改变、临床表现及超声图像特点，提供了精辟的诊断及鉴别诊断思路，尤其在胎儿产前诊断和宫内治疗方面，反映了当今最新的应用成果。该书图文并茂，涵盖面广，可作为广大超声医生和妇产科临床医生的重要参考书目。

《妇产科超声图谱》内容涉及产科、妇科、遗传及超声等多方面内容，受翻译人员知识结构和能力的限制，本书可能存在错误和不足之处，敬请广大读者批评指正，以便我们在今后的工作中予以改进。

鹿红

前 言

20 世纪 70 年代，B 型超声的出现使其成为医学影像的主要检查手段之一，从那时起，超声技术就步入持续发展的轨道。超声检查从静态到实时，从黑白到灰阶以及彩色血流成像，从一维（A 型）到二维、三维和四维，其功能和应用范围的不断提升令人振奋。

妇产科是超声最具影响力和最令人关注的领域，在产前胎儿发育异常的筛查、妇科疾病的诊断以及宫内微创治疗等医学领域，超声都带来了革命性的变化。

基于上述原因，促成我们编写了这本图谱的第 1 版，并在 2003 年出版。此后，超声技术的进一步发展又促使我们制定了再版的计划。超声图像分辨率的改善，提高了诊断准确性和医生的信心，尤其是三维超声技术的发展，其成像在妇产科领域得到广泛应用。因为这些变化，我们在本次第 2 版的修订中更新了大部分（约 90%）的超声图像。另外，随书附送的光盘还可观看实时图像。

超声结果非常依赖对图像的判读：识别正常结构并从异常解剖中建立特异性诊断。因此，我们期望该图谱既能对临床工作有所帮助，同时也有助于教育培训。在临床工作中，当存在异常超声表现而诊断不明时，该图谱可作为参考；在教育方面，本书提供并涵盖了妇产科领域最新的超声图像，可作为学习和研究的工具。我们希望本书是对众多妇产科超声著作的有益补充。

Peter M. Doubilet

Carol B. Benson

目 录

第1篇

产科超声

早孕期解剖

1.1 6 周前正常妊娠

概述和临床特征

受精大致发生在末次月经开始后的第 14 天，此后的 3 ~ 4 天，受精卵沿输卵管运动到子宫，并经细胞分裂成长为由 12 ~ 15 个细胞组成的球形细胞团。与此同时，子宫内膜增厚、血管更为丰富，称之为"蜕膜"，有助于着床顺利进行。子宫内膜的变化是由于受到 β-人绒毛膜促性腺激素（β-HCG）的刺激，后者是由卵泡释放卵子后形成的黄体所产生。在受精后的 5 ~ 6 天，积聚的细胞团（胚泡）植入蜕膜，大约在受精后的 2 周、临近预期月经时，血或尿妊娠试验（检查 β-HCG）可首次呈阳性。

依照惯例，孕龄从末次月经的第一天开始计算，因此受精之时孕龄已在 2 周以后。受精后 3 周或 5 周孕龄时，种植于蜕膜的胎囊平均径线约 2mm。妊娠 6 周时胎囊生长达到 10mm。胎囊外缘由绒毛膜构成，含有大量的滋养细胞。羊膜是另一种纤薄的膜状结构，最初与生长中的胚胎组织紧密接触在一起。卵黄囊为胚胎提供营养物质，与羊膜和胚胎密切相连。在绒毛膜与羊膜之间有液体存在。妊娠 6 周以前，胚胎是极其微小的（< 1mm）。

超声检查

经阴道超声在妊娠 5 周左右能够首先直观显示胎囊，并可以辨别出正常的单胎妊娠，此时产妇血清 β-HCG 达到 1000mIU/mL 的水平。在这一阶段，胎囊以液体积聚样出现在宫腔蜕膜回声内。胎囊的形态并不完全一致，有时胎囊的一部分被环状回声环绕（图 1.1.1），该现象称为"双环征"。有时蜕膜中间出现一纤细的线状高回声（系闭合的宫腔），胎囊位于宫腔线状回声的一侧（图 1.1.2），该现象

称为"蜕膜内征"。还有一部分妊娠不具有上述征象，液体积聚呈非特异性表现（图 1.1.3）。

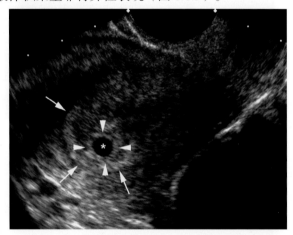

图 1.1.1　**妊娠 5 周胎囊：双环征。** 子宫正中矢状切面，显示子宫中部高回声（蜕膜）内可见胎囊，呈液体积聚样表现（*），被两层环状回声包绕。内环（三角箭头）紧邻胎囊并将其完全包绕，外环（箭头）部分环绕胎囊。随访 6 周后超声扫查，发现该妊娠 11 周的胎儿具有胎心搏动，证实为宫内妊娠。

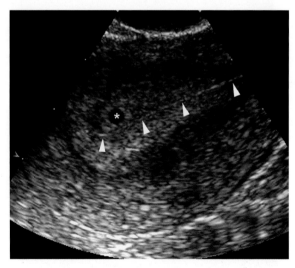

图 1.1.2　**妊娠 5 周胎囊：蜕膜内征。** 子宫正中矢状面，显示子宫中部高回声（蜕膜）内可见胎囊，呈液体积聚样表现（*），位于宫腔线（三角箭头）的一侧。随访 9 天后超声扫查，发现具有心搏的胚芽，证实为宫内妊娠。

大约在 5.5 周，经阴道超声能首先在胎囊内辨认出卵黄囊，其呈一环形结构，直径通常 < 6mm（图 1.1.4）。经腹部超声扫查发现胎囊和卵黄囊的时间比经阴道超声大约晚 1/2 周。

超声通常能在一侧卵巢内发现黄体，其声像图表现多样，包括单纯性囊肿、厚壁或复杂性囊肿（图 1.1.5）以及实性低回声结构，较为典型者大小为 2 ～ 3cm。

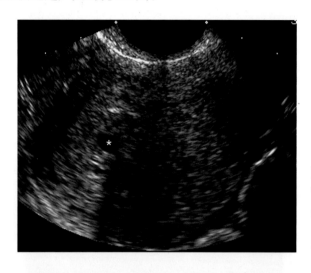

图 1.1.3　**妊娠 5 周胎囊："非特异性"的宫内液体积聚。**子宫正中矢状切面，显示子宫中部高回声（蜕膜）内可见胎囊，呈液体积聚样表现（＊）。该胎囊既没有"双环征"，也没有"蜕膜内征"。随访 10 天后超声扫查，发现具有心搏的胚芽，证实为宫内妊娠。

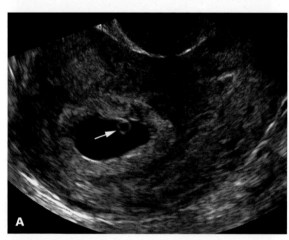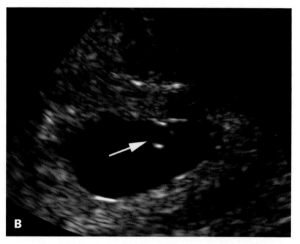

图 1.1.4　**妊娠 5.5 周胎囊。**（A）子宫正中矢状切面显示胎囊内的卵黄囊（箭头）。（B）卵黄囊位于胎囊内的局部放大图像。

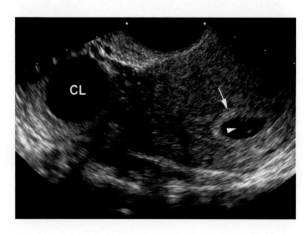

图 1.1.5　**黄体。**子宫和右附件区横切面显示右侧卵巢内一单纯性囊肿，系黄体（CL）。与卵巢毗邻的子宫内可见胎囊（箭头）和其内部的卵黄囊（三角箭头）。

1.2　6 ～ 10 周正常妊娠

概述和临床特征

在妊娠 6 ～ 10 周，胚胎生长和发育加快，其长度增加约 15 倍，由妊娠 6 周的 2mm 增加到 10 周的 30mm。内脏器官分化形成主要在第 10 周完成，特别是心脏腔室和瓣膜已基本形成，胃肠和泌尿生殖系统（在胚胎发育早期结合在泌尿生殖窦）分离，肾脏开始从盆腔上升。

在这一时期，胚胎的外形也发生变化，到妊娠 10 周，脸部特征已可以辨认，四肢包括手指和脚趾也已形成。

在妊娠 6 ～ 10 周这一阶段，绒毛膜绒毛在植入部位增殖，而其他部位的绒毛膜则发生退化，从而分成两部分：在已增殖部位发展为厚的丛密绒毛膜，在绒毛已退化部位发展为平滑绒毛膜。丛密绒毛膜和母体面蜕膜相互交错形成胎盘，而薄的平滑部分则称为绒毛膜。

超声检查

大约在妊娠 6 周时，经阴道超声能首次发现胚胎的心搏。初期在靠近卵黄囊区域见到的闪烁样运动，与可见到的胚胎几乎没有差别（图 1.2.1），在之后的 2 ～ 3 天内就能清晰看见心搏在胚胎内的位置（图 1.2.2）。在 6.3 周以前胎心率通常在 100 次 / 分以上 [相应头臀径（CRL）< 5mm]，而在 6.3 ～ 7.0 周胎心率至少在 120 次 / 分以上 (相应 CRL 5 ～ 9mm)。

超声最初显示的胚胎是一未分化的结构，无法辨认身体各部分（心搏除外）。直到 8 周，胚胎才能够区分出头和躯干（图 1.2.3），颅内的囊性结构亦可以辨认，其对应于发育中的后脑（图 1.2.4）。此时躯体的形状和大小与新生儿有很大的不同，头相对于躯体大得多，脖子是弯曲的。直到 9 周，四肢已经变长，并能够发现肢芽的运动（图 1.2.5）。

妊娠 6 周时，紧贴于胚胎的羊膜通常无法显示，此时胎囊内的液体均为绒毛膜液。大约在 7 周，羊水将羊膜与胚胎分离，超声才能初次显示羊膜，此后羊水量较绒毛膜液增长更为显著（图 1.2.6）。在 6 ～ 10 周这一阶段，卵黄囊持续可见（图 1.2.6）。9 ～ 10 周，胎盘呈一均质的新月形结构包绕胎囊的一部分（图 1.2.7）。

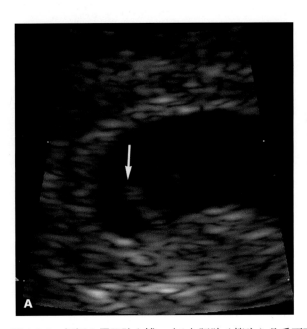
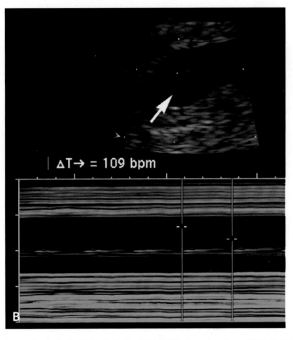

图 1.2.1　**妊娠 6 周胚胎心搏。**（A）胚胎（箭头）几乎不可见，仅在卵黄囊的边缘发现局部增厚。（B）M 型超声检测到胚胎内心搏 109 次 / 分（测量游标）。

注：带 ⊕ 标志的见光盘视频文件。

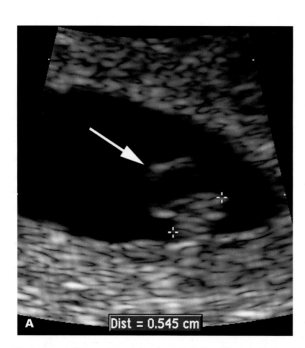

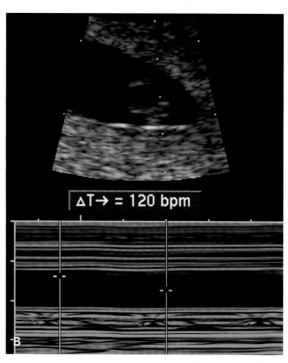

图 1.2.2　**妊娠 6.5 周。**（A）可清晰辨别靠近卵黄囊（箭头）的胚胎（测量游标），长度约 5mm。实时超声可见胚胎内的心搏。（B）M 型超声检测到胚胎内心搏 120 次 / 分（测量游标）。

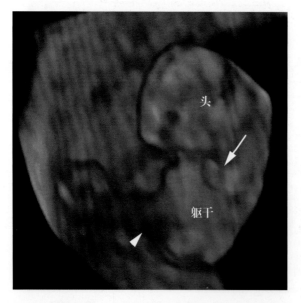

图 1.2.3　**妊娠 8 周。**三维超声显示胚胎头部已从躯干分离，上肢的肢芽可见（箭头），脐带连于腹部（三角箭头）

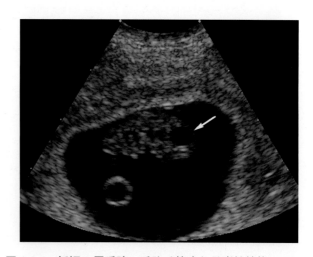

图 1.2.4　**妊娠 8 周后脑。**后脑（箭头）呈囊性结构。

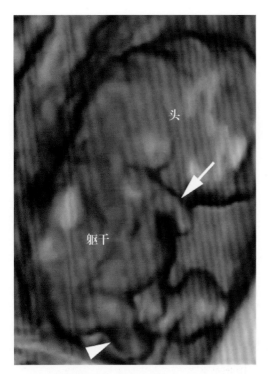

图 1.2.5 **妊娠 9 周**。胚胎上肢（箭头）和下肢（三角箭头）较 8 周时变长，实时三维超声（即"四维超声"，4D）能够观察到肢芽的运动。

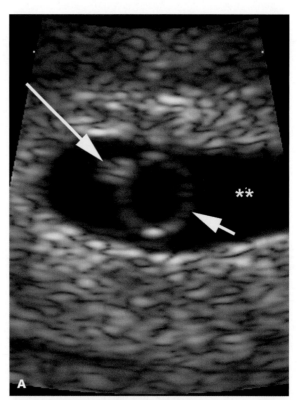

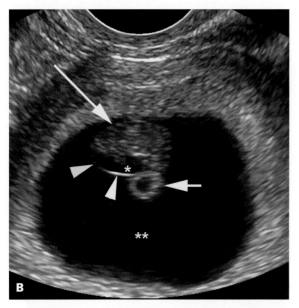

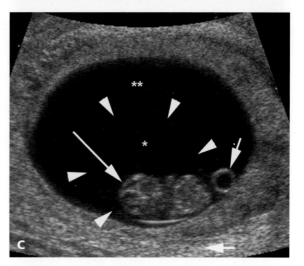

图 1.2.6 **羊水**。图 A、B、C 分别显示妊娠 6 周、7 周和 9 周胎囊内的胚胎（长箭头）、卵黄囊（短箭头）和羊膜（三角箭头）。羊膜腔内的液体（*）称之为羊水，羊膜腔外的液体（**）称之为绒毛膜液。羊水量较绒毛膜液增加更为显著：妊娠 6 周时不能显示羊水，羊膜与胚胎尚未分离（A）；7 周时可见少量羊水，羊膜与胚胎轻微分离（B）；9 周时羊膜明显远离胚胎（C）。

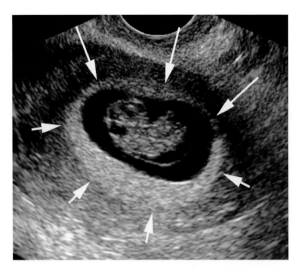

图 1.2.7　**妊娠 9 周发育中的胎盘。**包绕胎囊的绒毛膜分化较厚的一部分（短箭头）与蜕膜相互交错形成胎盘，较薄的一部分（长箭头）将变成绒毛膜。

1.3　10 ~ 14 周正常妊娠

概述和临床特征

到妊娠 10 周（受精后 8 周），"胚胎"改称为"胎儿"。在 10 ~ 14 周，器官发生已完成，没有新的结构发育，但胎儿及其脏器进一步生长。胎儿头臀径长度几乎增长了两倍，由 10 周的 30mm 生长至 14 周的 80mm。

在这一阶段，胎儿的外部形态也发生一些变化。面部特征呈现更多人类的外观，眼睛从开始相对靠外侧的位置向中间移动。身体大小比例发生变化，10 周以前头部占身体相对较大的比例，此后与身体其他部位比较，头部所占比例逐渐缩小。10 周的胎儿，脐带根部膨出，系中肠疝结构，大约在 12 周当肠祥回到腹腔内正常位置时消退。

超声检查

10 ~ 14 周超声已能清晰识别胎儿的头、躯干和四肢。身体的形状和比例与新生儿相似：头相对于身体较小，颈部弯曲度较小，四肢较妊娠 10 周以前变长、分化更好。三维超声能够清晰显示上述变化（图 1.3.1 和图 1.3.2）。

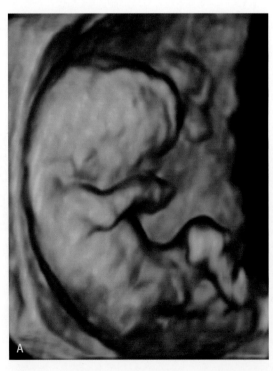
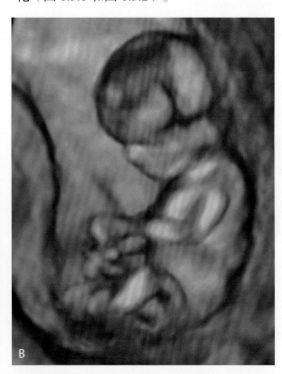

图 1.3.1　**妊娠 10 ~ 14 周胎儿大小和形态变化。**（A）妊娠 10 周胎儿三维超声图像，显示头部占身体比例较大（与新生儿身体比较）。（B）另一例妊娠 13 周胎儿三维超声图像，显示胎儿躯体大小和形态已发生相当大的变化，更接近于新生儿。

在早孕后期，二维超声能辨别一些胎儿的内部结构（图 1.3.3），包括充满颅内大部分区域的脉络丛、胃、膀胱和心脏四个房室腔。

另外，超声还可以显示胎儿的其他一些特征，如颈项透明层和生理性肠疝。颈项透明层是位于胎儿颈后的一层半透明区域，通常厚度 < 2.5mm（图 1.3.4）。生理性肠疝是肠袢从脐带根部突出，在早孕的中晚期属正常的胚胎发育，超声显示其呈一软组织包块，通常最大径 < 7mm，从前腹壁脐带根部向外突出（图 1.3.5）。

羊膜在胎囊内依然可见，在这一阶段已靠近绒毛膜（图 1.3.6），胎囊内的液体大部分是羊水，仅有少量绒毛膜液。胎盘可见并包绕部分胎囊（图 1.3.7）。

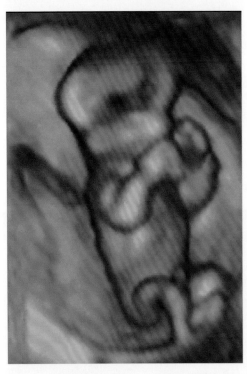

图 1.3.2　**胎儿四肢。**妊娠 13 周胎儿手臂和腿已完全成形。实时三维超声（"4D"）可观察到肢体的运动。

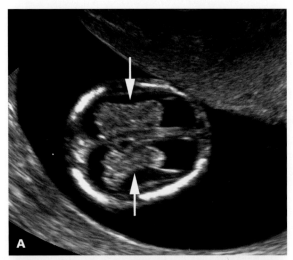

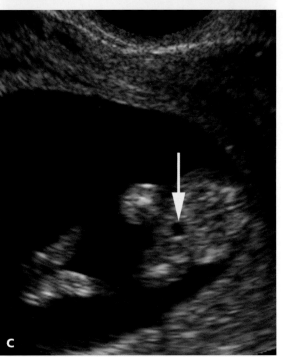

图 1.3.3　**早孕后期胎儿内部器官。**妊娠 13 周胎儿可辨认的解剖结构包括：（A）脉络丛（箭头）；（B）胃（箭头）；（C）膀胱（箭头）；（D）心脏（RV= 右心室，LV= 左心室，RA= 右心房，LA= 左心房）。（待续）

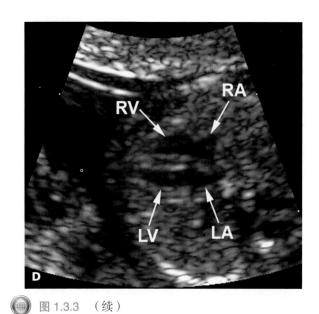

图 1.3.3 （续）

图 1.3.4 **颈项透明层**。测量（测量游标）后颈部的半透明区，注意不能把羊膜（三角箭头）误认为是皮肤（箭头）。

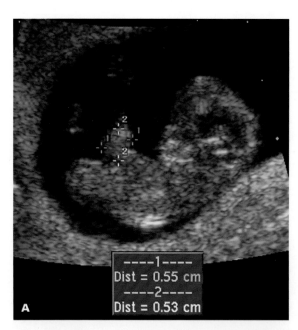

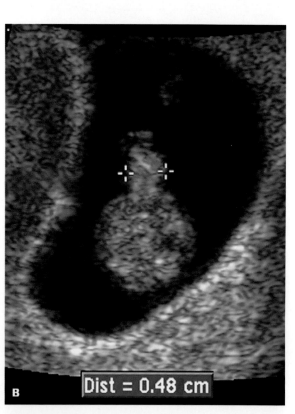

图 1.3.5 **生理性肠疝**。妊娠 10 周胎儿腹部（A）矢状切面和（B）横切面，超声显示一团块（测量游标）从胎儿前腹壁突出。（待续）

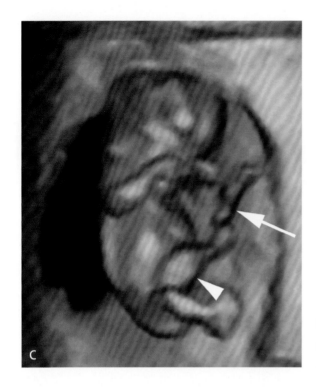

图 1.3.5　（续）（C）另一例妊娠 10 周胎儿，三维超声显示在脐带（箭头）连接胎儿腹壁处局部膨出（三角箭头）。上述 2 例胎儿超声随访至中孕期，结果都是正常的。

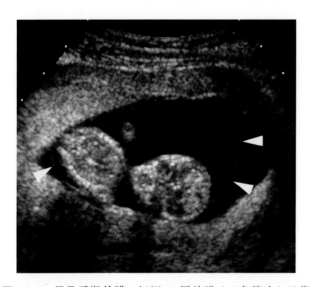

图 1.3.6　**早孕后期羊膜。**妊娠 13 周羊膜（三角箭头）已靠近于胎囊的外周。

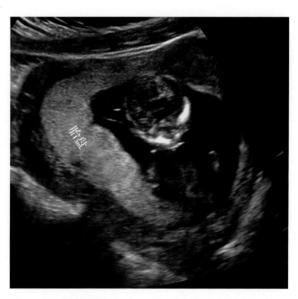

图 1.3.7　**早孕后期胎盘。**妊娠 13 周胎囊内胎盘已形成。

（康 或 唐 红 译）

第 **2** 章

中、晚孕期胎儿解剖

2.1 头部

概述和临床特征

从中孕期开始，胎儿颅骨和大脑已完全成形，然而在整个中、晚孕期，颅骨还会继续骨化，大脑也将进一步生长发育。尤其是颅骨的生长与骨化贯穿整个孕期，直到出生几个月后颅缝和囟门才会闭合。在晚孕期，大脑半球发育迅速，至足月孕时，发育形成复杂的脑沟与脑回以增加大脑的表面积，为数量众多的神经元提供空间。胎头的测量主要用于评估胎龄及胎儿发育情况。

超声检查

中、晚孕期的超声检查评价胎儿颅骨及其内容物主要采用三个重要切面：①双顶径（BPD）测量切面；②显示侧脑室切面；③显示后颅窝切面。在BPD测量切面，测量游标放在颅骨的前缘（图2.1.1）。枕额径的测量也在同一切面，从额骨中部至枕骨中部（图2.1.1）。在这一切面中，还可以应用电子椭圆形功能描记颅骨的外部轮廓以测量头围（图2.1.2）。

在BPD切面中，可以识别颅内的重要结构，包括丘脑、大脑镰、第三脑室和透明隔腔（图2.1.1）。正常第三脑室表现为一裂隙状液性暗区，位于成对的"心"形的丘脑之间。透明隔腔是一个呈方形的液性间隙，位于丘脑之前、两个侧脑室前角之间。大脑镰呈一线状高回声，位于透明隔腔之前的中部，分隔两个大脑半球。

在侧脑室后角和体部水平横切面可以对侧脑室和脉络丛进行评价。测量侧脑室时，测量游标跨越靠近脉络丛后端的侧脑室体部，并垂直于侧脑室长轴（图2.1.3）。正常侧脑室中部测量值 ≤ 10mm。

后颅窝横切面可用于评估小脑、第四脑室和小脑延髓池。正常小脑的后部轮廓类似于花生的侧面观，在狭长的、回声较强的小脑蚓部两侧是回声减低、圆形的小脑半球（图2.1.4）。小脑延髓池是小脑蚓部和枕骨之间的液性间隙，正常情况下其前后径 < 10mm（图2.1.5）。当评估小脑延髓池时，应小心获取在冠状面上轻微成角的近似横切面图像，如果图像切面在冠状面上倾斜超过15°，可能人为造成小脑延髓池扩大并超过10mm（图2.1.6）。第四脑室呈一较小的液性间隙，位于小脑蚓部前方与中脑后部之间（图2.1.7）。

三维超声可以对头部的骨骼进行评价，采用骨骼模式可以将颅骨的骨化部分与颅缝和囟门相区别（图2.1.8）。

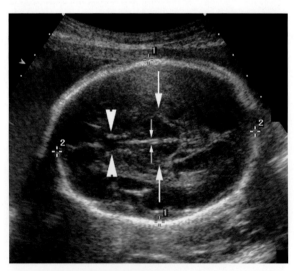

图 2.1.1 **双顶径及枕额径的测量。**胎儿头部横切面测量双顶径水平，显示成对的丘脑（长箭头）及其之间的第三脑室（短箭头），还可见透明隔腔（三角箭头）。大脑镰呈一高回声线状结构位于脑中线透明隔腔前方，分隔大脑两半球。测量游标1线为双顶径，测量游标置于近侧和远侧颅骨的前缘（即近侧颅骨外缘，远侧颅骨内缘）。测量线游标2线为枕额径，测量游标置于显示的前后颅骨中间。

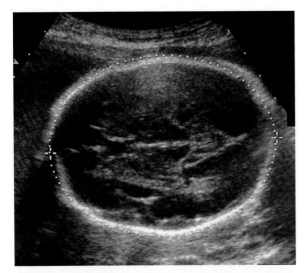

图 2.1.2　**头围的测量。** 在测量双顶径的同一切面，采用电子椭圆测量器（+⋯+）通过描记骨化的颅骨外缘以测量头围。

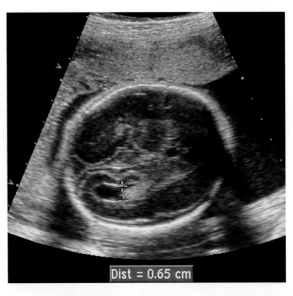

图 2.1.3　**侧脑室的测量。** 头部横切面，在侧脑室体部水平测量侧脑室的宽度，测量游标（+）置于侧脑室壁内缘。

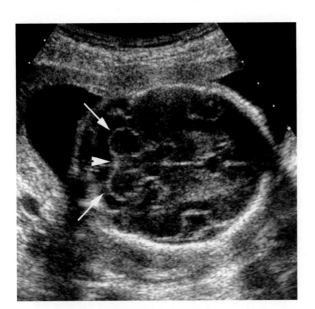

图 2.1.4　**小脑。** 后颅窝横切面显示正常小脑的轮廓，呈圆形的小脑半球（箭头）分别位于回声稍强的小脑蚓部（三角箭头）两侧。

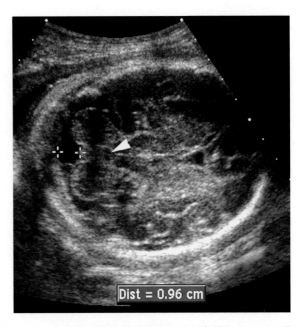

图 2.1.5　**小脑延髓池和第四脑室。** 后颅窝横切面显示充满液体的小脑延髓池（测量游标）和第四脑室的位置（三角箭头）。

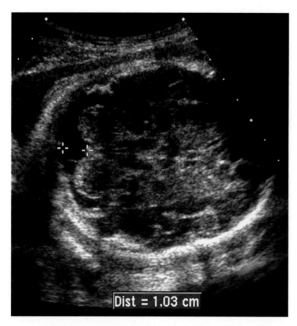

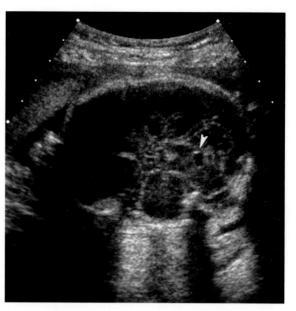

图 2.1.6　**假性小脑延髓池扩大。** 与图 2.1.5 为同一胎儿，后颅窝横切面成角过大，小脑延髓池呈假性增宽（测量游标）大于 10mm（图为 10.3mm）。

图 2.1.7　**第四脑室。** 后颅窝横切面图像显示第四脑室（三角箭头）内存在少量液体。

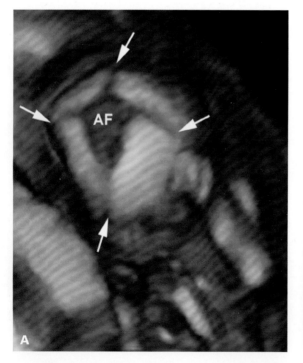

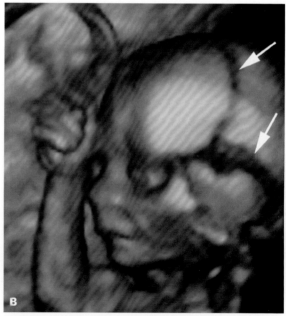

图 2.1.8　**颅骨。**（A）三维超声颅骨模式，显示孕 18 周胎儿的前囟（AF）被颅骨包绕。（B）三维图像显示头部一侧的颅缝。

2.2 面部

概述和临床特征

在中孕早期，面部已发育成形，以致眼眶、晶体、耳朵、鼻和嘴都能较容易识别。在妊娠的后半期，胎儿面部软组织开始增厚，形成面颊和下巴。

超声检查

运用二维超声，面部评价可在矢状切面、冠状切面和横切面进行。评价眼眶和眼球是否存在以及其位置，以横切面和冠状切面最好（图 2.2.1）；观察鼻子和嘴唇以冠状切面最佳（图 2.2.2）；面部矢状切面可以显示胎儿腭骨、鼻骨及其附着的软组织（图 2.2.3）。当采用三维超声时，眼、鼻、唇和耳等面部软组织均可清晰显示（图 2.2.4 和图 2.2.5）。

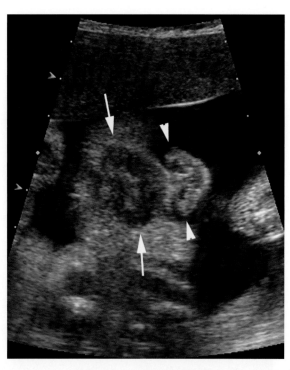

图 2.2.2　**鼻和唇**。下面部冠状切面显示上唇和下唇（箭头），鼻的轮廓内可见两个鼻孔（三角箭头）。

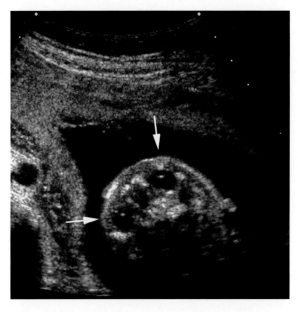

图 2.2.1　**眼眶**。面部冠状切面显示双侧眼眶（箭头），其内均可见呈强回声、椭圆形的晶状体。

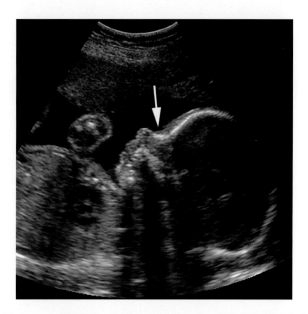

图 2.2.3　**面部轮廓**。面部矢状切面显示面部软组织覆于支持其的强回声骨骼，包括鼻骨（箭头）。

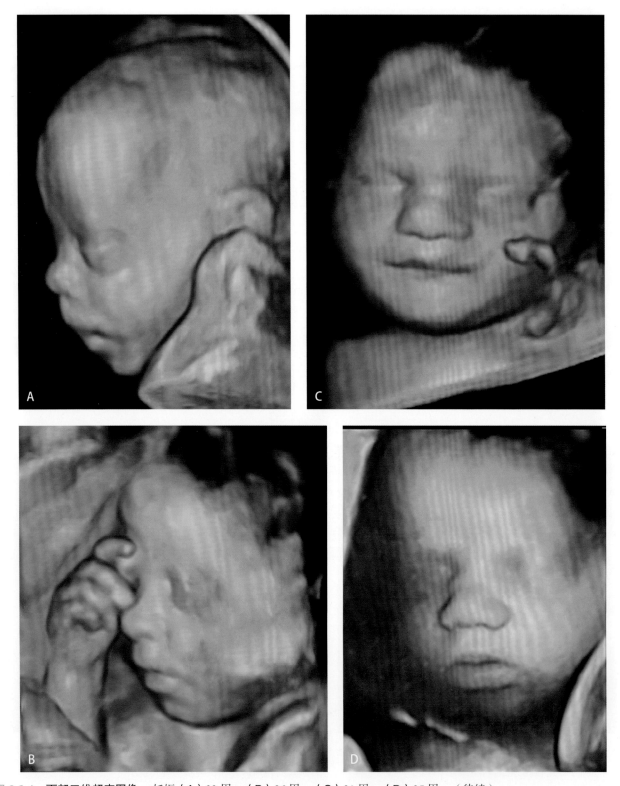

图 2.2.4　**面部三维超声图像。**妊娠（A）22 周；（B）26 周；（C）31 周；（D）35 周。（待续）

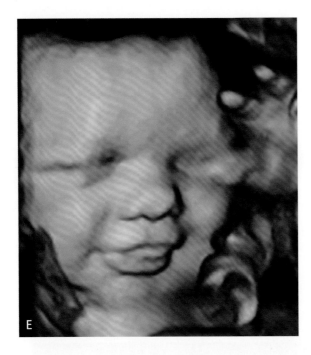

图 2.2.4 　（续）（E）38 周。

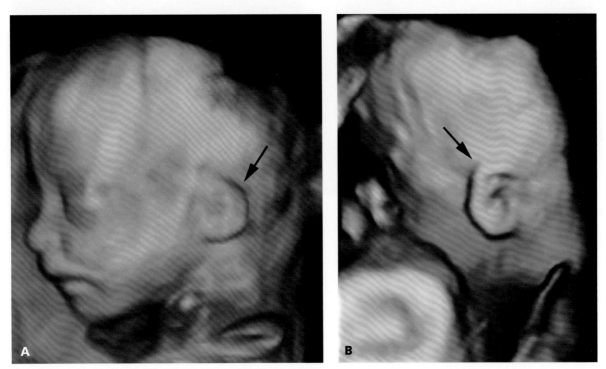

图 2.2.5 　**耳朵**。（A）妊娠 20 周胎儿面部三维超声图像，显示左侧面部容貌及耳朵（箭头）。（B）妊娠 31 周三维超声与妊娠 20 周比较，可显示更多的耳部细微结构（箭头）。

2.3 脊柱

概述和临床特征

脊柱的每一个脊椎均由三个骨化中心形成：中间的骨化中心将发育成椎体，后方的两个骨化中心则发育成椎板和椎弓根。在中、晚孕期，骨化中心继续骨化，并形成一骨性管道容纳脊髓。

超声检查

胎儿脊柱的评估常采用纵切和横切扫查，范围从颈椎到骶骨。每一个椎骨的三个骨化中心均表现为强回声，中间的骨化中心位于两个后骨化中心的前方正中处，形成椎体。

每一椎体水平的三个骨化中心，均可在横切面上显示。两个后骨化中心伸向后部皮肤并彼此靠近（图2.3.1）。在一个纵轴切面中，三个骨化中心仅能显示其中两个，二者成对平行排列，并会聚于骶骨末端（图2.3.2）。在矢状面上，可直观显示每一个椎体的中间骨化中心和一个后骨化中心。在冠状面中，超声可以显示每一水平的两个后骨化中心。在任意一个切面中，两个骨化中心都应是彼此一一对应的关系。脊柱从一端到另一端具有连续性，正常时存在胸椎后凸和腰椎前凸。

在三维超声中采用胎儿骨骼显示模式对脊柱进行成像，可以显示所有的骨化中心（图2.3.3），亦能显示胸椎两侧的肋骨（图2.3.4）。

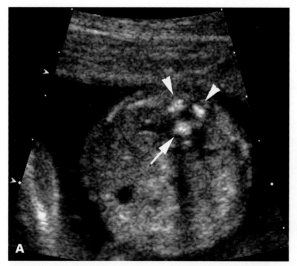
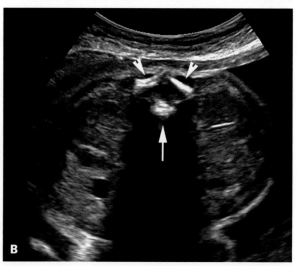

图2.3.1　**脊柱**。（A）妊娠18周胎儿上腰椎横切面显示三个骨化中心，两个在后（三角箭头）、一个在前（箭头），脊柱后方可见皮肤覆盖。（B）妊娠30周，后方（三角箭头）和前方（箭头）的骨化中心进一步骨化，环绕形成脊椎管。

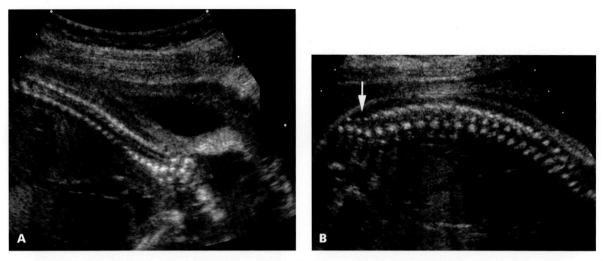

图 2.3.2 **脊柱。**（A）颈椎及胸椎纵切面显示后骨化中心呈平行排列。（B）胸椎、腰椎及骶椎纵轴切面显示骨化中心平行对齐，会聚于骶骨末端。

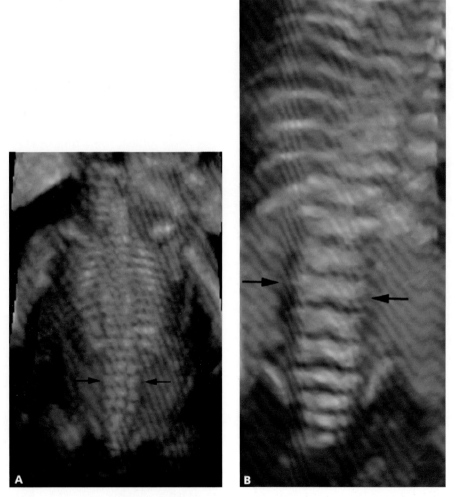

图 2.3.3 **脊柱三维超声。**（A）妊娠 20 周胎儿三维骨骼模式成像显示完整的脊柱，在脊柱腰段三个骨化中心均可以各自清晰显示（箭头）。（B）晚孕期胎儿三维图像显示腰椎骨化明显，已不再清晰显示分离的骨化中心。

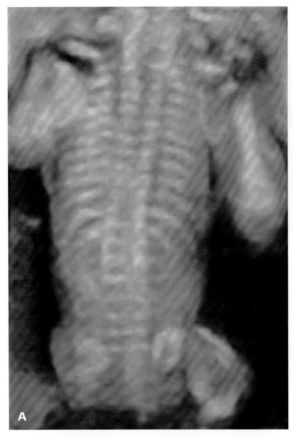
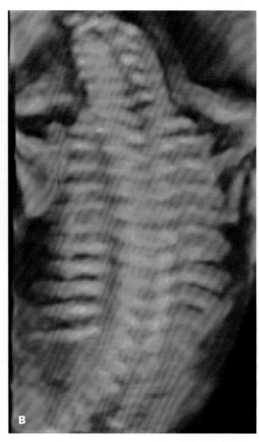

图 2.3.4　**脊柱和肋骨的三维超声**。胎儿胸廓三维骨骼模式成像，显示（A）妊娠 16 周和（B）妊娠 23 周时胸椎体两侧的肋骨。

2.4　颈部及胸部

概述和临床特征

颈部由颈椎作为支撑，是连接头部和身体其他部位的重要结构。头颈部后方的皮肤及皮下组织称为颈褶，颈褶的测量在妊娠 16 ~ 20 周，正常时较薄，测值小于 5mm。

胸部由胸椎和肋骨支撑，并容纳心脏、肺以及纵隔结构。胸腔内容物借横膈与腹腔分离。胎肺的正常发育有赖于坚硬的骨性胸廓以及足够的羊水，以避免肌性子宫对胎儿胸腔的压迫。

超声检查

在纵切面中，颈部是连接头部与胸部之间短而窄的结构，包含由少量软组织围绕的强回声颈椎（图 2.4.1）。颈褶的测量在胎头后颅窝水平有一定成角的横切面进行，测量枕骨外侧缘至皮肤表面之间的距离（图 2.4.2）。

三维骨骼成像模式可用于显示脊柱、肋骨及其

共同构成的胸腔（图 2.4.3）。在胸腔心脏水平的横切面中，胎儿胸腔呈圆形。心脏位于胸腔内中线偏左的位置，肺表现为均质回声（图 2.4.4）。膈肌两侧向上凸起，在纵轴切面显示最佳。在中孕期，膈肌本身可能并不显像，但由于肝脏与肺的回声差异使其位置、形状及轮廓可以清晰得到显示；在晚孕

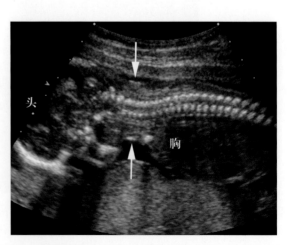

图 2.4.1　**颈部**。胎儿头部与胸部之间的颈部（箭头）纵切面图像，显示颈椎前后方均有软组织。

期，有可能显示低回声膈肌（图 2.4.5）。超声检查中常可见到规律的膈肌运动，尤其是在临近分娩时，

表明胎儿呼吸事件的发生。在晚孕期还常见到胎儿呃逆事件的发生，表现为膈肌不规则、剧烈的运动。

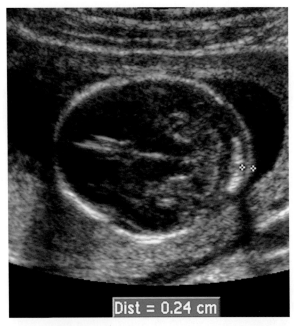

图 2.4.2　**颈褶**。胎儿头部后颅窝横切面图像显示颈褶（测量游标），测量枕骨外缘至皮肤表面之间的距离为 2.4mm。

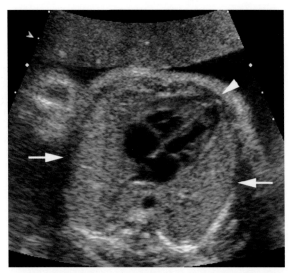

图 2.4.4　**胸部**。心脏四腔心水平横切面，显示均质的肺部组织（箭头）充填胸腔并包绕心脏（三角箭头）。

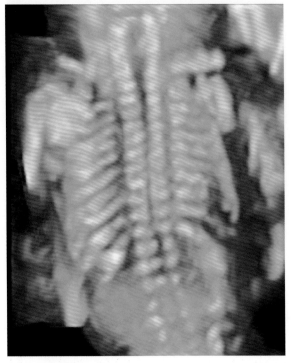

图 2.4.3　**三维显示脊柱和肋骨**。胎儿胸廓三维骨骼成像显示胸椎和肋骨共同构成胸腔骨性支架。

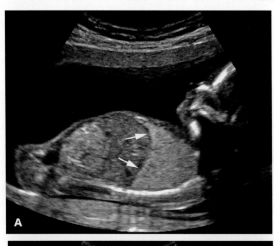

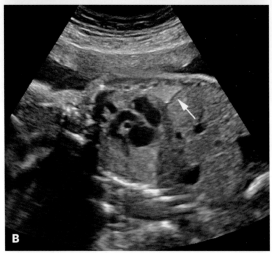

图 2.4.5　**膈肌**。（A）孕 18 周胎儿躯干矢状切面显示圆顶状膈肌（箭头）分隔肝脏与肺组织。（B）在晚孕期，膈肌可能增厚，呈一低回声带（箭头）。当胎儿呼吸或呃逆时，膈肌可能出现有节奏的上下运动。

2.5　心脏

概述和临床特征

胎儿心脏由四个腔室组成：左、右心室和左、右心房。左、右心室在大小上彼此相似，左、右心房同样如此，心室壁相对较厚，而心房壁则较薄。房间隔和室间隔把心脏分为左右两部分。卵圆孔是房间隔上一开放的孔，宫内胎儿血流从右心房流向左心房，出生后正常心肺功能下的血流动力学变化引起该生理性开口闭合。

主动脉发自左心室，并向上、向右走行，主动脉前壁与室间隔连续。主动脉弓在上纵隔从前向后、从右向左弯曲，并发出三个分支：头臂干、左颈总动脉和左锁骨下动脉。主肺动脉起源于右心室前部，稍偏向主动脉左侧，并分出左、右肺动脉和动脉导管三支。在宫内，动脉导管将血液自肺动脉运送到降主动脉，与卵圆孔类似，动脉导管在出生后闭合。

超声检查

心脏四个腔室在胸腔横切面显示最佳（图 2.5.1和图 2.5.2），心尖指向左侧，右心室直接位于胸骨后方，左心房位于降主动脉和脊柱前方。心房在大小和壁的厚度上相似，心室也是如此。左心室更接近圆锥形，其内膜面比右心室光滑。卵圆孔位于心房之间，类似于开口在房间隔上的瓣膜（图 2.5.2）。

左室流出道最佳成像是在左心室斜切面显示左心室及主动脉根部的长轴。在此切面中，胎儿室间隔整个长度均能显示，室间隔应是完整的并与主动脉前壁相延续（图 2.5.3）。主动脉弓的成像是在矢状切面上显示主动脉弓及其分支（图 2.5.4）。

右室流出道横切面可以区别主肺动脉、走行于主动脉后方的右肺动脉和动脉导管（图 2.5.5）。肺动脉和动脉导管弓的长轴观是最好的矢状切面成像，动脉导管与降主动脉间呈一钝角（图 2.5.6）。

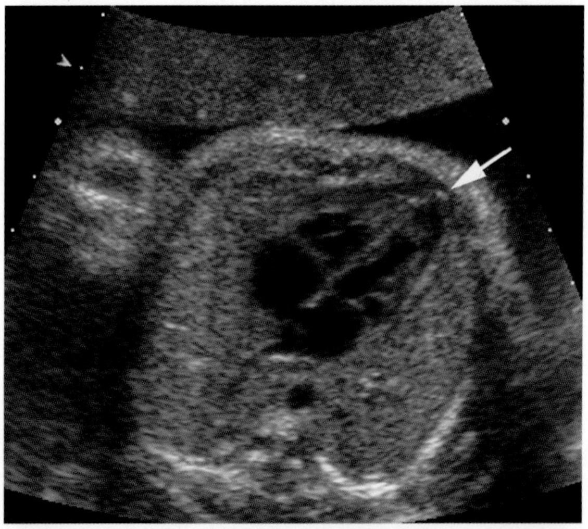

图 2.5.1　**胸腔内四腔心**。胸部水平横切面显示心脏（箭头）的四个腔室，被匀质的肺组织包绕，心尖指向左侧。

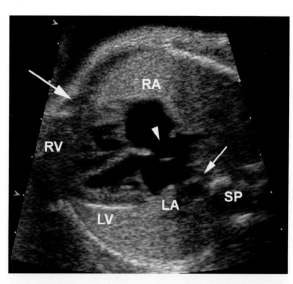

图 2.5.2　**心脏四腔心切面**。胎儿胸部横切面显示心脏的四个腔室（LV=左心室，RV=右心室，LA=左心房，RA=右心房），在左、右心房之间可见开放的卵圆孔（三角箭头），右心室紧贴胸骨（长箭头）后方，左心房位于降主动脉（短箭头）和脊柱（SP）前方。

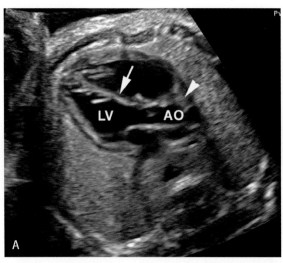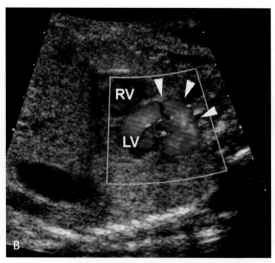

图 2.5.3 **左室流出道。**（A）心脏斜切面显示主动脉（AO）起自左心室（LV），室间隔（箭头）与主动脉前壁相连续（三角箭头），在主动脉与左心室接合部腔内可见主动脉瓣呈点状强回声。（B）彩色多普勒显示血流自左心室进入升主动脉并邻近主动脉弓（三角箭头），右心室位于左心室右前方。

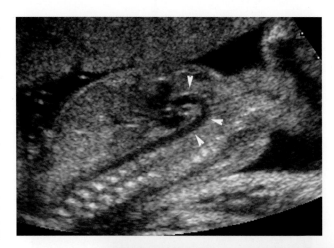

图 2.5.4 **主动脉弓。**妊娠 20 周胎儿矢状面图像显示的升主动脉、主动脉弓及降主动脉（三角箭头）。

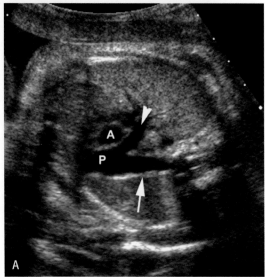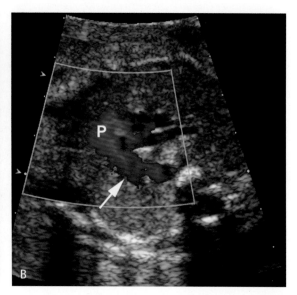

图 2.5.5 **右室流出道和动脉导管。**（A）高于四腔心水平的横切面显示肺动脉（P）起源于右心室，并分支为动脉导管（箭头）和右肺动脉（三角箭头），后者走行于升主动脉（A）后方。（B）肺动脉（P）及其分支的彩色多普勒图像，显示肺动脉和动脉导管（箭头）内的血流。

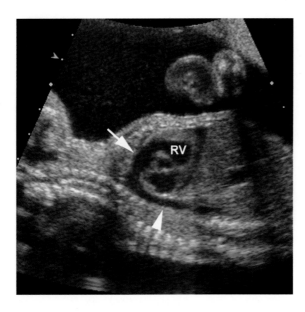

图 2.5.6　**右室流出道、动脉导管弓至降主动脉。**矢状切面显示右室（RV）流出道和动脉导管弓（箭头），反映了动脉导管与降主动脉（三角箭头）的连接。

2.6　腹部

概述和临床特征

胎儿腹部由腹壁及膈肌围成，包含胃肠道、泌尿生殖道和许多主要的血管。胎儿腹部测量可以提供有关胎儿大小和发育的重要信息。

左上腹胃泡内通常存在一些液体，肠管则主要充填在腹腔的中下部。脐带在脐部进入腹部，脐静脉穿过肝脏进入门静脉左支和静脉导管，成对的脐动脉则发自髂动脉并走行于膀胱两侧。

胎儿肾脏通常位于脊柱两旁的肾窝内，而膀胱则位于下腹部和盆腔。

超声检查

中、晚孕期超声检查评估胎儿腹部主要有四个方面的成像，即腹部测量切面、脐带插入部、肾脏和膀胱。在腹部横切面经胃和脐静脉肝内段水平，进行腹径和腹围的测量（图 2.6.1）。在这一切面，腹部轮廓圆而光滑，充满液体的胃泡位于左上腹，肝脏位于右上腹，胆囊通常显示于肝脏下方（图2.6.2）。腹径包括前后径和左右径，二者相互垂直，测量点分别放置在腹部前后方向和左右方向的外缘（图 2.6.3）。腹围测量在同一切面进行，将电子椭圆测量器置于腹部的外缘（图 2.6.4）。

脐带在胎儿脐部进入腹腔，腹壁应是完整的，应用彩色多普勒可显示脐血管内的血流（图 2.6.5）。

在腹部横切面腰椎的两侧可以看到肾脏（图2.6.6）。在长轴切面，每一侧肾脏均表现为肾状结构，外周为高回声的包膜，中央部回声为肾窦（图2.6.7），有时还可在肾盂内发现少量液体（图2.6.6）。在晚孕期，超声可在肾实质内显示低回声的肾锥体（图2.6.7）。腹主动脉彩色多普勒常用于识别肾动脉，以进一步证实肾脏的存在（图 2.6.8）。

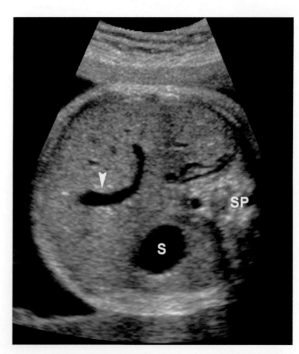

图 2.6.1　**腹部。**腹部横切面经胃（S）及脐静脉肝内段（三角箭头）水平，显示脐静脉与门静脉左支相连，该切面的后部可见脊柱（SP）。

膀胱是位于胎儿下腹部和盆腔的一无回声结构（图 2.6.9），通常在早孕末期即可在胎儿盆腔中显示。

肠管及肠系膜充填下腹部的绝大部分空间，其

回声往往略高于肝脏而低于骨骼。正常胎儿的肠袢几乎无法识别，除非邻近足月时，结肠可能被超声显示，为靠近腹腔外周的低回声或高回声蜿行管状结构（图 2.6.10）。

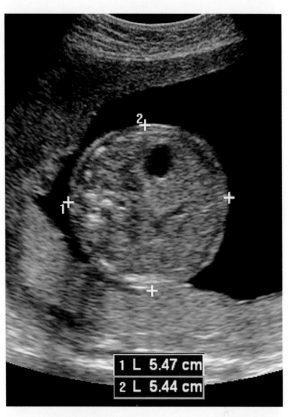

图 2.6.3　**腹径的测量**。测量游标（+）1 线为腹部前后径，测量游标 2 线与 1 线垂直，为腹部左右径，二者可用于评估胎儿腹部大小和计算胎儿体重。

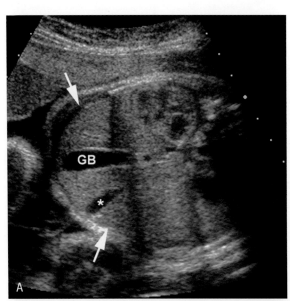

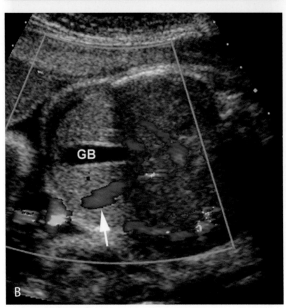

图 2.6.2　**肝脏和胆囊**。（A）腹部横切面显示肝脏（箭头）、胆囊（GB）位于右上腹，肝内可见脐静脉肝内段（＊）。（B）横切面彩色多普勒显示脐静脉肝内段（箭头）和充满液体的胆囊（GB）。

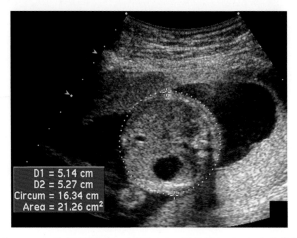

图 2.6.4　**腹围的测量**。在横切面，测量游标（+）和点线描绘腹部的外缘以测量腹围。

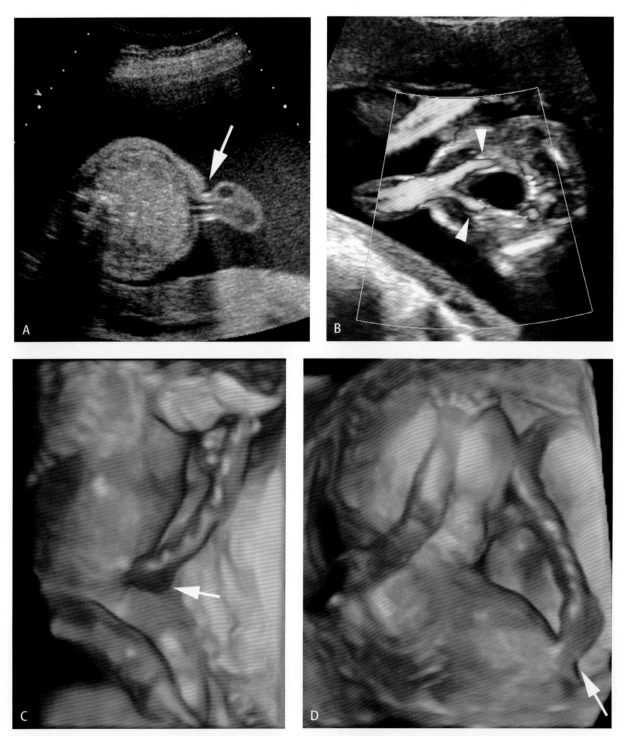

图 2.6.5 **脐带插入部。**（A）胎儿腹部脐带插入处（箭头）水平横切面显示胎儿前腹壁完整。（B）脐带插入部横切面，能量多普勒显示脐动脉（三角箭头）在腹壁及盆腔内膀胱两侧走行。（C、D）三维超声显示脐带及其在胎儿腹壁的插入部（箭头）。

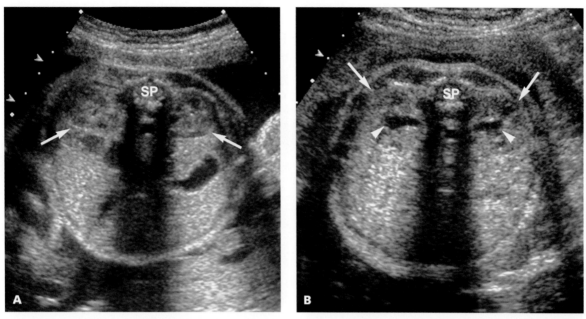

图 2.6.6　**肾脏**。（A）胎儿腹部横切面显示肾脏（箭头）位于脊柱（SP）两侧，包膜薄且呈高回声，肾脏回声低于肠管及其前方的肝脏。（B）横切面显示正常肾脏（箭头）位于脊柱（SP）两侧，肾盂内均可见少量液体（三角箭头）。

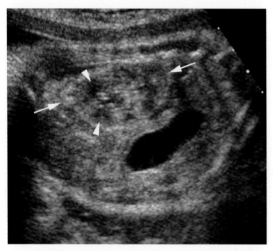

图 2.6.7　**肾脏**。一侧肾脏长轴切面显示了肾脏的形状、包膜（箭头）及中央呈高回声的肾窦，肾实质中低回声区为肾锥体（三角箭头）。

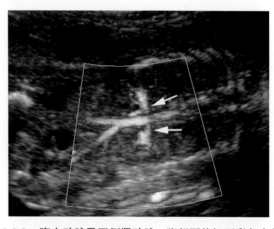

图 2.6.8　**腹主动脉及双侧肾动脉**。腹部冠状切面彩色多普勒显示腹主动脉及其分支的血流，双侧肾动脉（箭头）显示于腹主动脉两侧。

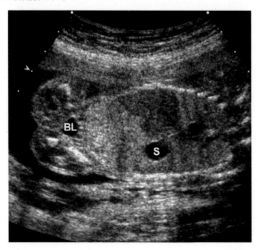

图 2.6.9　**膀胱**。胎儿腹部长轴切面显示位于下腹部及盆腔中的膀胱（BL），胃（S）位于左上腹部。

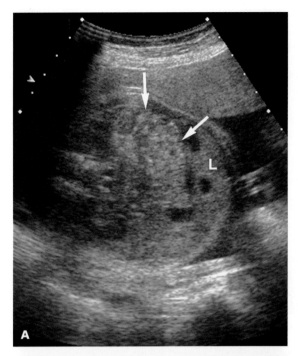

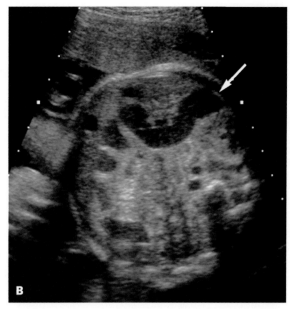

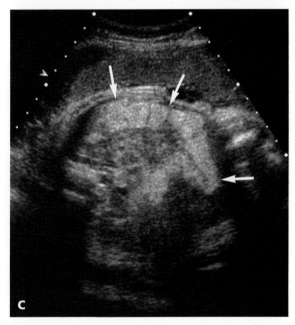

图 2.6.10 **肠管。**（A）下腹部横切面显示不均质的肠管（箭头），回声略高于肝脏（L）。（B）同一胎儿晚孕期，显示腹腔外周一段低回声结肠祥（箭头）。（C）同一足月孕胎儿，腹腔外周可见强回声结肠（箭头）。

评估胎龄及胎儿发育情况。

前臂的两根长骨相互平行并支撑远侧的手。同样在下肢，小腿两根长骨从膝到足平行对齐。

2.7 四肢

概述和临床特征

在妊娠中、晚期，胎儿骨骼系统迅速发育并进行性骨化。四肢长骨的骨干以及部分手、足骨在早孕末期即已骨化，除了股骨远端、胫骨和肱骨近端在临近足月时才开始骨化外，次级的或骺部骨化中心在出生后才形成。长骨尤其是股骨的长度常用来

超声检查

四肢所有的长骨骨干在中孕期均已充分骨化，此时超声很容易显示前臂的桡骨和尺骨、小腿的胫骨和腓骨（图 2.7.1），以及上臂的肱骨和大腿的股骨。股骨长度的测量取其长轴切面，测量游标置于

骨干已骨化部分的末端（图 2.7.2）。同样，肱骨长度的测量也只包括骨干的骨化部分（图 2.7.3）。一般情况下，胎儿的手处于握拳状态，但当其运动时，手通常会短暂性张开，此时可以对掌骨和指骨进行观察（图 2.7.4）。通常足与同一平面内的胫、腓骨对齐并垂直（图 2.7.5）。

采用三维超声，可以评估胎儿手与前臂、足与小腿的关系（图 2.7.6），此外，还能明确胎儿手、足的位置与构型（图 2.7.7）。

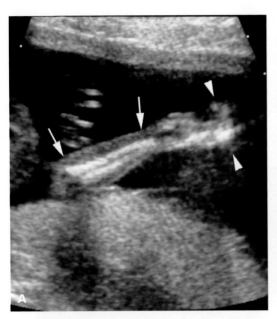
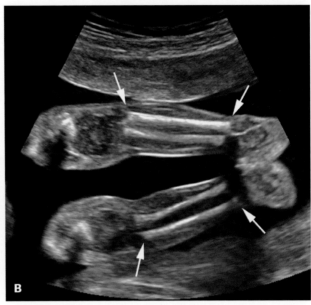

图 2.7.1　**前臂和小腿的长骨。**（A）前臂声像图显示与手（三角箭头）相连的桡骨和尺骨（箭头）呈平行排列。（B）双侧小腿长轴切面显示平行排列的胫骨和腓骨（箭头）。

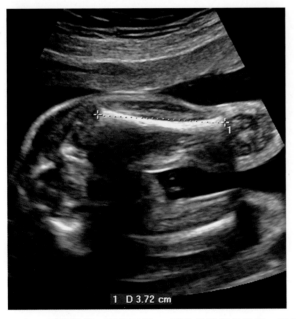

图 2.7.2　**测量股骨。**测量妊娠 21 周胎儿的股骨长度，测量游标（+…+）置于骨化的股骨干末端。

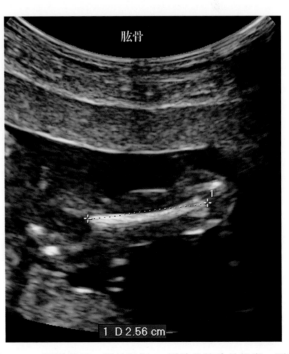

图 2.7.3　**测量肱骨。**测量妊娠 21 周胎儿的肱骨长度，测量游标（+…+）置于骨化的骨干末端。

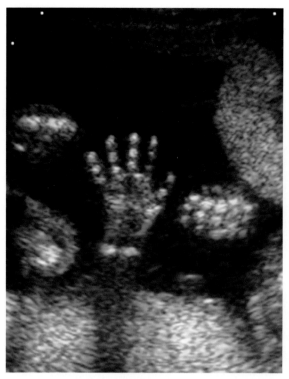

图 2.7.4　手。展开的手掌显示每个手指有 3 个指骨，拇指有 2 个指骨。

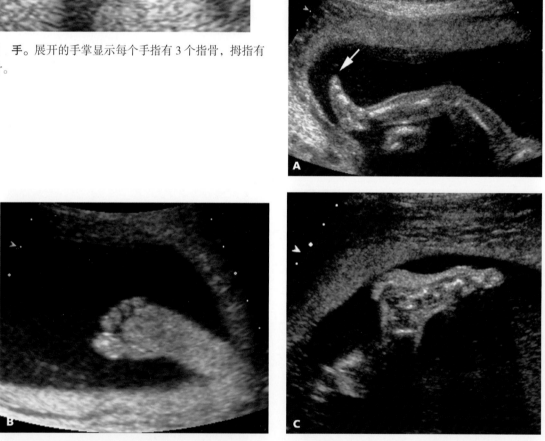

图 2.7.5　足。（A）胎儿腿部长轴切面显示足（箭头）与小腿垂直。（B）足底部图像显示其正常形状和 5 个足趾。（C）足部侧面观显示足的正常形状，包括脚后跟、足弓及足跖。

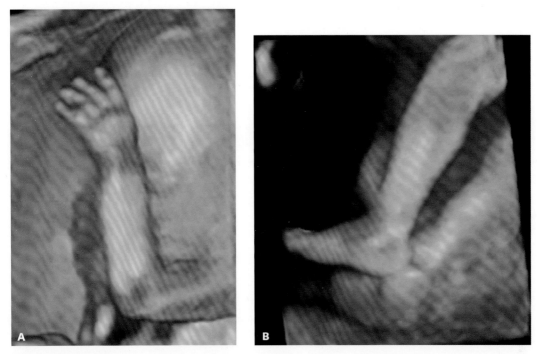

图 2.7.6　**胎儿前臂和小腿三维图像。**（A）妊娠 20 周胎儿三维图像显示左侧肘、前臂和手。（B）妊娠 24 周胎儿三维图像显示小腿和足。

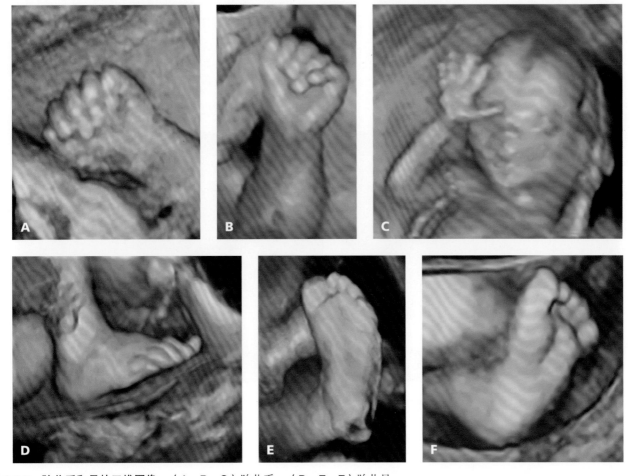

图 2.7.7　**胎儿手和足的三维图像。**（A、B、C）胎儿手。（D、E、F）胎儿足。

（孔令秋　康　彧译）

第 3 章

中、晚孕期非胎儿结构

3.1 脐带

概述和临床特征

脐带被覆一层与羊膜相连续的膜，膜内包含的血管在胎儿与胎盘之间运输血液，血管周围包绕着华通胶。正常的脐带包含一根静脉和两根动脉，形成一种螺旋状结构。

脐动脉与胎儿髂内动脉相连，随着胎儿心脏每一次收缩，其内血液离开胎儿流向胎盘。脐静脉将来自胎盘的血液经门静脉左支、静脉导管引流入下腔静脉。

超声检查

除了严重羊水过少的病例，脐带在羊水中呈匐行样结构，从胎盘（图 3.1.1）延伸到胎儿（图 3.1.2）。彩色多普勒显像能使脐带显示得更清楚（图 3.1.1 和图 3.1.2）。如果显示脐带的横切面，可见一个大的和两个小的圆环，前者系脐静脉，后者为脐动脉（图 3.1.3）。彩色多普勒可显示脐血管延伸至胎儿体内的部分，尤其是在毗邻胎儿膀胱处显示两根动脉则可确认两根脐动脉的存在（图 3.1.4）。

频谱多普勒显示脐动脉为搏动性血流（图 3.1.5）。在胎儿整个心动周期中，正常血流为朝向一个方向的连续性血流。收缩期与舒张期流速比值随着孕周的增加而降低，在妊娠 26 ~ 30 周时正常比值 < 4，妊娠 30 ~ 34 周时比值 < 3.5，妊娠 34 周以后则 < 3。

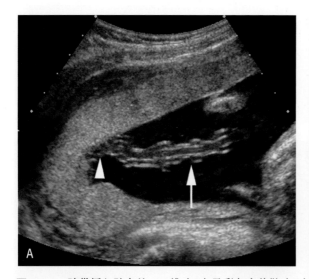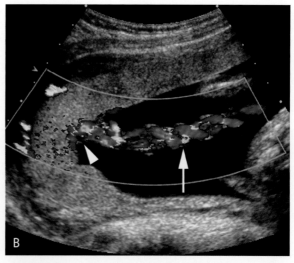

图 3.1.1 **脐带插入胎盘处。**二维（A）及彩色多普勒（B）显示脐带为一薄壁扭曲状结构（箭头），从插入胎盘处（三角箭头）向外延伸。

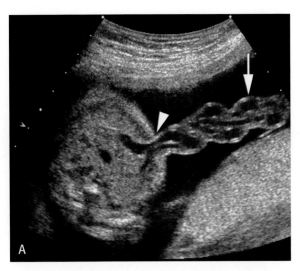
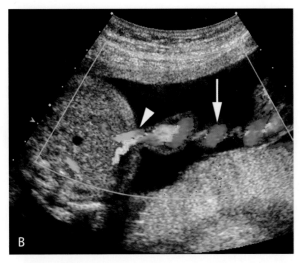

图 3.1.2　**脐带插入胎儿处。**二维（A）和彩色多普勒（B）显示脐带（箭头）插入胎儿前腹壁（三角箭头）。

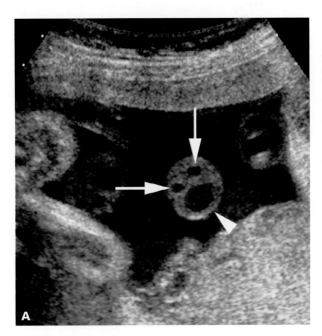
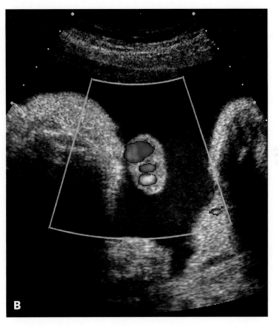

图 3.1.3　**脐带血管的组成。**（A）脐带横切面二维图像显示两根动脉（箭头）和一根静脉（三角箭头）。（B）脐带横切面彩色多普勒图像显示两根动脉（红色）和一根静脉（蓝色）。

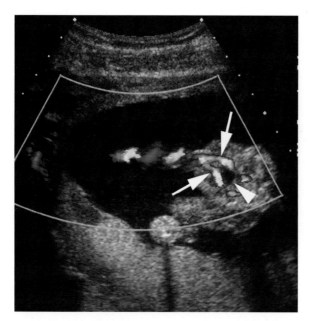

图 3.1.4　**彩色多普勒显示胎儿盆腔内两根脐动脉**。胎儿盆腔彩色多普勒图像显示两根脐动脉（箭头）走行在胎儿膀胱两侧（三角箭头）。

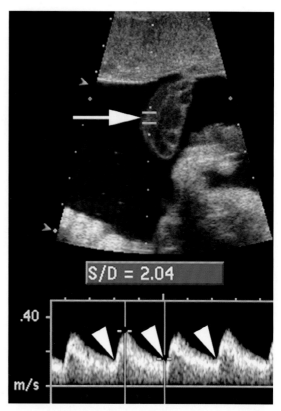

图 3.1.5　**脐动脉血流频谱**。频谱多普勒取样门（箭头）置于脐动脉内，在获取的频谱图上，显示在一个完整的心动周期中，包括舒张期（三角箭头）在内，正常时呈前向搏动性血流模式。收缩期 / 舒张期血流速度比值（S/D）为 2.04，在正常范围内。

3.2　妊娠期宫颈

概述和临床特征

宫颈是一个圆柱形的肌性组织，构成子宫最下段的部分。宫颈可以防御上行性感染以保护子宫内妊娠，还可防止胎囊过早从子宫内掉出。正常情况下子宫宫颈保持一定长度并呈关闭状态直到妊娠终止。当产程开始时，宫颈管逐渐变短、消失及扩张，使胎儿能够通过宫颈娩出。

超声检查

宫颈的超声检查可采取经腹、会阴和阴道途径。经阴道检查对宫颈的显像最好、分辨力最高，但通常经腹超声已能够满足低危妊娠的检查。如果经腹超声检查受胎先露的遮挡而不能充分显示宫颈，则有必要采用经会阴或经阴道超声的方式评价宫颈。

无论哪种超声检查方式，正常宫颈均表现为在阴道和子宫下段之间一均质的结构，其长度至少 3cm（图 3.2.1）。宫颈管显示为一连续的细线状结构，其回声与周围管壁的对合和宫颈管内的黏液有关，比周围宫颈低或者高。宫颈内可能见到一个或多个纳氏囊肿。

要获得宫颈长度的准确测值，需避免一些误区。当子宫下段收缩时，会使宫颈的测量长度增加（图 3.2.2）；经会阴超声检查时，直肠气体可能会干扰宫颈下段的显示，使测量长度缩短（图 3.2.3）。

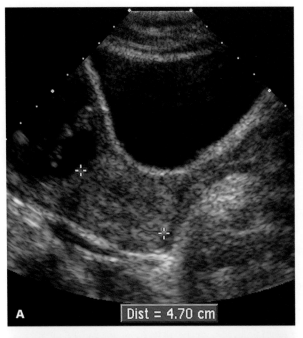

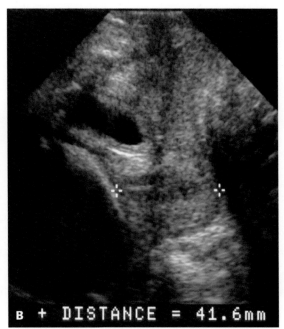

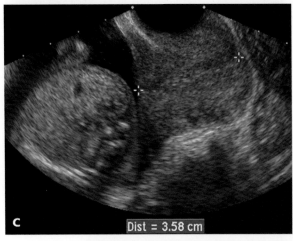

图 3.2.1　**正常宫颈**。经腹部（A）、经会阴（B）和经阴道（C）超声图像显示宫颈的形态和长度（测量游标）都是正常的，矢状切面的测量值均在 3cm 以上。

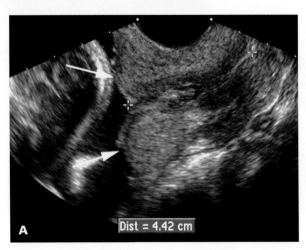

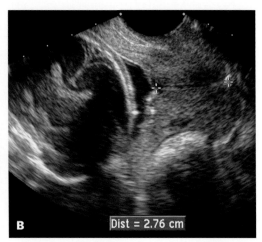

图 3.2.2　**宫颈长度测量的误区：子宫下段收缩**。（A）子宫下段矢状切面图像显示子宫下段紧邻宫颈处呈一圆形凸出（箭头），系子宫收缩。宫颈和收缩下段子宫的长度为 4.42cm（测量游标），大于宫颈本身的长度。如果没有认识到子宫下段收缩的存在，就会高估宫颈的长度。（B）收缩消失几分钟后，宫颈长度（测量游标）为 2.76cm。

图 3.2.3　**宫颈长度测量的误区：经会阴检查时直肠气体干扰。** 经会阴检查图像中宫颈内口可辨认（箭头），但直肠气体产生的阴影经过宫颈下段（三角箭头），使宫颈外侧部分显示模糊。由于宫颈外口无法辨认，在这个切面不能测量宫颈的长度。

3.3　胎盘

概述和临床特征

　　胎盘是联系胎儿循环和母体循环最紧密的器官，氧气和营养物质由母体转运到胎儿，而胎儿产生的废物则反向转运。胎盘由许多小叶组成，正常情况下脐带插入胎盘中部附近。在脐带插入处，脐动脉和静脉都有许多侧支，走行于胎盘表面并穿入胎盘母体面绒毛小叶。

　　胎盘与包绕胎囊的绒毛膜相延续，底蜕膜（妊娠期间富含血管的内膜）是胎盘的一部分，如果完整且没有瘢痕，可以阻止胎盘长入子宫肌层。在妊娠过程中，胎盘一些区域增殖而另一些区域萎缩，使胎盘位置发生演变，出现明显的迁移或改变。

超声检查

　　在中孕期和大部分晚孕期，胎盘（图 3.3.1）在超声上表现为包绕部分胎囊的均质结构。在没有胎儿遮挡的情况下，可以看到脐带插入胎盘的部位。如果计划进行经皮脐带血采样，清晰显示脐带插入胎盘的部位就尤为重要。通常二维超声就能够辨别插入的部位，但有时彩色多普勒是非常有帮助或必要的。

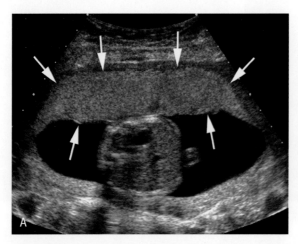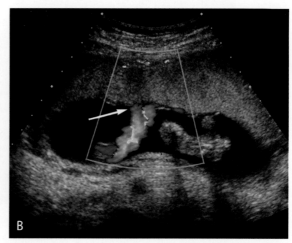

图 3.3.1　**正常胎盘。**（A）孕 19 周图像显示胎盘为一均质的结构（箭头），位于胎囊的前方。（B）彩色多普勒清楚显示脐带插入胎盘的部位（箭头）。

随着妊娠的进展，胎盘逐渐变得不均质，一些区域回声减低而另有一些区域回声增强，使一些胎盘绒毛小叶变得更为清晰。在晚孕的后期，通常在胎盘内可以看见围绕绒毛小叶的钙化（图 3.3.2）。

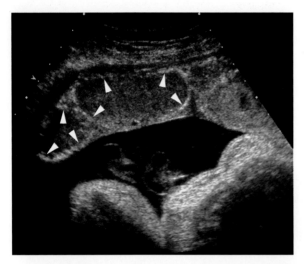

图 3.3.2　**胎盘钙化**。妊娠 40 周可见沿着胎盘绒毛小叶边缘的钙化（三角箭头）。

3.4　羊水

概述和临床特征

羊水充满羊膜腔并包绕发育中的胎儿，为胎儿提供生长空间和缓冲外界创伤。在早孕期和中孕早期，羊水来源于通过羊膜流入的液体，大约从第 16 周起，羊水主要来自于胎儿的尿液。在这一阶段，羊水量取决于产生和吸收的动态平衡：产生主要经由胎儿的尿液，吸收主要经由胎儿吞咽和胃肠道的吸收。

超声检查

羊水通常呈无回声，在晚孕期以后可能看见羊水中漂浮着细颗粒样的胎脂（图 3.4.1）。在某些情况下，羊水回声增强，可通过发现脐带中呈无回声的血管轮廓以证实羊水的存在（图 3.4.2）。

超声评估羊水量最常采用下列方法中的一种。

主观评价：扫查整个胎囊，检查者判断羊水总量是否在相应孕周的正常范围（图 3.4.3）。

最大羊水深度：在垂直（前后）方向上测量最大羊水池深度，正常值在 2 ~ 8cm 之间（图 3.4.4）。

羊水指数：是以母亲脐部为中心分别做横切线和矢状线将子宫分为四个象限，垂直测量每一象限的最大羊水池深度并相加。羊水指数正常值为 5 ~ 18cm（图 3.4.4）。

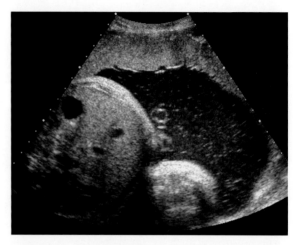

图 3.4.1　**羊水中的胎脂**。妊娠 37 周羊水中充满了细小颗粒样物质，实时超声检查可见呈漂浮状。

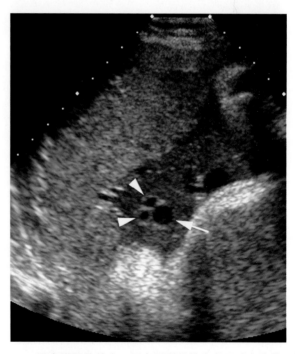

3.4.2　**回声增强的羊水**。回声增强的羊水中显示出脐带血管的轮廓：两根动脉（三角箭头）和一根静脉（箭头）。

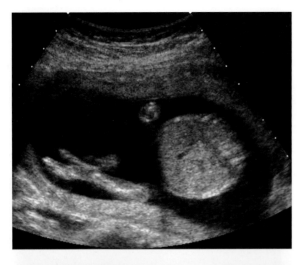

图 3.4.3　**主观评价羊水量。**就这幅图像而言，主观判断妊娠 18 周的羊水量在正常范围内。然而，对于羊水量的总体评价，是基于对妊娠子宫实时全面的扫查，而不是某一幅图像。

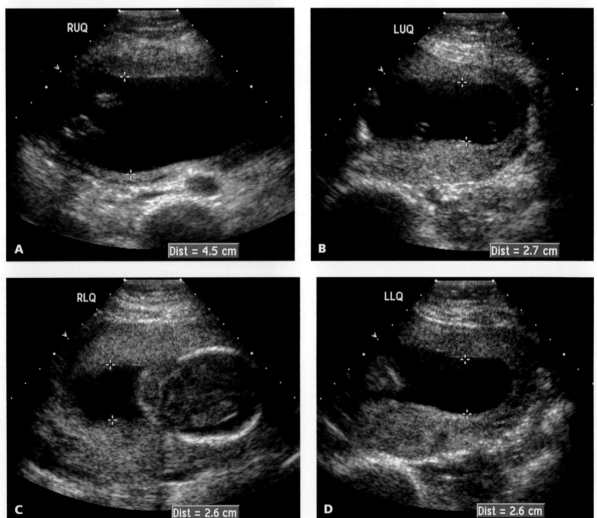

图 3.4.4　**最大羊水深度和羊水指数评价羊水量。**通过脐部的横切线及矢状线确定象限，四幅图像（A ~ D）分别显示子宫每一象限羊水池（测量游标）的最大垂直深度（RUQ= 右上象限，LUQ= 左上象限，RLQ= 右下象限，LLQ= 左下象限）。最大羊水深度为 4.5cm，位于右上象限（A）。四个象限测值相加则得到羊水指数，为 12.4cm。

（杨　静译）

头部

4.1 脑积水

概述和临床特征

脑积水（hydrocephalus）是指脑室系统内脑脊液集聚过多，表现为脑室部分或全部扩张，最常见于侧脑室。引起脑积水的原因很多，如遗传性综合征、大脑和脊髓的先天性畸形、宫内感染以及接触致畸原等。脑积水往往伴随其他的胎儿发育异常，常涉及颅内结构或脊柱。

脑积水胎儿的预后与积水程度、伴随病变严重性以及脑皮质的厚度有关。

超声检查

超声检查发现脑室异常扩张即可诊断脑积水。妊娠 18 周以后，诊断脑积水的标准是侧脑室宽度大于 10mm（图 4.1.1）以及脉络丛"悬挂"于脑室内（图 4.1.2）。值得注意的是，正常时侧脑室与脉络丛之间也可能发现少量积液，特别是在妊娠 18 ~ 20 周。

妊娠 18 周以前，脑积水的诊断主要基于侧脑室的形态和脉络丛悬挂，因为即使存在脑室扩张，其宽度一般也小于 10mm（图 4.1.3）。

依据侧脑室扩张诊断脑积水时，同时评价第三和第四脑室是否扩张也非常重要。当脑脊液使第三脑室壁异常分离时，即可诊断为第三脑室扩张（图 4.1.4）。后颅窝横切面最有利于观察第四脑室内液体的增多。

脑积水常常合并其他中枢神经系统的异常，因此在诊断脑积水时应仔细扫查胎儿的颅骨和后颅窝。检查颅骨，若发现"柠檬"头即提示脊髓脊膜膨出；若发现颅骨缺陷且有脑组织从该处膨出时，则提示脑膨出。扫查后颅窝，可发现 Dandy-Walker 畸形或 Chiari Ⅱ 型畸形合并脊髓脊膜膨出的证据。若后颅窝是正常的，应高度怀疑存在中脑导水管狭窄。

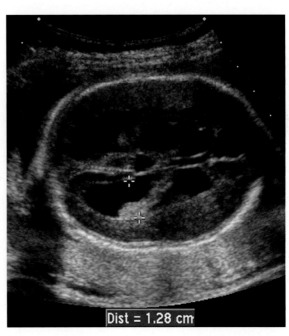

图 4.1.1　**脑积水。**妊娠 25 周胎儿头部横切面图像显示侧脑室扩张，其宽度为 12.8mm（测量游标）。游标垂直于脑室横切面。

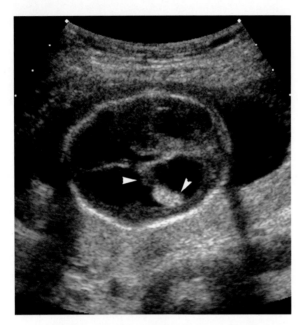

图 4.1.2　**脑积水合并脉络丛悬垂。** 妊娠 19 周脑积水横切面图像显示脉络丛（三角箭头）悬挂于侧脑室内。

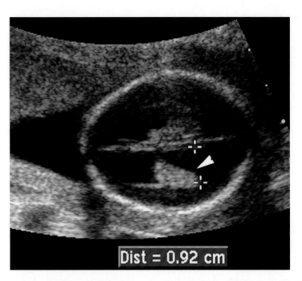

图 4.1.3　**妊娠 16 周脑积水。** 侧脑室扩张（测量游标）伴脉络丛悬挂于侧脑室（三角箭头）。在妊娠较早阶段，尽管存在脑积水，但侧脑室测值小于 10mm（图为 9.2mm）。

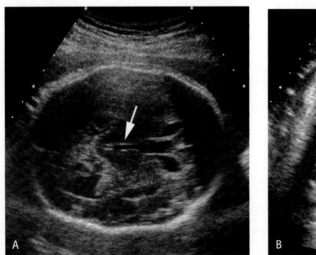

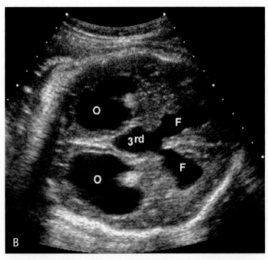

图 4.1.4　**脑积水合并第三脑室扩张。**（A）轻度脑积水胎儿头部横切面显示丘脑之间第三脑室轻度扩张（箭头）。（B）头部斜切面显示第三脑室（3rd）扩张且与双侧侧脑室前角（F）相通，侧脑室后角（O）也可见扩张。

4.2 中脑导水管狭窄

概述和临床特征

中脑导水管狭窄（aqueductal stenosis）是指位于第三和第四脑室之间的导水管梗阻，导致脑积水。表现为侧脑室和第三脑室扩张，而第四脑室和后颅窝正常。中脑导水管狭窄往往与 X 连锁隐性遗传有关，因此男性比女性常见。中脑导水管狭窄的其他原因包括宫内感染（弓形虫感染、巨细胞病毒和梅毒）或接触致畸原。

超声检查

中脑导水管狭窄，超声可见双侧侧脑室和第三脑室扩张，后颅窝和第四脑室正常（图 4.2.1 和图 4.2.2）。

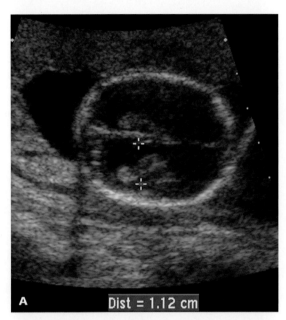
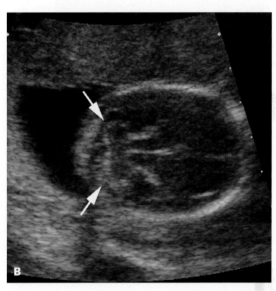

图 4.2.1 **妊娠 17 周中脑导水管狭窄**。胎儿头部横切面显示（A）侧脑室扩张（测量游标）和（B）显示小脑（箭头）的后颅窝正常。

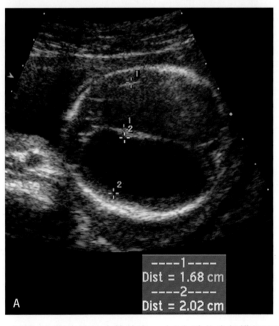
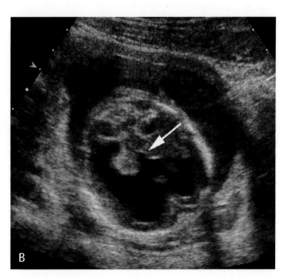

图 4.2.2 **妊娠 19 周中脑导水管狭窄**。（A）胎儿头部横切面显示侧脑室明显扩张（测量游标）。（B）斜切面图显示扩张的第三脑室（箭头）与扩张的侧脑室相连通。（待续）

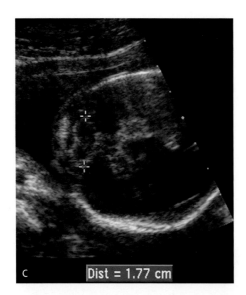

图 4.2.2 （续）（C）显示小脑（测量游标）的正常后颅窝。

4.3 Dandy - Walker 畸形

概述和临床特征

Dandy - Walker 畸形特征性表现为与第四脑室相连通的后颅窝囊肿、小脑蚓部发育不良或缺如以及脑积水。后颅窝囊肿又称 Dandy - Walker 囊肿，是小脑半球间的脑脊液集聚，连接第四脑室和小脑延髓池。两侧小脑半球因 Dandy - Walker 囊肿而分离。脑积水的严重程度不一。

Dandy - Walker 畸形与许多遗传综合征和染色体异常有关，也可能与宫内感染有关。

超声检查

当存在 Dandy - Walker 畸形时，小脑半球间可见液体，小脑蚓部缺失或发育不良（图 4.3.1）。存在于小脑半球间的 Dandy - Walker 囊肿往往呈特征性的"孔形"，后部比较大，同时小脑半球多呈扁平状（图 4.3.2），而不是正常的圆形。脑积水常伴有后颅窝的异常（图 4.3.3）。

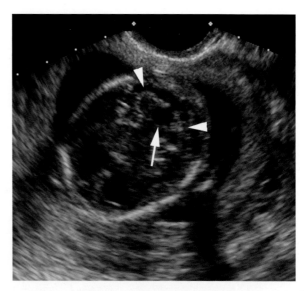

图 4.3.1 Dandy - Walker 畸形。头部斜冠状切面图像显示小脑蚓部缺失，两侧小脑半球（三角箭头）之间存在孔形缺损（箭头），致第四脑室与小脑延髓池相交通。

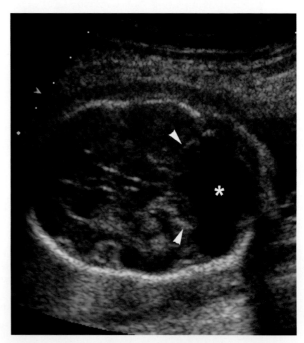

图 4.3.2 Dandy - Walker 畸形合并较大的后颅窝囊肿和扁平的小脑半球。后颅窝横切面图像显示小脑蚓部缺失，分离的两侧小脑半球呈扁平状（三角箭头），一较大的积液暗区（＊）连接第四脑室与小脑延髓池。

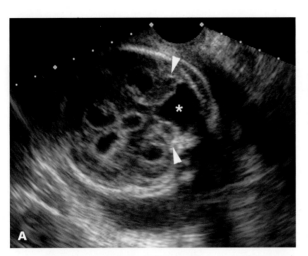 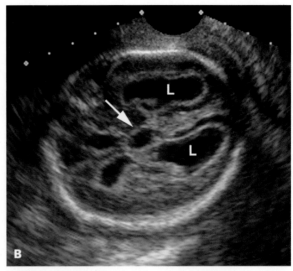

图 4.3.3　Dandy - Walker 畸形合并脑积水。（A）颅内斜切面图像显示后颅窝囊肿（*）使扁平的小脑半球（三角箭头）向两侧分离。（B）颅内横切面图像显示侧脑室（L）和第三脑室（箭头）扩张。

4.4　无脑畸形

概述和临床特征

无脑畸形（anencephaly）是一种以颅盖骨缺失为特征累及胎儿头部的神经管缺陷。营养不良的脑组织可能会出现在颜面部后方的颅腔内，但这种脑组织随着妊娠的进展逐渐萎缩。通常眼眶以下的颜面部结构正常。无脑畸形在所有神经管缺陷中约占45%。

严重的无脑畸形有时在早孕后期测量胎儿颈项透明层厚度时就可诊断。妊娠中期行母体血清学筛查时，无脑畸形者血清甲胎蛋白水平明显增高。因此许多在早孕期没有得到证实的无脑畸形，在孕中期可通过母体血清学检查和超声对胎儿解剖结构的系统扫查进行诊断。

无脑畸形常常合并羊水过多，可能与胎儿吞咽受损有关。该畸形预后极差，所有胎儿均在出生时死亡。

超声检查

胎儿颅盖骨缺失是无脑畸形的特征性表现。在早孕期，营养不良的脑组织通常呈不定形从颅底突出，漂浮于颜面部上方（图4.4.1和图4.4.2）。中孕期，营养不良的脑组织更小，常出现在颅顶部，颜面部下方可见；眼眶前上部（图4.4.3）或颈椎棘突后上方通常没有颅骨或脑组织。此外，无脑畸形常合并羊水过多。

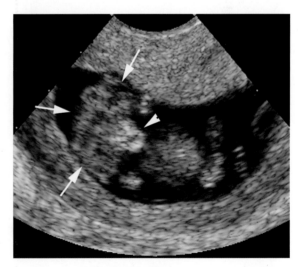

图 4.4.1　无脑畸形颅盖骨缺失部位脑组织营养不良。妊娠 11 周无脑畸形胎儿图像显示颅盖骨缺失处脑组织（箭头）呈一不定形的团块，其下方可见部分颜面部的骨骼回声（三角箭头）。

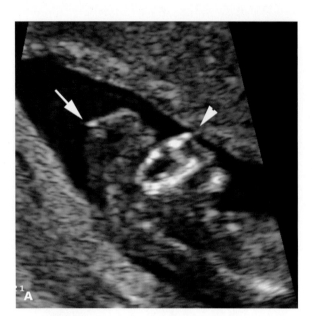

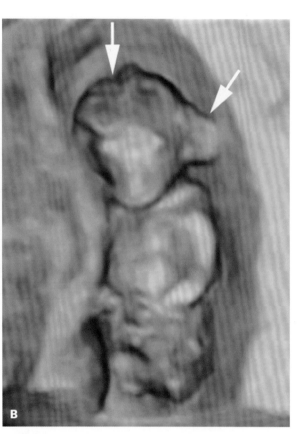

图 4.4.2 **无脑畸形**。(A)妊娠 13 周胎儿颜面部矢状切面图像显示颅盖骨缺失，颜面部(三角箭头)以上是营养不良的脑组织(箭头)。(B)三维图像显示营养不良的脑组织(箭头)呈一不定形的团块，突出于颅底后方和颜面部上方。

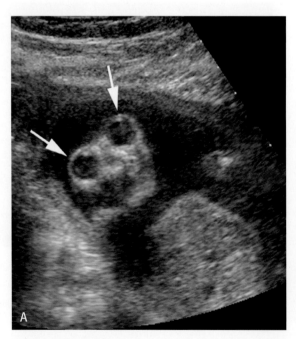

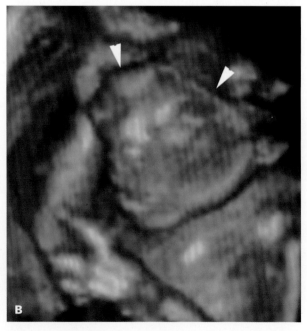

图 4.4.3 **中孕期无脑畸形**。(A)胎儿颜面部冠状切面图像显示眼眶以上前额和颅盖骨缺失(箭头)，颜面部下方正常。(B)三维图像显示无脑畸形胎儿眼眶(三角箭头)以上颅盖骨缺失，眼眶以下的颜面部正常。(待续)

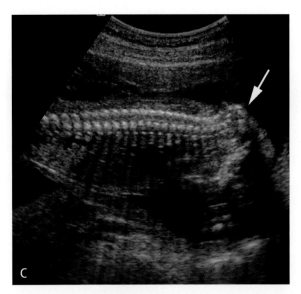

图 4.4.3 （续）（C）颈椎和胸椎纵切面图像显示颈椎棘突之上的颅盖骨缺失（箭头）。

4.5 脑膨出

概述和临床特征

脑膨出（encephalocele）是指颅内容物通过颅骨缺损处向外突出。脑膨出是神经管缺陷的一种形式，约占神经管缺陷的 5%。脑膨出可能系羊膜带综合征所致，也发生于常染色体隐性遗传病 Meckel‐Gruber综合征。Meckel‐Gruber 综合征包括脑膨出、多囊肾、多指（趾）、腭裂、心脏畸形和肝囊肿等。此外，Meckel‐Gruber 综合征也常合并严重的羊水过少，可能与多囊肾尿量生成缺乏或减少有关。

与其他神经管缺陷相似，脑膨出母体血清甲胎蛋白水平通常升高。当颅骨缺损被头皮或皮肤覆盖时，母体血清甲胎蛋白水平可能是正常的。

脑膨出绝大部分位于脑中线，以枕部最常见，顶部和额部少见。当脑膨出系羊膜带综合征所致时，可能累及颅骨的任何部位，而中线却不常见。

脑膨出囊内可能包含有营养不良的脑组织，或者仅含有脑膜和脑脊液。在头部，可能合并有脑积水，一些病例在中孕期出现"柠檬"征，即前额骨扁平或凹陷。

脑膨出的预后取决于颅骨缺损的部位以及脑膨出囊内脑组织的量。

超声检查

脑膨出的颅骨缺损表现为颅骨回声中断和颅内容物通过缺损膨出（图 4.5.1）。膨出囊通常呈圆形并包含脑组织和脑脊液。位于前额的脑膨出可见一软组织团块从眼眶间额骨缺损处向前方突出（图 4.5.2），还可能存在眼距过宽。在胎儿颜面部正中矢状面观，脑膨出表现为软组织从前额与鼻尖之间膨出（图 4.5.2）。

Meckel‐Gruber 综合征由于存在严重的羊水过少，脑膨出常常不易被发现（图 4.5.3）。此时，胎儿肾脏增大并表现为回声增强或充满较多囊肿。

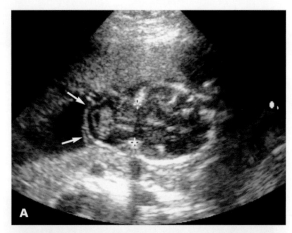

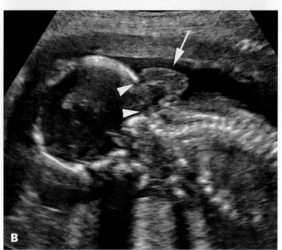

图 4.5.1 **枕部脑膨出。**（A）颅内容物通过枕骨缺损处（测量游标）向外突入膨出囊内（箭头）。（B）另一胎儿矢状切面图像显示脑膨出囊（箭头）经颈椎棘突上方的枕骨缺损（三角箭头）向外突出。（待续）

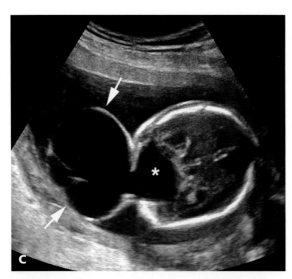
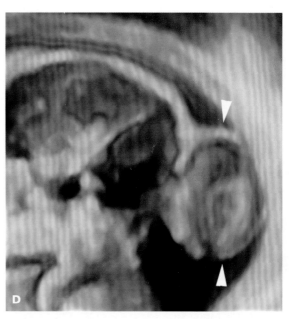

图 4.5.1 （续）（C）枕部脑膨出（箭头）内充满液体，并与后颅窝内的脑脊液（*）相连通。（D）经头部和脑膨出中间的三维图像，显示了脑膨出的外部轮廓（三角箭头）。该三维成像模式显示脑膨出囊内及颅腔后部均呈空虚状，是由于内部充满脑脊液。

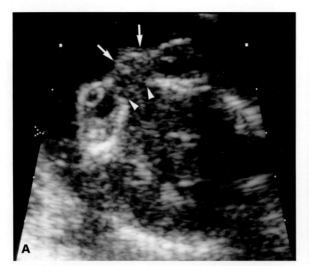
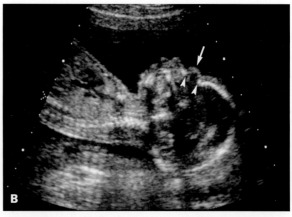

图 4.5.2 **前额脑膨出**。（A）经眼眶的横切面图像显示鼻额骨缺损（三角箭头），较小的脑膨出囊从眼眶间向前方膨出（箭头）。（B）颜面部矢状切面显示鼻额骨缺损（三角箭头）和突向前方的脑膨出囊（箭头）。

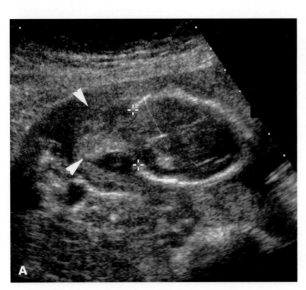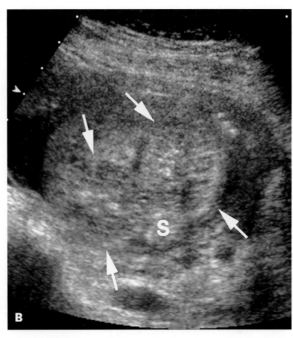

图 4.5.3　Meckel‑Gruber 综合征。(A)胎儿头部图像显示枕部缺损(测量游标),突向颅外的膨出囊(三角箭头)内为脑组织。由于羊水过少,膨出囊的外部轮廓显示不清晰。(B)双侧增大的多囊肾(箭头)横切面,位于脊柱(S)两侧,系常染色体隐性遗传综合征的另一特征性表现。

4.6　胼胝体发育不全

概述和临床特征

胼胝体是连接左右大脑半球的神经纤维织束。胼胝体发育不全(agenesis of the corpus callosum)是部分或全部胼胝体生成失败所致。由于胼胝体的前部发育先于后部,故部分性胼胝体发育不全主要累及后部。

胼胝体发育不全常合并有颅内和颅外的畸形,以及各种综合征和染色体异常。大约 85% 的病例存在其他中枢神经系统的异常,如 Dandy‑Walker 畸形和大脑半球中线囊肿。

超声检查

胼胝体发育不全最常见的超声表现是侧脑室形态异常。侧脑室与大脑镰平行对齐并向两侧移位,而非正常时在前方会聚。侧脑室枕角不对称并显著扩大,称之为"空洞脑"(图 4.6.1),该表现在妊娠 20 周以后更为明显。除了侧脑室形态改变外,第三脑室上移并轻度扩张(图 4.6.2),大脑沟自第三脑室顶部向外发出(图 4.6.3)。

完全性胼胝体发育不全时透明隔腔消失,而部分性胼胝体发育不全时透明隔腔可能存在,故在宫内诊断部分性胼胝体发育不全比完全性更为困难。

由于胼胝体发育不全与其他畸形具有高度相关性,尤其是脑部的异常,故超声应仔细检查胎儿畸形有无其他,由此作出更为准确的诊断。

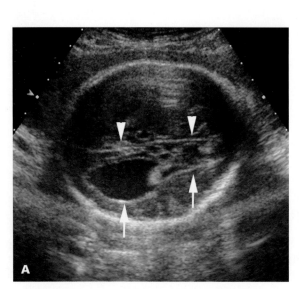 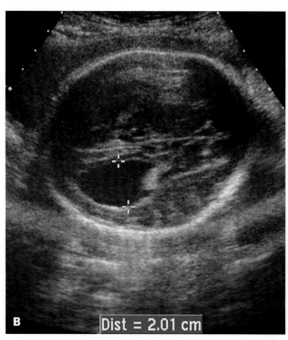

图 4.6.1 **胼胝体发育不全侧脑室平行排列和空洞脑。** 胎儿头部横切面图像:(A)显示侧脑室(箭头)走向与大脑镰(三角箭头)平行;(B)显示枕角扩张,测值约为 2.01cm(测量游标),称之为"空洞脑"。

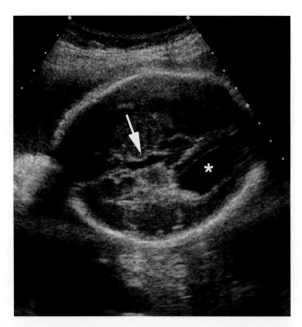

图 4.6.2 **胼胝体发育不全第三脑室上移。** 头部横切面图像显示第三脑室(箭头)扩张并上移,以致其出现在侧脑室水平,同时还存在空洞脑(*)。

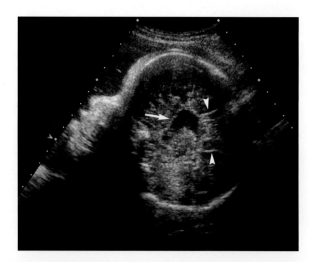

图 4.6.3 **胼胝体发育不全大脑沟发自上移的第三脑室顶部。** 头部正中矢状切面显示大脑沟(三角箭头)发自第三脑室(箭头)顶部。

4.7 前脑无裂畸形

概述和临床特征

前脑无裂畸形（holoprosencephaly）又称全前脑，是一种脑部发育异常，指前脑未能正常分裂成两个大脑半球，致大脑半球完全或部分融合与侧脑室在脑中线相交通。大脑镰发育不良或缺失，胼胝体通常缺失，丘脑可能部分或完全融合。

前脑无裂畸形的严重程度取决于前脑分裂的程度。无叶型前脑无裂畸形是最严重的一种，其特点为大脑间完全没有裂隙、大脑半球融合、大脑镰完全缺失和单一脑室，丘脑往往融合。半叶型前脑无裂畸形的前脑部分分裂，发育不良的大脑镰退缩至脑中线大脑半球融合处，脑室在脑中线有宽大的交通，丘脑可能是部分融合。叶型前脑无裂畸形严重程度最轻，存在不完整的大脑镰，大脑半球部分分

离和部分融合，脑室在脑中线有狭窄的通道。

前脑无裂畸形通常伴有染色体核型异常，最常见于 13- 三体；较独特的胎儿畸形有正中面裂、眼距过窄及喙鼻。

超声检查

前脑无裂畸形的脑室结构存在异常，特别是脑室扩张并通过脑中线相交通，第三脑室缺失。大脑镰缺失或发育不良，大脑半球在脑中线处融合，丘脑部分或完全融合（图 4.7.1 和图 4.7.2）。

无叶型前脑无裂畸形融合的脑室较大且位于中央，丘脑通常完全融合（图 4.7.3），而半叶型前脑无裂畸形脑室较小，在脑中线处的交通较狭窄（图 4.7.4）。当诊断为前脑无裂畸形，应评估颅面部正中有无畸形。

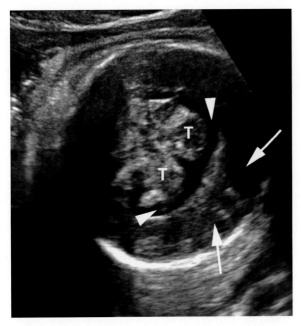

图 4.7.1　**前脑无裂畸形**。头部冠状切面图像显示侧脑室在脑中线相交通，形成单一脑室（三角箭头）。大脑半球（箭头）在脑中线相互融合，大脑镰消失，丘脑（T）部分融合。

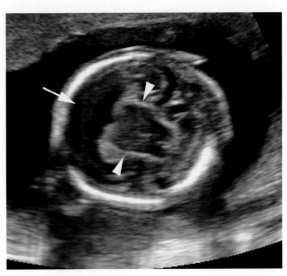

图 4.7.2　**前脑无裂畸形伴丘脑融合**。头部冠状切面图像显示大脑皮质和侧脑室在脑中线融合（箭头），大脑镰缺失，丘脑融合（三角箭头）。

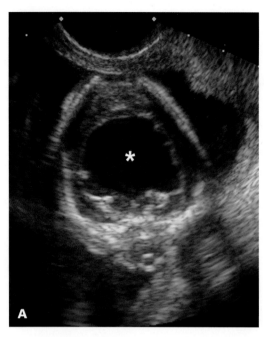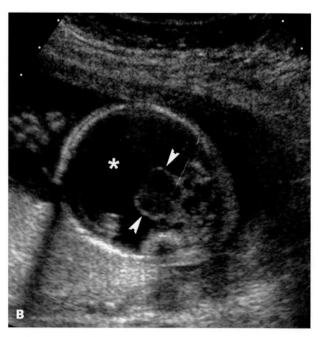

图 4.7.3 **无叶型前脑无裂畸形。**（A）头部冠状切面图像显示中央部一较大的液性暗区（＊），为融合的脑室，并被融合的大脑皮质围绕。（B）另一病例，图像显示巨大的单一脑室（＊）在融合的丘脑（三角箭头）上方。

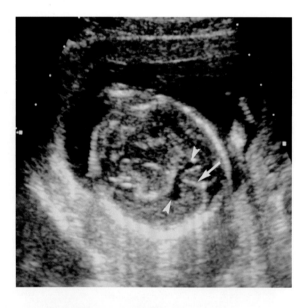

图 4.7.4 **半叶型前脑无裂畸形。**脑室斜切面图像显示侧脑室在脑中线处的交通口狭小（三角箭头），大脑皮质被部分大脑镰分裂（箭头）。

4.8 盖伦静脉动脉瘤

概述和临床特征

盖伦静脉动脉瘤（vein of Galen aneurysm）是一种导致盖伦静脉血流量增加的头部血管畸形。该畸形通常由数个脑动脉供应，存在明显的动静脉分流，血液引流入扩张的盖伦静脉中。该病变并不是一个真正的动脉瘤，而是高血流量导致盖伦静脉扩张的血管畸形。高血流量的特性往往引起高输出量充血性心力衰竭和胎儿水肿，预后不良。

超声检查

盖伦静脉动脉瘤表现为位于脑中线的一个无回声囊性结构，呈长条形或管状，对周围结构没有占位效应（图 4.8.1）。彩色多普勒超声显示病变处呈高速血流，频谱多普勒显示血流明显紊乱（图 4.8.2）。彩色多普勒可鉴别这种由动脉供应的血管畸形（图 4.8.3）。当诊断盖伦静脉动脉瘤时，应评估胎儿是否具有充血性心力衰竭，如心脏长大或胎儿水肿。

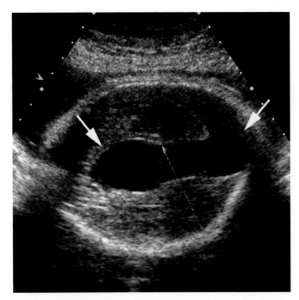

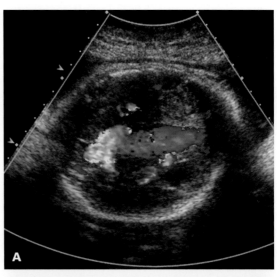

图 4.8.1　**盖伦静脉动脉瘤。**头部横切面图像显示脑中线处一长条形囊性病变（箭头）。

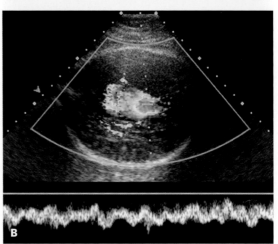

图 4.8.2　**盖伦静脉动脉瘤。**（A）彩色多普勒显示盖伦静脉内的高速血流。（B）彩色和频谱多普勒证实病变血管内大量紊乱血流。

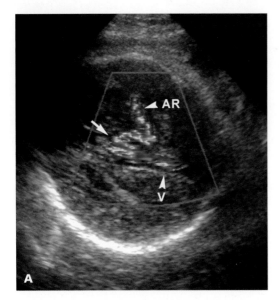

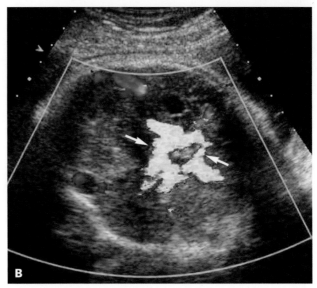

图 4.8.3　**盖伦静脉动脉瘤的供应和引流血管。**（A）头部横切面彩色多普勒图像显示供应盖伦静脉动脉瘤（箭头）的一较大动脉（AR 三角箭头）内血流紊乱，引流血管（V 三角箭头）较为粗大。（B）另一病例 Willis 环的彩色多普勒图像，显示供应盖伦静脉动脉瘤的动脉扩张（箭头）并发自该动脉环。（待续）

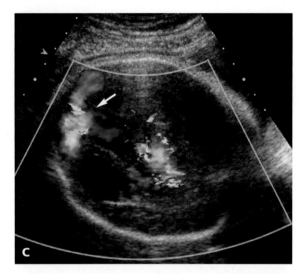

图4.8.3　（续）（C）彩色多普勒显示扩张的引流静脉（箭头）。

4.9　颅内出血和孔洞脑

概述和临床特征

颅内出血（intracranial hemorrhage）是早产儿常见的并发症，发生于新生儿出生后。宫内发生的颅内出血罕见，常见于晚孕期。母体易感因素包括同种（异体）免疫、原发性血小板减少、抗凝治疗、滥用可卡因或其他药物以及对胎儿的直接创伤。胎儿异常如双胎输血综合征、双胎之一死亡和胎母输血也是易感因素。

就新生儿而言，颅内出血常发生在生发基质，进而流入侧脑室或脑室周围的实质。颅内出血后，胎儿可能进展为出血后的脑积水，脑实质内出血通常会引起相关脑组织受损。

孔洞脑（porencephaly）是大脑皮质的异常，正常脑组织被空腔或囊肿所取代。通常由宫内脑组织的损伤引起，最常见于颅内出血。囊肿或空腔与侧脑室相连通。

孔洞脑胎儿通常有中枢神经系统损伤。颅内出血以后，胎儿的预后取决于出血的范围、位置和受损脑组织的量。

超声检查

颅内出血表现为脑实质内高回声区或脑室内出现异常回声。生发基质内出血（图4.9.1）位于丘脑尾状核沟与侧脑室前角毗邻处。颅内出血可在一侧或双侧侧脑室内发现血凝块，表现为异常回声团块。有时血凝块充满整个侧脑室，其形状与侧脑室一致（图4.9.2）。随后脑室内出血，胎儿有可能进展为出血后脑积水（图4.9.3），表现为侧脑室扩张，有时也可见第三脑室扩张。脑实质出血表现为脑内边界不清的高回声区（图4.9.3和图4.9.4）。磁共振成像有助于鉴别颅内出血与颅内肿瘤（图4.9.4）。

孔洞脑的囊肿表现为颅内一囊性病变，并与侧脑室相连通。颅内出血随时间推移可演变成孔洞脑囊肿（图4.9.5）。

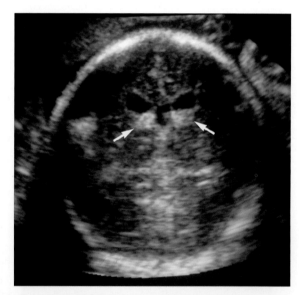

图4.9.1　**生发基质出血。**头部冠状切面图像显示在邻近侧脑室前角的生发基质区出现高回声（箭头），系出血。

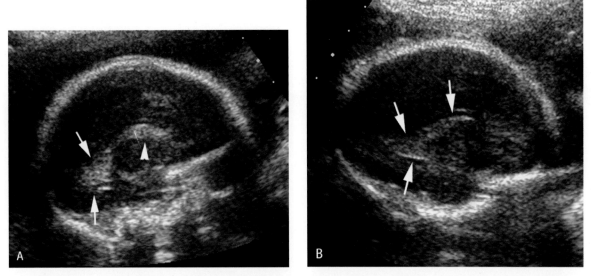

图 4.9.2　**脑室内出血。**（A）胎儿头部矢状切面图像显示生发基质（三角箭头）及侧脑室后角（箭头）内高回声病灶，系生发基质和脑室内出血。（B）同一胎儿头部矢状切面图像显示凝血块充填于侧脑室内（箭头）。

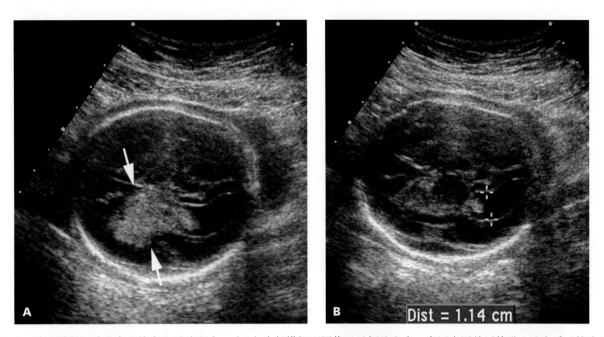

图 4.9.3　**脑实质和侧脑室出血伴出血后脑积水。**（A）头部横切面图像显示侧脑室内一高回声团并延伸进入脑实质（箭头）。（B）低于（A）图的横切面图像显示受累及的侧脑室扩张约 1.14cm（测量游标），可能系出血后脑积水。

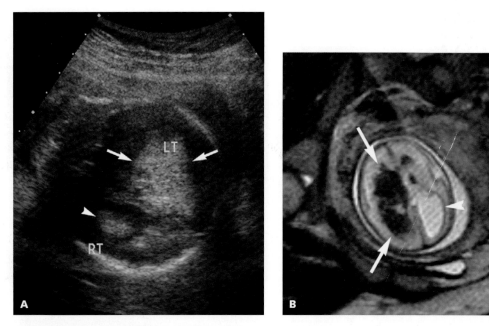

图 4.9.4　**脑室和脑实质出血与磁共振成像（MRI）对比。**（A）冠状切面显示不规则高回声团块（箭头）位于左侧侧脑室和脑皮质内，为出血灶。右侧侧脑室脉络丛（三角箭头）也有类似的高回声。（B）胎儿 MRI 显示左侧脑室和脑实质内血液的低信号（箭头）以及扩张的右侧侧脑室（三角箭头）内积水的高信号。

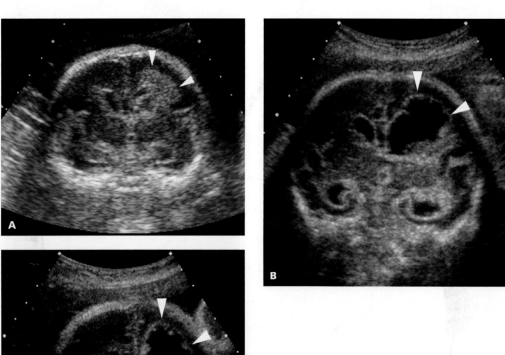

图 4.9.5　**脑实质内出血进展为孔洞脑。**（A）妊娠 27 周胎儿头部冠状切面，显示脑组织内一高回声（三角箭头）紧邻侧脑室前角，为脑实质内出血。（B）同一胎儿 4 周后冠状切面，显示之前脑实质出血的部位已演变成孔洞脑囊肿（三角箭头）。（C）胎儿头部横切面显示孔洞脑囊肿（三角箭头）与侧脑室交通，双侧侧脑室扩张（箭头），可能是出血后脑积水。

4.10　脑裂畸形

概述和临床特征

脑裂畸形（schizencephaly）是大脑半球存在裂口或缺损的一种脑部异常，其内充满脑脊液并与蛛网膜下隙或侧脑室相通。常合并小头畸形，受累儿童通常表现为神经系统受损、发育迟缓、智力障碍和运动麻痹。

超声检查

脑裂畸形是大脑半球内的裂口或缺损充满脑脊液，延伸至蛛网膜下隙或与侧脑室相连通（图 4.10.1和图 4.10.2）。裂口通常是不对称的（图 4.10.3）。胎头测量低于预期胎龄范围时，可能存在小头畸形。

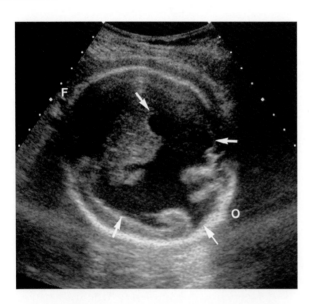

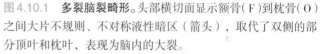

图 4.10.1　**多裂脑裂畸形**。头部横切面显示额骨（F）到枕骨（O）之间大片不规则、不对称液性暗区（箭头），取代了双侧的部分顶叶和枕叶，表现为脑内的大裂。

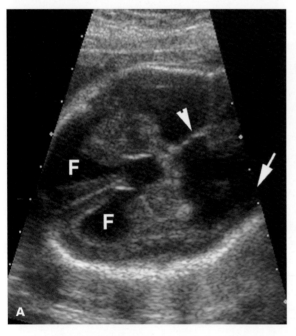

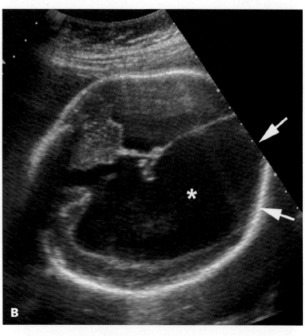

图 4.10.2　**脑裂畸形合并脑积水**。（A）妊娠 22 周胎儿头部横切面显示一后角延伸至脑中线（三角箭头），靠近颅骨（箭头）区域由一裂口取代了脑组织。根据扩张的前角（F）提示合并有脑积水。（B）同一胎儿，妊娠 33 周横切面显示裂口增大（箭头）和同侧脑室扩张（*）。

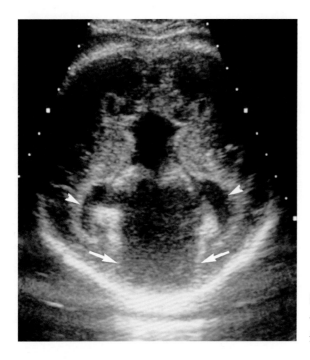

图 4.10.3　**单一裂脑裂畸形**。经大脑皮质的冠状切面，显示脑内一裂口与侧脑室后角（三角箭头）相连通，并向后延伸到枕骨（箭头）。

4.11 视隔发育不良

概述和临床特征

视隔发育不良（septo - optic dysplasia）是以视神经发育不全和透明隔缺如为特征的脑部异常，常合并垂体功能障碍。患儿视力受损，多伴有学习能力缺失以及内分泌功能低下。尽管有一些关于家族病例的报道，但绝大数为散发。视隔发育不良常伴随有其他大脑中线的结构异常，如胼胝体发育不全。

超声检查

视隔发育不良典型的超声表现为透明隔腔消失，以致两侧的侧脑室前角经脑中线相连通（图 4.11.1 和图 4.11.2）。事实上所有透明隔腔消失的病例都存在视隔发育不良。由于该畸形多伴有其他脑中线结构异常，仔细评估胎儿颅内其他结构很有必要。

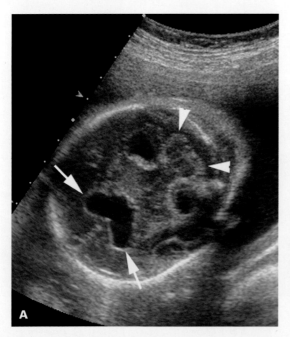
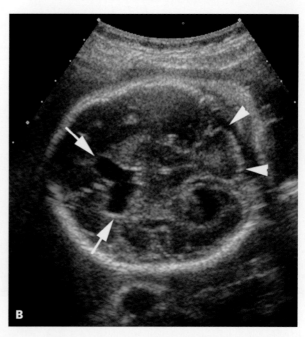

图 4.11.1　**视隔发育不良合并小脑发育不良**。胎儿头部横切面（A）妊娠 26 周和（B）妊娠 30 周图像，显示透明隔腔消失，双侧侧脑室前角于脑中线处结合并连通（箭头），小脑异常缩小（三角箭头）。

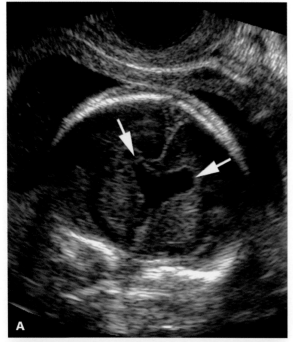

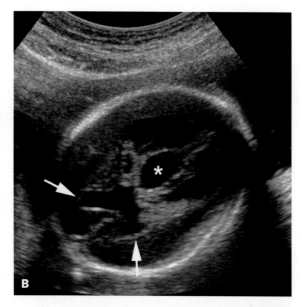

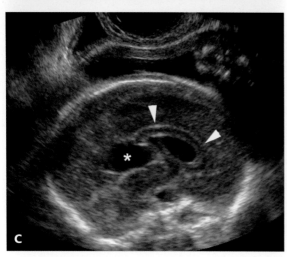

图 4.11.2　视隔发育不良合并脑中线蛛网膜囊肿。(A)胎儿头部冠状切面显示透明隔腔消失，双侧侧脑室前角于脑中线处相连通（箭头）。(B)横切面显示脑正中线囊肿(*)位于连通的侧脑室前角（箭头）后方。(C)正中矢状切面显示脑中线蛛网膜囊肿(*)位于胼胝体（三角箭头）后方。

4.12　积水性无脑畸形

概述和临床特征

　　积水性无脑畸形（hydranencephaly）表现为大脑半球缺失，是一种罕见的破坏性畸形。通常认为其发生是由于大血管异常对大脑的损伤所致，如颈动脉闭塞导致两个大脑半球的梗死。积水性无脑畸形

发生于大脑发育完成以后的中、晚孕期，坏死的脑组织液化并充填颅腔，大脑镰仍然存在。有时积水性无脑畸形胎儿颅腔内的液体增长迅速，导致大头畸形，这种病例经阴道分娩可能比较困难或是不可能的。

　　积水性无脑畸形的胎儿预后很差。由于中脑往往得以保全，新生儿可能会表现出一些自主功能，如呼吸、吸吮和本能反射，但没有较高的认知功能。

超声检查

积水性无脑畸形的超声表现为胎儿颅内充满液体，没有可识别的脑皮质组织（图4.12.1）。大脑镰的存在可与无叶型前脑无裂畸形进行鉴别。在某些病例可看见中脑和脑干（图4.12.2）。

对于进展中的积水性无脑畸形胎儿，如果开展一系列超声检查，可能会观察到畸形的演变过程。大面积脑梗死的早期超声表现为大脑半球回声发生显著变化，出血显示为高回声区，坏死显示为复杂的囊性区（图4.12.3）。当梗死的脑组织萎缩和液化时，大脑半球体积减小，皮质变薄和侧脑室扩张。随着时间的推移，脑皮质层组织被完全破坏，颅内仅见一些碎片和大量的液体（图4.12.4）。

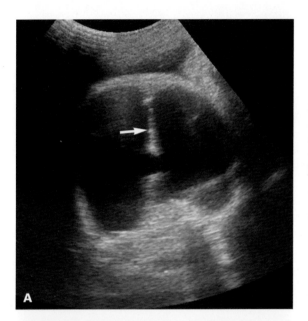
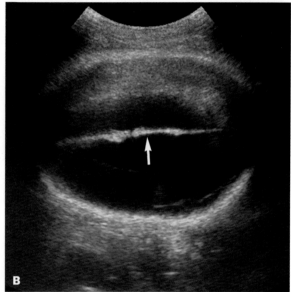
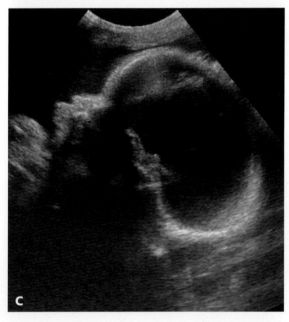

图4.12.1 **积水性无脑畸形**。颅内充满液体的头部（A）冠状切面、（B）横切面和（C）矢状切面图像，未见大脑皮质组织，但大脑镰（箭头）仍存在。

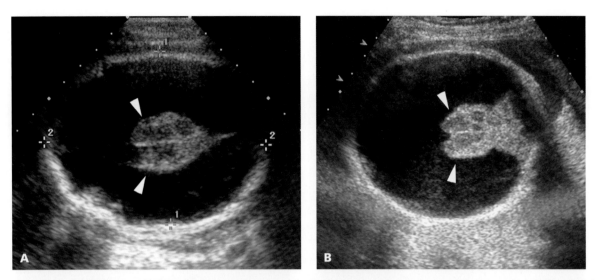

图 4.12.2　**积水性无脑畸形伴丘脑存在。**头部（A）横切面和（B）斜切面图像显示丘脑（三角箭头），大脑皮质完全缺失。

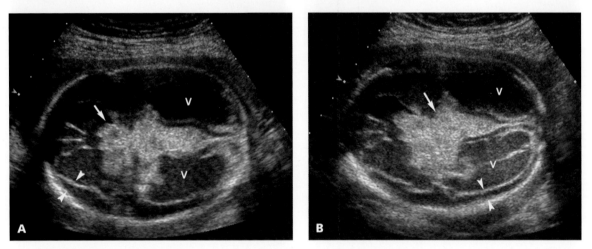

图 4.12.3　**大面积脑梗死。**头部横切面图像（A）和（B）显示扩张、不规则形状的侧脑室（V），由于出血内部可见回声。丘脑和脑干处的高回声（箭头）系出血性脑梗死，残留脑皮质菲薄（三角箭头）。

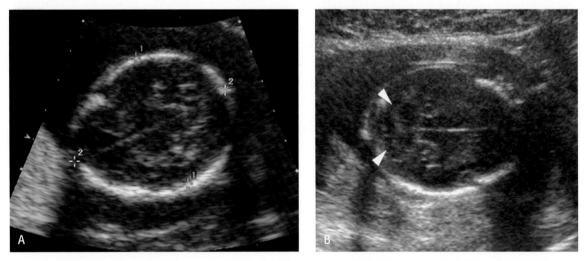

图 4.12.4　**进展性积水性无脑畸形。**妊娠 19 周胎儿头部横切面（A）双顶径测量水平（测量游标）和（B）后颅窝（三角箭头）水平显示脑部正常。（待续）

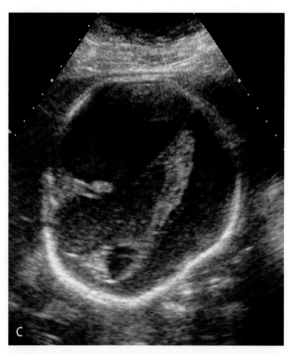
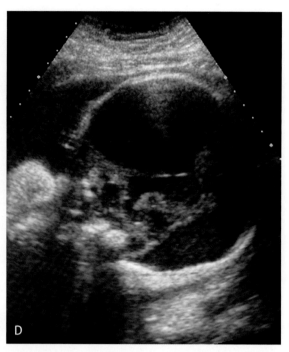

图 4.12.4 （续）该孕妇妊娠 35 周头部（C）横切面和（D）冠状切面显示碎片和出血取代了脑皮质。

4.13 巨细胞病毒及其他宫内感染

概述和临床特征

胎儿接触到的一些宫内感染可能会导致胎儿脑损伤，还可能损伤其他器官。各种宫内感染可能引起类似的损害，最常见的影响胎儿脑部发育的是巨细胞病毒（CMV）。宫内感染的分类缩写为 TORCH，分别代表弓形体（T）、其他（O）、风疹病毒（R）、巨细胞病毒（C）和单纯疱疹病毒（H）。包括在"其他"类别中的感染有梅毒、水痘和人类免疫缺陷病毒（HIV）等。

TORCH 感染可影响大脑的任何部分。当大脑皮质受累，可能发现的变化包括脑积水、脑实质钙化、脑室周围囊肿和钙化以及小头畸形。累及小脑可能包括蚓部发育不良和小脑延髓池扩大。在基底节，由于动脉血管病变，可能发现明显的钙化。

超声检查

与宫内 TORCH 感染相关的超声表现通常在中孕期的中、后期才出现。脑积水由于脑组织缺失，可能是最早的发现（图 4.13.1）。还可能发现脑室周围和脑实质的钙化（图 4.13.2），以及大脑和小脑发育不良或萎缩（图 4.13.2 和图 4.13.3）。有时也可见脑室周围囊肿（图 4.13.4）。

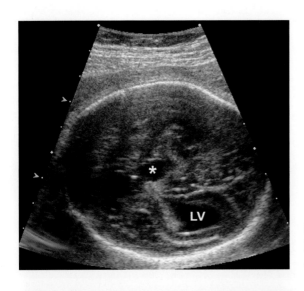

图 4.13.1 **巨细胞病毒感染引起脑积水。**妊娠 26 周胎儿头部横切面图像，显示由巨细胞病毒感染引起的侧脑室扩张（LV）和第三脑室扩张（＊）。

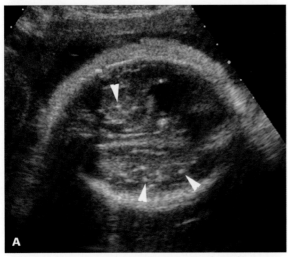 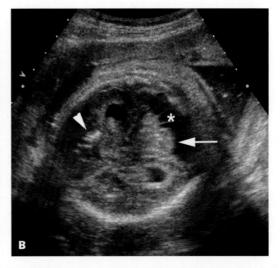

图 4.13.2 **巨细胞病毒感染致脑实质和脑室周围钙化以及小脑中度萎缩。**（A）大脑皮质横切面图像显示多个点状强回声灶（三角箭头），系脑实质钙化。（B）同一胎儿斜切面图像显示脑室周围钙化（三角箭头）、小脑偏小（箭头）和小脑延髓池扩大（＊）。

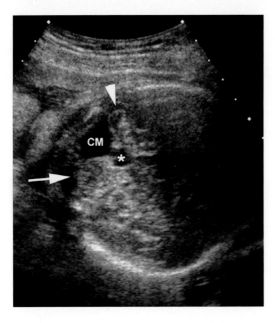

图 4.13.3 **宫内弓形体感染合并小脑萎缩。**后颅窝斜切面图像显示不对称的小脑萎缩，一侧小脑半球稍微缩小（箭头），另一侧显著萎缩和异常（三角箭头）。此外，小脑蚓部缺失导致第四脑室（＊）与扩大的小脑延髓池（CM）相连通。

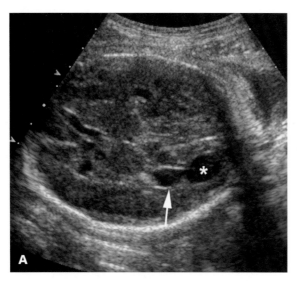
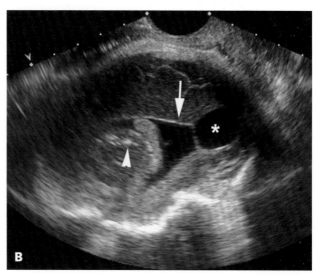

图 4.13.4　**巨细胞病毒致脑室周围囊肿。** 胎儿头部（A）横切面和（B）矢状切面图像显示侧脑室后角（箭头）的后方有一较大囊肿（*），基底节（三角箭头）可见钙化。

4.14　蛛网膜囊肿

概述和临床特征

　　蛛网膜囊肿（arachnoid cyst）是指在蛛网膜层形成的充满脑脊液的囊肿。囊肿可出现在颅内的任何部位，常见于脑中线附近。囊肿可阻塞正常脑脊液的流动，引起脑积水，特别是位于后颅窝的囊肿。脑半球间的囊肿可能与胼胝体发育不全有关。脑实质表面的囊肿可压迫下方的脑组织。

超声检查

　　蛛网膜囊肿表现为颅内一圆形的液性暗区，最常见于脑中线。彩色多普勒超声可用于证实该病变不是血管源性的（图 4.14.1 和图 4.14.2）。囊肿可导致周围结构移位或压缩，若囊肿阻塞了脑脊液的流动，则可能合并脑积水（图 4.14.3）。超声对后颅窝蛛网膜囊肿和 Dandy - Walker 畸形的鉴别有时比较困难，仔细评估小脑蚓部是否存在有助于诊断（图 4.14.4）。蛛网膜囊肿合并胼胝体发育不全在晚孕期以前诊断较为困难（图 4.14.5）。

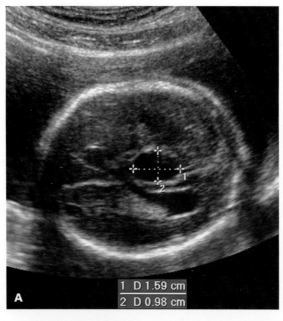
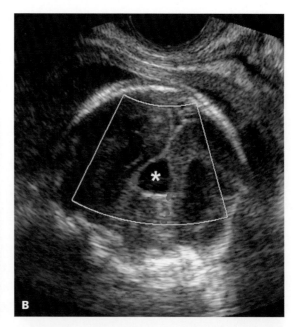

图 4.14.1　**脑半球间蛛网膜囊肿。**（A）胎儿头部横切面图像显示脑中线处有一长椭圆形囊肿（测量游标）。（B）冠状切面彩色多普勒显示脑中线的囊肿（*）不是血管源性的。

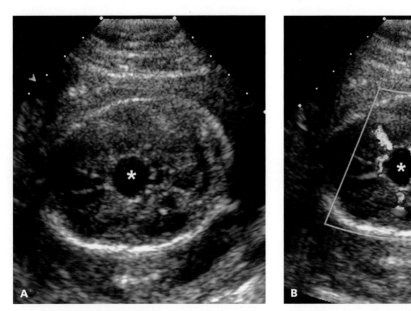

图 4.14.2　**颅底脑中线蛛网膜囊肿。**（A）颅底横切面图像显示一圆形的脑中线囊肿（*）。（B）与（A）为同一水平切面彩色多普勒，显示囊肿（*）被 Willis 环的血管环绕。

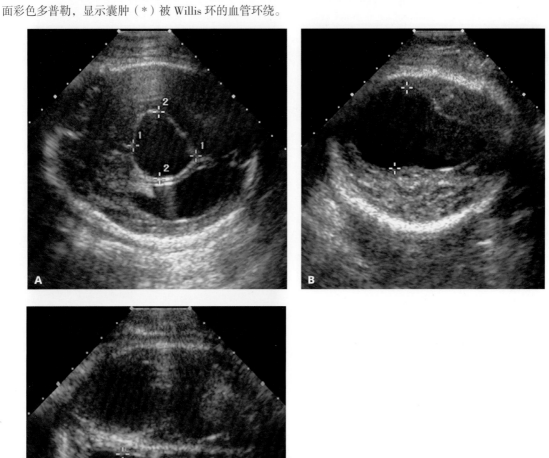

图 4.14.3　**蛛网膜囊肿合并阻塞性脑积水。**（A）头部横切面显示颅内脑中线附近一较大的囊肿（测量游标），主要向一侧延伸。（B）囊肿延伸一侧的侧脑室明显扩张（测量游标）。（C）对侧的侧脑室（测量游标）也可见扩张，但程度较轻。

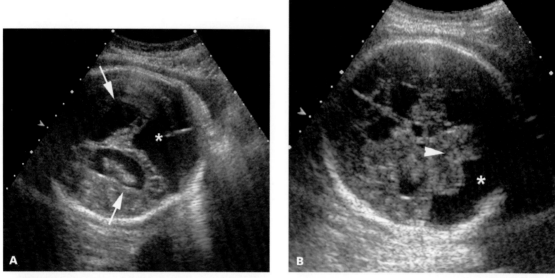

图4.14.4　**后颅窝蛛网膜囊肿和脑积水。**（A）头部横切面图像显示后颅窝（*）囊性暗区和侧脑室扩张（箭头）。（B）低于（A）图横切面显示囊肿后方表现正常的小脑，小脑蚓部（三角箭头）存在。

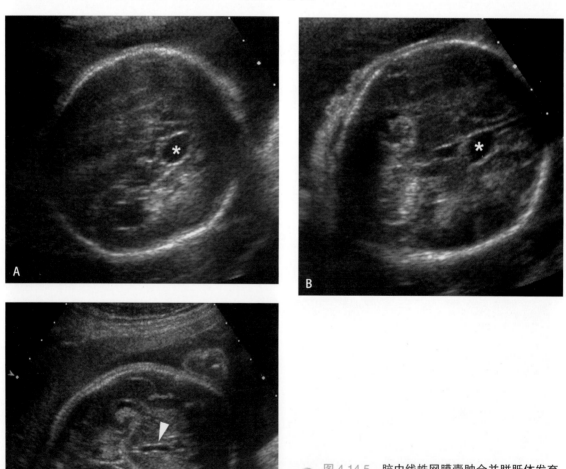

图4.14.5　**脑中线蛛网膜囊肿合并胼胝体发育不全。**头部横切面（A）和冠状面（B）显示脑中线的囊肿（*）。（C）低于（A）的横切面显示胼胝体发育不全的征象，包括透明隔腔消失、第三脑室上移及扩张（三角箭头），侧脑室枕角轻度扩张（箭头）。

4.15 颅内肿瘤

概述和临床特征

胎儿颅内肿瘤（intracranial tumor）罕见，通常是良性的，以畸胎瘤最为常见。其他颅内肿瘤包括颅咽管瘤、少突神经胶质瘤、神经节细胞瘤和胼胝体脂肪瘤。偶尔也会发现起源于颅骨的肿瘤。由于肿瘤生长迅速并取代正常脑组织，使大多数颅内肿瘤的预后较差。胼胝体脂肪瘤往往伴有部分性胼胝体发育不全。

超声检查

颅内肿瘤的超声诊断就是在颅内发现肿块（图4.15.1）。肿块可能是囊性、实性或混合性，可能发生于脑内、脑膜或颅骨（图4.15.2），偶有显著的钙化。根据肿块的大小和位置的不同，颅内容物可能发生移位或畸形（图4.15.3）。如果肿块阻塞了脑脊液的正常流动，可进展为脑积水。有时颅内肿瘤可侵蚀颅骨，并向颅骨外突出，类似脑膨出。颅内出血可能与肿瘤的表现相似，对周围脑组织产生占位效应，此时磁共振成像有助于鉴别颅内出血和肿瘤。

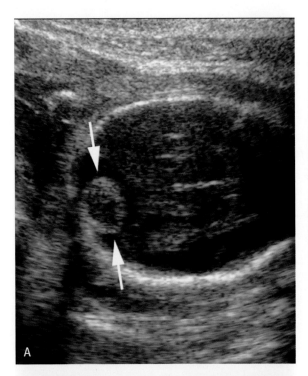

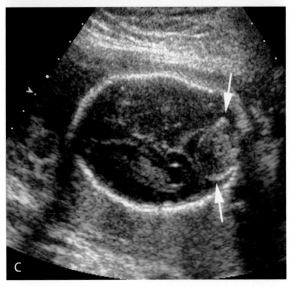

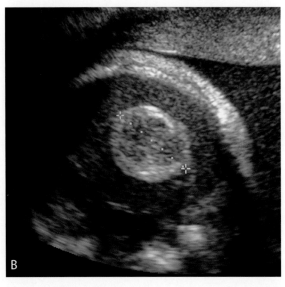

图 4.15.1　**后颅窝肿瘤。**（A）妊娠 21 周胎儿头部横切面图像显示后颅窝一边界清晰的肿块（箭头），小脑表现正常。（B）后颅窝肿块（测量游标）的放大图像显示其为边界清晰的实性肿块。（C）4 周以后图像显示该肿块变大（箭头）。

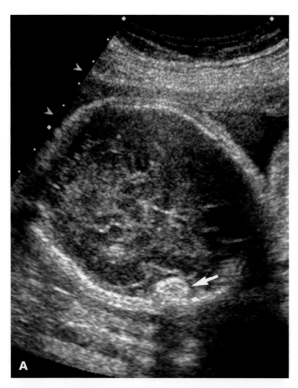
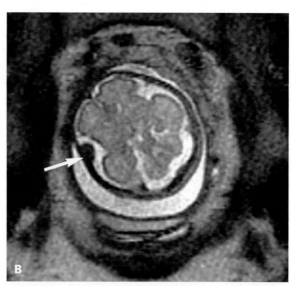

图 4.15.2 **颅内肿块。**（A）头部横切面图像显示来源于颅骨的肿块（箭头）回声增强并伴有声影。（B）胎儿磁共振成像显示肿块（箭头）与脑组织分开，来源于颅骨并突向蛛网膜下隙。

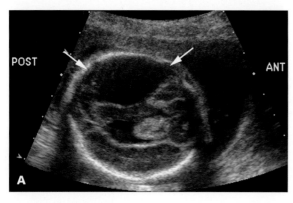
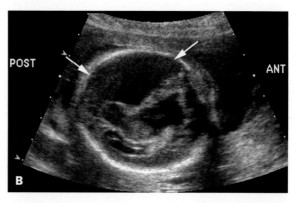

图 4.15.3 **较大的复杂性颅内肿瘤。**（A、B）头部横切面图像，显示一较大的复杂性囊性肿块（箭头）向对侧挤压脑组织和侧脑室，脑组织变形。

4.16 无脑回

概述和临床特征

无脑回（lissencephaly）是一种罕见的脑发育障碍，以神经元移行紊乱和大脑半球表面无脑沟、脑回形成为特征，导致大脑皮质呈一光滑的表面，常合并脑积水和小头畸形。该异常可能系发育不全综合征或基因突变所致，但也可是偶发，或由宫内感染及妊娠早期缺氧所致。受累儿童出现严重的神经损伤，很多在婴儿期不能存活。

超声检查

无脑回的超声诊断只能在妊娠 28 周以后进行，在此之前大脑表面通常是光滑的。妊娠 28 周以后大脑表面光滑且缺乏脑沟和脑回，即可诊断无脑回。颅骨和脑实质之间的腔隙充满比正常更多的脑脊液，有利于对异常脑表面进行显像（图 4.16.1）。无脑回还可合并脑积水（图 4.16.1），胎头的测量值往往小于胎龄预期的范围。

晚孕期由于胎头位置较低，经腹部探头很难对大脑结构进行细致成像。此时经阴道扫描可提供受累大脑的清晰图像（图 4.16.2）。此外，磁共振成像也可提供关于大脑发育异常的有价值信息（图 4.16.3）。

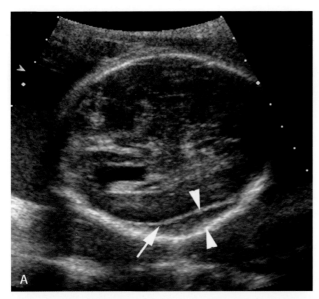
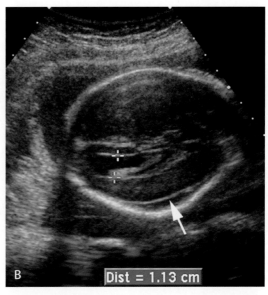

图 4.16.1　**无脑回伴脑积水。**（A）妊娠 30 周胎儿头部横切面图像，显示大脑半球表面光滑（箭头）以及脑实质与颅骨之间的间隙增宽并充满脑脊液（三角箭头）。（B）横切面显示扩张的侧脑室（测量游标）和光滑的大脑皮质表面（箭头）。

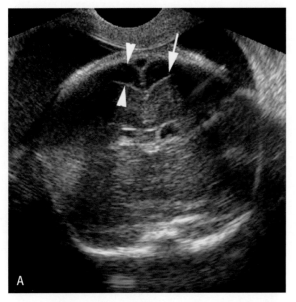
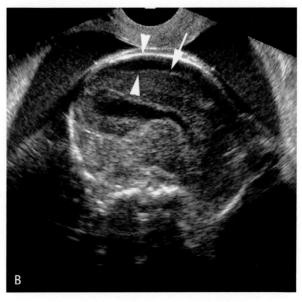

图 4.16.2　**经阴道超声评价无脑回。**经阴道探头扫查胎儿头部（A）冠状切面和（B）矢状切面，显示光滑的大脑皮质表面（箭头）和脑实质与颅骨之间的间隙增宽（三角箭头）。（Images courtesy of Deborah Levine, MD.）

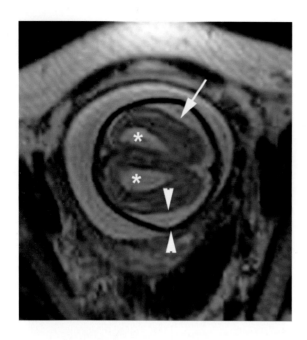

图 4.16.3 无脑回伴脑积水的磁共振成像（MRI）。MRI 横切面显示两个大脑半球的光滑表面（箭头），脑实质与颅骨之间的间隙增大（三角箭头），侧脑室扩张(*)。(Images courtesy of Deborah Levine, MD .)

4.17 颅缝早闭

概述和临床特征

颅缝早闭（craniosynostosis）是指一个或多个颅缝提早关闭。胎儿颅骨是由数个骨板经纤维组织连合而成，骨板之间的骨缝称之为颅缝，颅骨前部和后部分离程度较大的间隙称之为囟门。通常情况下，出生后随着骨板的融合和囟门的关闭，颅缝闭合。当一个或多个颅缝在宫内异常闭合，称为颅缝早闭。颅缝早闭会导致头面部畸形和形态异常以及大脑发育受限。

颅缝早闭往往是一个潜在的综合征或遗传性疾病，例如 Apert、Crouzon、Carpenter 以及 Pfeiffer 综合征，在这类病例中，可能发现其伴随的异常表现。由于大脑发育受到限制，即使没有潜在的综合征，受颅缝早闭影响的儿童也可能有神经系统的损害。颅缝早闭的治疗包括手术分离以及颅骨重塑。

头部的形态异常与不同位置的颅缝过早关闭有关。斜头畸形是由右侧或左侧冠状缝闭合所引起，颅缝从前囟侧方向耳部延伸，该类型颅缝早闭，受累侧前额及眉部平坦而对侧突起。三角头畸形是由于额缝闭合所致，该颅缝位于正中从前囟向前额延伸，受累胎儿前额变尖，使头部前方呈三角形。舟状头畸形是由于矢状缝闭合所致，该颅缝走行于头顶正中从前囟到后囟，此类型颅缝早闭引起头部呈狭长形。

超声检查

胎儿颅缝早闭的诊断主要是依据胎儿头面部的形态异常。通常这些表现直到晚孕期和晚孕后期才比较明显。随着妊娠的进展，畸形变得更加严重。

三角头畸形，胎头前部狭窄呈三角形，前额变窄并突出（图 4.17.1）。斜头畸形，胎头前后径缩短，前额宽而突出（图 4.17.2）。由于颅缝早闭往往与综合征伴随出现，仔细评估有无其他异常是必要的。

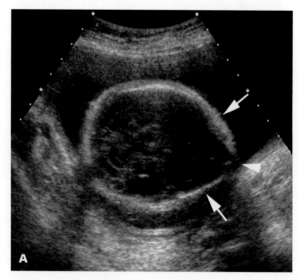

图 4.17.1 三角头畸形。（A、B）妊娠 28 周胎头横切面图像显示颅骨形状异常，额骨扁平（箭头）。（待续）

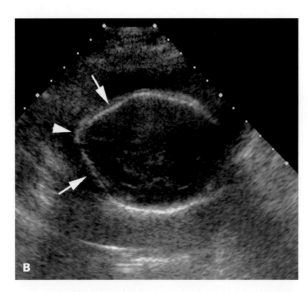

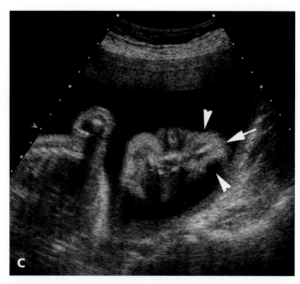

图 4.17.1 （续）前部会聚处变尖（三角箭头）。（C）颜面部冠状切面图像显示前额异常，前部变尖（箭头）而侧面扁平（三角箭头）。

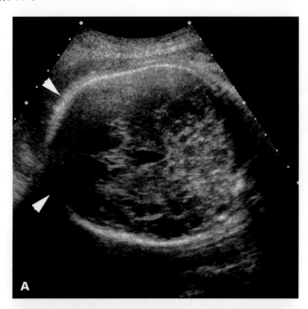

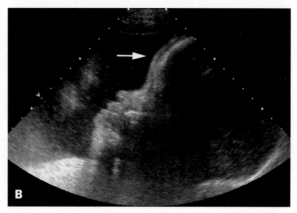

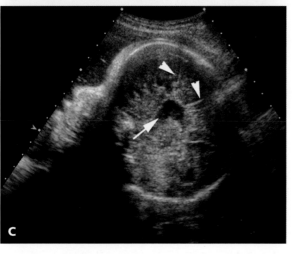

图 4.17.2 斜头畸形合并 Apert 综合征和胼胝体发育不全。（A）横切面显示由于冠状缝闭合导致额骨突出（三角箭头）。（B）颜面部矢状切面图像显示前额突出并伸长（箭头）。（C）同一胎儿颜面部正中矢状切面，显示胼胝体发育不全的征象（箭头）以及脑沟自上移的第三脑室顶部发出（三角箭头）。

（杨太珠 译）

第5章

脊柱

5.1 脊柱裂和脊髓脊膜膨出

概述和临床特征

脊柱裂（spina bifida）是指胎儿神经管发育异常所致椎体后弓闭合不全及骨性髓鞘形成失败。通常其裂隙可延伸至皮肤，孕妇血清中 α-甲胎蛋白含量也较高。脊髓脊膜膨出（meningomyelocele）是指胎儿的脊膜、神经根或脊髓外露并异常突出于脊柱裂缺损处，通过脊柱及皮肤裂缺向后突出的组织即背囊。脊柱裂可发生在任何椎体水平，但最易受累的是低位腰椎和（或）骶椎。脊髓脊膜膨出胎儿通常存在脑积水及后颅窝发育异常，这一系列特征被命名为布加Ⅱ（Chiari Ⅱ）畸形，具体表现为后颅窝变小、小脑延髓池消失、枕骨大孔扩大及小脑扁桃体部和蚓部疝。

脊柱裂脊髓脊膜膨出的新生儿发病率为1‰~4‰，但仍存在地域和种族差异。妊娠早期的叶酸缺乏症已被确认为此病的危险因素之一。大多数脊柱裂和脊髓脊膜膨出可通过检测出孕妇血清中的高含量 α-甲胎蛋白而得以确诊。

此病的预后取决于脊柱裂的位置，位置越高，下半身的神经功能缺陷就越大。此外，患儿的智力也会受损，尤其是伴脑积水者。

当脊柱裂较小仅脊膜向后膨出而无神经根时，这种畸形即脊膜膨出（meningocele）。由于神经功能缺损少且无后颅窝畸形，因此其预后较脊髓脊膜膨出好。但因脊膜膨出常被皮肤覆盖，且产妇的血清 α-甲胎蛋白含量正常，因此这种发育畸形通常不易被筛查。

超声检查

当脊柱裂脊髓脊膜膨出时，胎儿头部及脊柱通常出现异常。脊柱矢状面可见异常椎体水平的后骨化中心（椎弓）破坏，背囊形成并突出于缺损的椎后弓（图5.1.1）。横切面示椎体后弓分离，背囊向后突出（图5.1.2）。背囊内所含囊实性组织即神经和脊膜（图5.1.3）。

脊髓脊膜膨出胎儿的头部也可能存在小后颅窝、小脑受压、小脑延髓池消失等畸形。孕中期胎儿的小脑为低回声且包绕在小脑角周围，被称为"香蕉征"（图5.1.4）。晚孕期胎儿的小脑变大，回声增强，小脑延髓池内仍无液体。

大多数脊髓脊膜膨出及布加Ⅱ畸形胎儿也常出现脑积水、侧脑室增大等异常。

中孕期脊髓脊膜膨出胎儿的颅骨轮廓大多存在异常而被称为"柠檬"征，其主要特点是额骨平坦或凹陷（图5.1.5）。到了晚孕期，颅骨趋于骨化并发展为椭圆形。

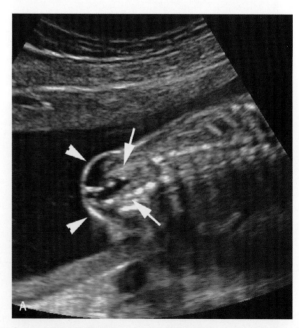

图5.1.1 **脊髓脊膜膨出。**（A）冠状切面显示低位脊椎（箭头）连续性中断及突出的背囊（三角箭头）。（待续）

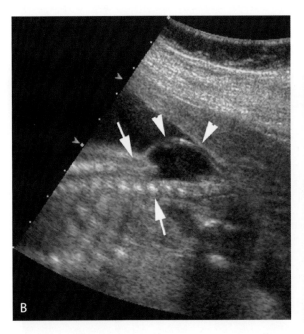

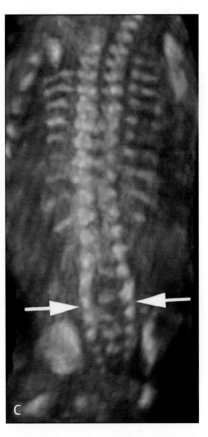

图 5.1.1 （续）（B）另一腰骶部脊柱裂胎儿矢状面显示脊柱远端开放（箭头），囊性包块向后方突出（三角箭头），（C）骨骼三维超声图显示脊柱裂致下腰椎与上骶椎间的距离增宽（箭头）。

脊膜膨出胎儿的脊柱裂及背囊通常比脊髓脊膜膨出者小，脊膜膨出囊常被认为是从脊柱裂的狭窄开口处向后突出的囊性病变（图 5.1.6）。由于不合并布加 II 畸形，因此胎儿的后颅窝是正常的。

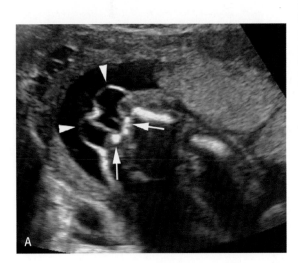

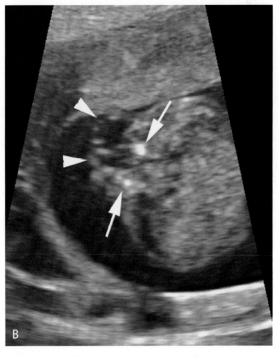

图 5.1.2　胎儿脊髓脊膜膨出伴后骨化中心分离。（A）脊髓脊膜膨出胎儿脊柱横切面显示两个后骨化中心显著分离（箭头），中间的第三个骨化中心代表椎体，较大背侧囊性包块向后方突出（三角箭头）。（B）另一脊髓脊膜膨出胎儿横切面显示增宽的后骨化中心（箭头）及囊性包块从缺损处突出（三角箭头）。

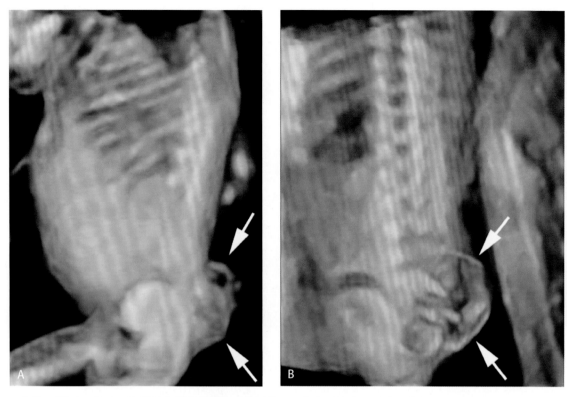

图 5.1.3 **背囊三维图。**（A、B）脊髓脊膜膨出胎儿三维图像显示背囊（箭头）从胎儿背侧向后突出。

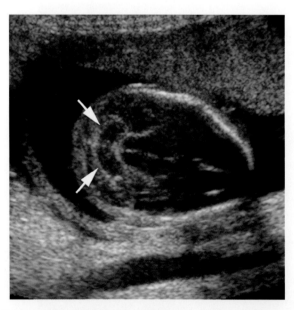

图 5.1.4 **脊髓脊膜膨出伴"香蕉"征。**后颅窝横切图显示布加Ⅱ畸形胎儿的"香蕉"形小脑（箭头）位于小脑延髓池消失的后颅窝内，且通常合并腰骶部脊髓脊膜膨出。

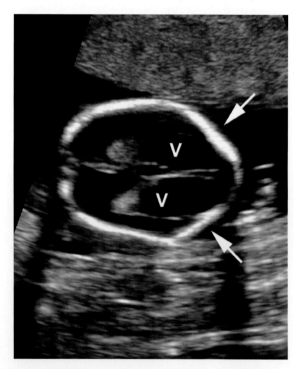

图 5.1.5 **"柠檬"征。**脊髓脊膜膨出胎儿头部横切面显示平坦的额骨（箭头）使头部呈"柠檬"形，且侧脑室扩张（V）。

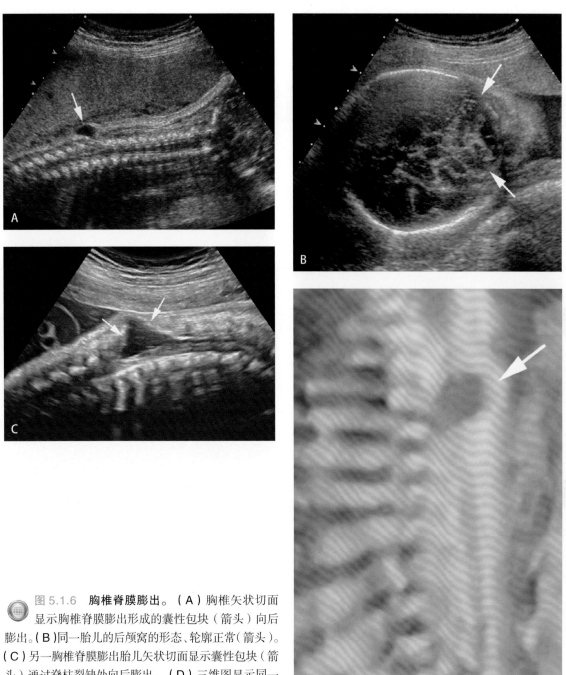

图 5.1.6 **胸椎脊膜膨出**。（A）胸椎矢状切面显示胸椎脊膜膨出形成的囊性包块（箭头）向后膨出。（B）同一胎儿的后颅窝的形态、轮廓正常（箭头）。（C）另一胸椎脊膜膨出胎儿矢状切面显示囊性包块（箭头）通过脊柱裂缺处向后膨出。（D）三维图显示同一囊性包块向后方膨出（箭头）。

5.2 半椎体

概述和临床特征

半椎体（hemivertebra）是一种椎体畸形，通常是指椎体的一侧及后部结构部分或完全缺失，可导致受累水平脊柱纽结或弯曲即脊柱侧弯。这种畸形可能累及单一椎骨，也可累及多个椎骨，受损椎体均呈楔形。其他骨骼系统畸形也较常见，通常累及肋骨及四肢。此外，半椎体畸形还是可累及多器官系统的多种综合征的一个构成部分，包括心血管、胃肠道、中枢神经系统及泌尿生殖系统，其预后主要取决于该畸形的严重程度。

超声检查

半椎体畸形的脊柱冠状切面显示正常配对的后骨化中心缺失，即一个后骨化中心位于一侧，而另一侧与之配对的骨化中心消失（图5.2.1），病变椎体水平的脊柱发生纽结或弯曲。利用三维超声骨骼显像模式，半椎体畸形通常是可视的（图5.2.2）。

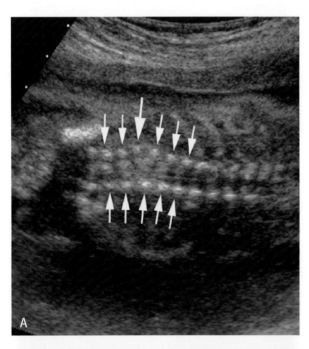

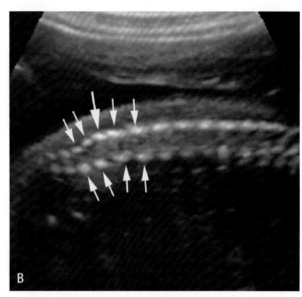

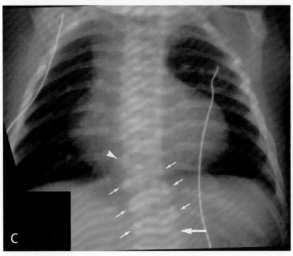

图 5.2.1 **半椎体畸形**。（A、B）下胸椎及上腰椎纵切面显示低位椎体纽结处一侧的额外骨化中心（长箭头）即半椎体，其他椎体的后骨化中心（短箭头）均一一对应。（C）出生后新生儿X线片，清晰显示配对的后骨化中心（短箭头），半椎体（长箭头）上方三个椎体水平的对侧还可见另一个半椎体（三角箭头）。

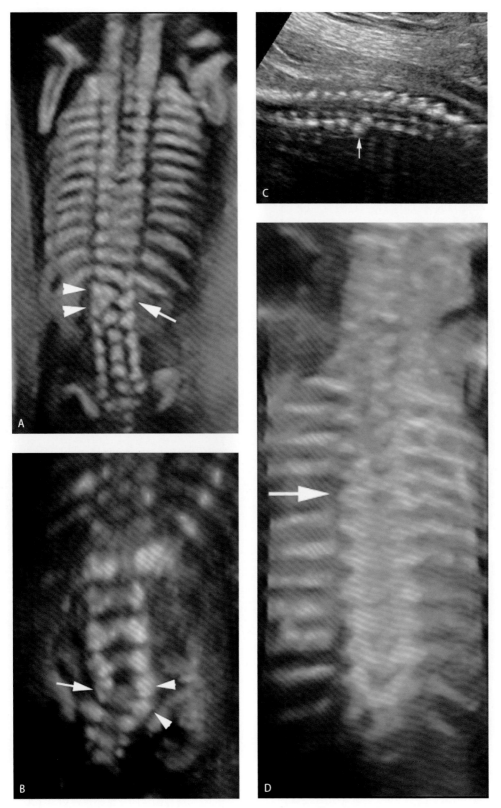

图 5.2.2 **半椎体胎儿的三维超声图。**(A)上腰椎半椎体畸形胎儿的三维骨骼显像显示两个后骨化中心位于一侧(三角箭头),而对侧仅有一个骨化中心(箭头)与之对应。(B)低位腰椎三维图显示两个后骨化中心位于一侧(三角箭头)而对侧仅有一个骨化中心(箭头)。(C、D)二维及三维超声图均显示中部胸椎半椎体畸形(箭头)。

5.3 脊柱侧弯

概述和临床特征

脊柱侧弯（scoliosis）是指脊柱向侧方异常弯曲，任一水平的脊椎均可受累，但最常受累的是胸椎及上腰椎，异常脊柱常呈"S"形弯曲。即使部分脊柱侧弯者存在家族史，但目前仍未找到其发病的确切原因。先天性畸形如半椎体畸形、神经肌肉疾病如关节挛缩、遗传综合征如神经纤维瘤及骨骼发育不良均可导致脊柱侧弯。

许多脊柱侧弯的病例在宫内或出生时没有异常表现，仅在儿童期才出现。只有较严重的脊柱侧弯才有可能在产前检查中发现。

超声检查

脊柱侧弯的超声图像表现为脊柱异常侧凸（图5.3.1）。当宫内发现脊柱侧弯时，胎儿的超声检查应非常小心，有必要去搜寻椎骨的发育异常如半椎体畸形（图5.3.2）及胎儿的其他畸形。关节挛缩胎儿通常存在多种畸形，包括多发肢体挛缩和水肿（皮肤增厚、胸腔积液和心包积液），且胎动较少。

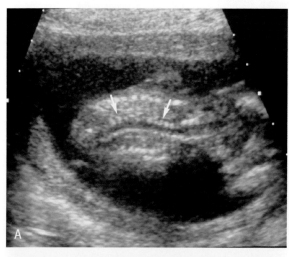

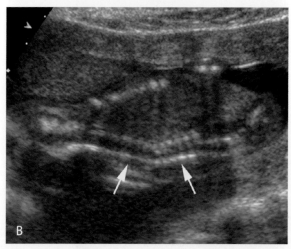

图5.3.1 **脊柱侧弯**。（A）18-三体综合征胎儿脊柱纵切面显示脊柱侧弯（箭头）。（B）另一胎儿的脊柱纵切面显示胸椎侧弯（箭头）。

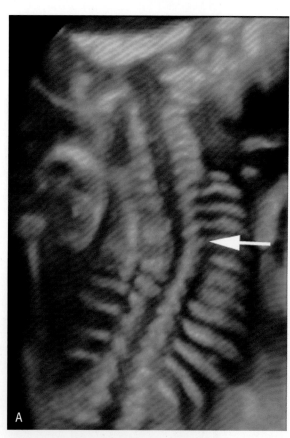

图5.3.2 **脊柱侧弯的三维超声评估**。（A）颈、胸椎三维图显示上胸椎脊柱侧弯（箭头）。（待续）

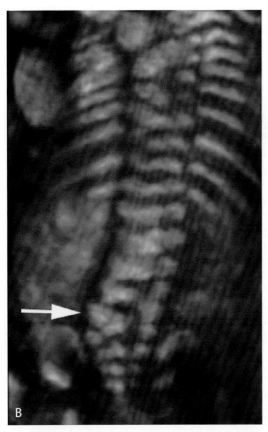

图 5.3.2　（续）（B）同一胎儿三维图显示下胸椎及腰骶椎向相反的方向侧弯，这与下腰椎半椎体畸形（箭头）有关。

5.4　尾部退化和骶骨发育不全

概述和临床特征

尾部退化（caudal regression）包括一系列异常，从部分低位脊椎的先天发育不全或缺失到骨盆及下肢的畸形，当累及骶神经时也可能会出现神经功能损伤。骶骨发育不全（sacral agenesis）是指两个或两个以上骶椎发育不全或缺失，是尾部退化畸形的构成之一。尾部退化及骶骨发育不全在糖尿病母亲的胎儿中出现的概率较高，尤其是血糖控制不佳者，其预后与低位脊椎、骶神经的缺失和畸形程度以及其他畸形的严重程度相关。

超声检查

当发现骶骨部分或全部缺失（图 5.4.1）时即可诊断骶骨发育不全。当发现部分低位脊椎缺失合并骨盆或下肢畸形时即可诊断尾部退化畸形（图 5.4.2）。

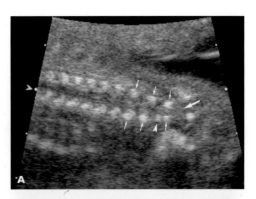

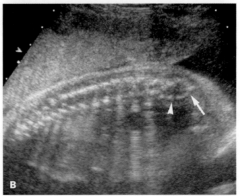

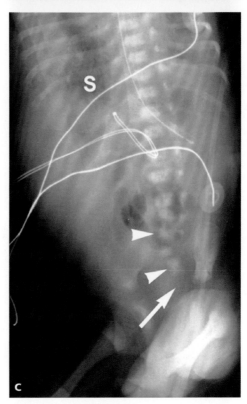

图 5.4.1　**骶骨发育不全。**（A）孕 18 周胎儿腰骶椎切面显示下骶椎缺失（长箭头）及一侧多余的骨化中心（三角箭头）即半椎体，其他椎体的后骨化中心（短箭头）均一一对应。（B）同一胎儿 26 周矢状切面显示上骶椎畸形（三角箭头）及下骶椎缺失（箭头）。（C）出生后 X 线片显示上骶椎异常（三角箭头）及骶骨前端缺失（箭头），此外还合并胃膈疝（S）。

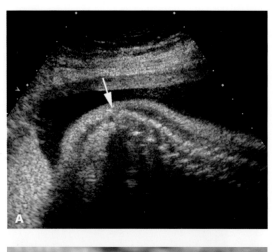

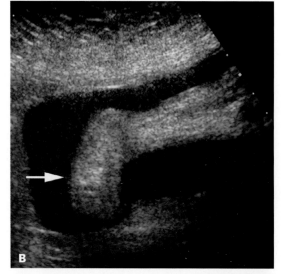

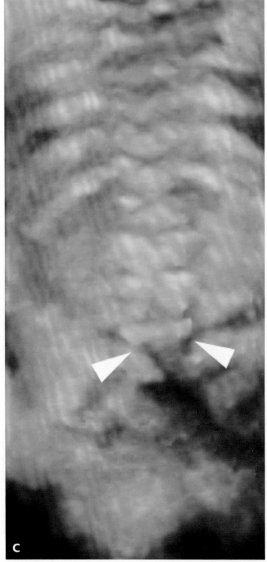

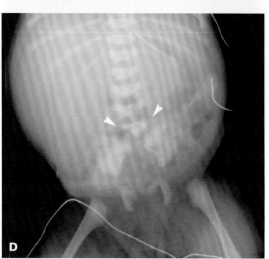

图 5.4.2 尾部退化合并盆骨及足部畸形。（A）低位脊椎矢状切面显示骶椎缺失后致远端脊椎（箭头）突然中断。（B）同一胎儿的小腿图显示足内翻（箭头）。（C）骨骼三维成像显示骶尾椎骨远端突然中断呈三角形（三角箭头）。（D）出生后 X 线片显示三角性椎体（三角箭头）位于小骨盆之上。

5.5 骶尾部畸胎瘤

概述和临床特征

骶尾部畸胎瘤（sacrococcygeal teratoma）是源于骶区的生殖细胞瘤，通常从骶骨下区生长一直延至胎儿臀部的下方及后方。此外，这类肿瘤也可能向前生长侵入骨盆，进而侵犯周围结构引起输尿管梗阻和肾盂积水；也可能向后生长导致骶骨、盆骨骨质破坏，这两种情况均可能破坏骶神经，进而致神经源性膀胱障碍和下肢瘫痪。

骶尾部畸胎瘤生长迅速且血供丰富，因此胎儿存在高心输出量充血性心力衰竭的风险，主要表现为心脏扩大及水肿。子宫水肿可致骶尾部畸胎瘤胎儿预后不良。

超声检查

外生性骶尾部畸胎瘤主要表现为源于远端脊柱的肿瘤向后、向下生长（图 5.5.1），通常血供丰富，其严重程度评估应包含脊柱的评估以警惕是否有骨组织侵犯（图 5.5.2）。当肿瘤向前生长侵入骨盆，由于对周围组织的侵犯，因此在超声下确定肿瘤的边界非常困难（图 5.5.3）。肿瘤在骨盆内生长引起的输尿管梗阻或骶神经受损引起的神经源性膀胱障碍均可能导致胎儿肾积水（图 5.5.4）。

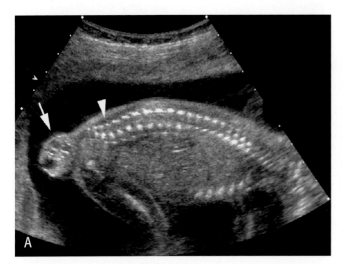
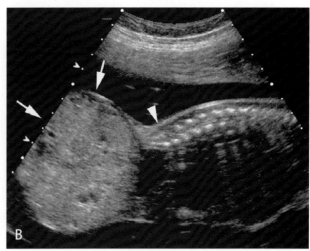

图 5.5.1 **外生性骶尾部畸胎瘤。**（A）脊柱中下段纵切面显示胎儿臀部下方存在一较小的肿块（箭头），骶骨（三角箭头）显示正常。（B）另一巨大畸胎瘤胎儿矢状切面显示肿块（箭头）从低位骶骨（三角箭头）向下、向后生长。

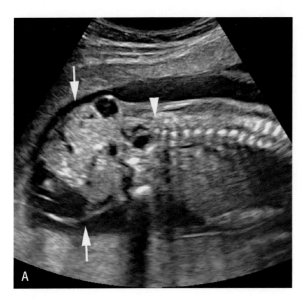

图 5.5.2 **外生性骶尾部畸胎瘤伴骶骨侵蚀。**（A）低位脊柱矢状切面显示巨大肿瘤向下生长（箭头），脊柱远端（三角箭头）不易显示提示肿瘤可能已侵蚀骶骨。（待续）

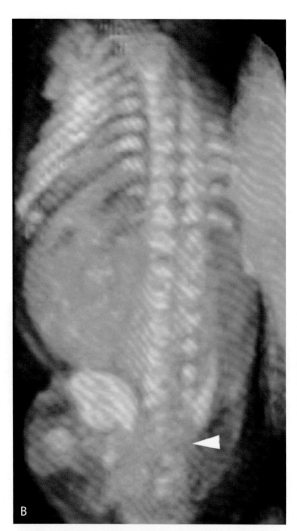

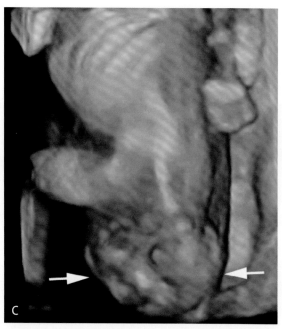

图5.5.2 （续）（B）同一胎儿的骨骼三维成像显示因肿瘤侵犯而导致的骶椎缺失（三角箭头）。（C）三维超声图显示肿瘤（箭头）向胎儿臀部以下生长。

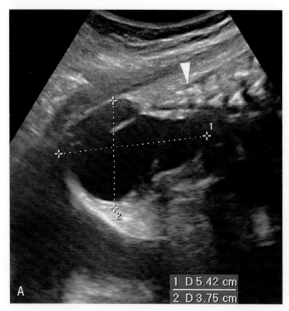

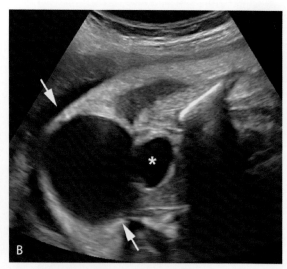

图5.5.3 **骶尾部畸胎瘤侵犯骨盆。**（A）低位脊柱及骨盆纵切面图像显示复杂囊性包块（测量游标）向骶骨（三角箭头）下方及前方生长。（B）同一胎儿的骨盆横切面显示骨盆内一囊性包块（ * ）且包块向后扩展（箭头）。（待续）

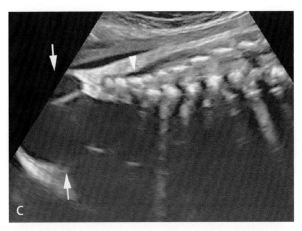

图 5.5.3 （续）（C）骶骨矢状切面图像显示位于囊性畸胎瘤（箭头）后上方的骶椎显示较完整（三角箭头）。

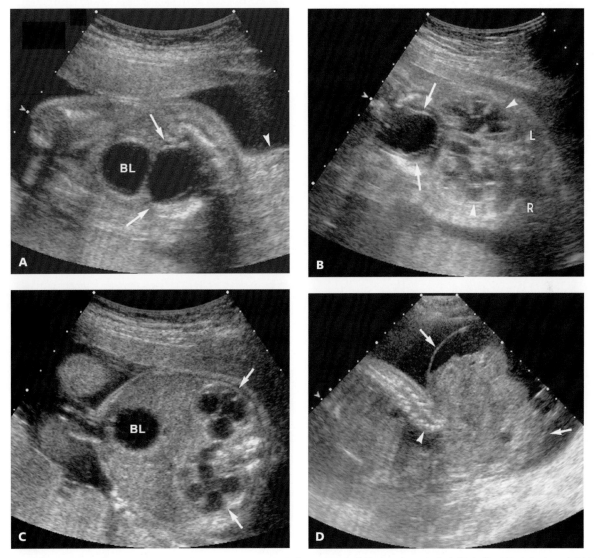

图 5.5.4 **骶尾部畸胎瘤侵犯骨盆致双侧肾积水。**（A）骨盆横切面显示膀胱（BL）后方的囊性包块（箭头）为巨大骶尾部畸胎瘤（三角箭头）延伸进入骨盆。（B）该囊性包块（箭头）引起双肾梗阻（三角箭头；L= 左肾，R= 右肾）。（C）双肾（箭头）横切面显示骨盆内肿瘤压迫导致双侧肾积水。膀胱（BL）位于前方。（D）位于骶骨（三角箭头）下方的巨大骶尾部畸胎瘤（箭头）向后、向下生长。

（韦　馨　唐　红译）

第 6 章

面部

6.1 唇腭裂

概述和临床特征

唇裂（cleft lip）是一种从上唇延伸至同侧鼻孔的先天性缺损，上颌牙槽突也常受累。腭裂（cleft palate）是指软、硬腭的先天性缺损。唇、腭裂可孤立发生，也可作为一种合并畸形同时发生，即缺损不仅累及上唇、上颌前牙，还包括部分软、硬腭。唇裂和（或）腭裂可为单侧或双侧，也可为正中单一大裂缺。正中裂通常与颅内畸形密切相关，尤其是前脑无裂畸形。单侧或双侧唇裂和（或）腭裂可能是与异常核型相关的各种基因和非基因综合征的组成部分。单纯唇裂约占畸形发生率的 20%，在唇裂合并腭裂的胎儿中，有近 50% 的病例还合并其他结构异常，并且近一半病例是非整倍体。

唇裂和（或）腭裂在新生儿中的发病率约为 1/1000，其中 50% 为唇裂合并腭裂，20% 为单纯唇裂，30% 为单纯腭裂。男性较女性易患，占发病率

的 60% ~ 80%。若无合并畸形，此病预后较好，若合并其他畸形，其预后与合并畸形的严重程度相关。

宫内唇裂和（或）腭裂会导致胎儿吞咽障碍，因此这类胎儿妊娠期常合并羊水过多。

超声检查

单侧唇裂在二维及三维超声图像上均显示缺损，从一侧上唇延伸至同侧鼻孔（图 6.1.1 和图 6.1.2），羊水暗区显示出裂隙的轮廓。若同时存在腭裂，该裂隙较单纯唇裂扩展更深。双侧唇裂胎儿，其上唇的两侧均可见裂隙，每侧裂隙均延伸至同侧鼻孔（图 6.1.3），上唇中部软组织及上颌突牙槽骨可过度生长并向前突出，此外观被称为上颌骨前突（图 6.1.4）。正中唇裂表现为上唇缺损延伸至鼻尖及两侧鼻孔的基底部（图 6.1.5）。当腭裂合并正中唇裂时，其裂隙较单纯唇裂更深。无论是单侧、双侧或正中唇裂，存在羊水过多时均有助于其诊断，羊水包绕胎儿的面部使其在超声下显像更清晰。

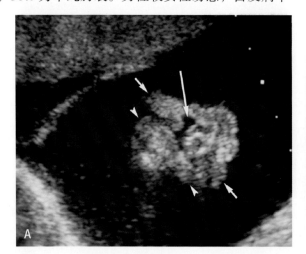
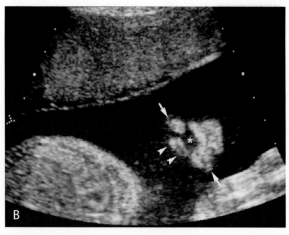

图 6.1.1 **二维超声显示单侧唇裂。**（A）低位面部冠状切面显示上唇（短箭头）较大的单侧裂缺（长箭头）延伸至同侧鼻孔，下唇（三角箭头）位置更低。（B）同一胎儿稍靠前的冠状切面显示上唇（箭头）一充满液体的大缺损（*）位于下唇（三角箭头）之上。（待续）

在产前诊断中，由于面部骨骼及头骨对超声波束的阻碍，不合并唇裂的腭裂畸形往往不易被诊断。

当证实胎儿存在面部裂缺时，因其易合并其他畸形，故产前超声检查应更加仔细。

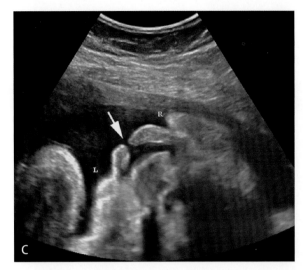

图 6.1.1　（续）（C）上唇横切面示裂缺（箭头）位于上唇的左侧（R = 右侧，L = 左侧）。

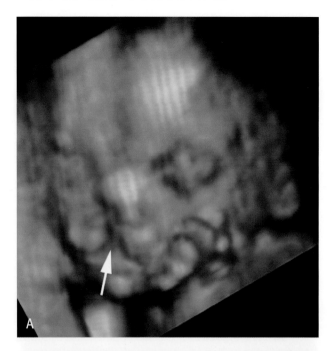

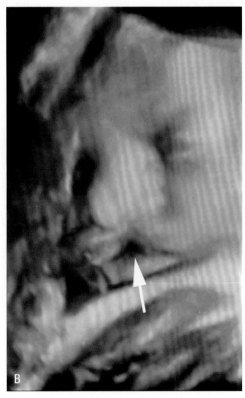

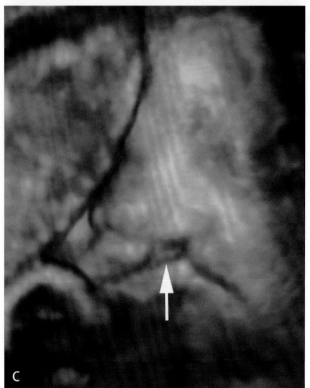

图 6.1.2　三维超声显示单侧唇裂。（A）三幅胎儿面部三维图像均显示裂缺位于上唇（箭头）。（B、C）三幅胎儿面部三维图像均显示裂缺位于上唇（箭头）。

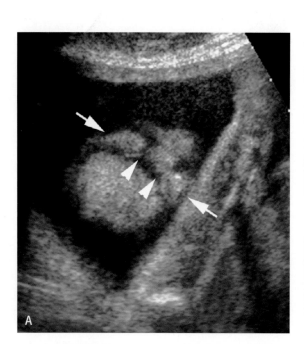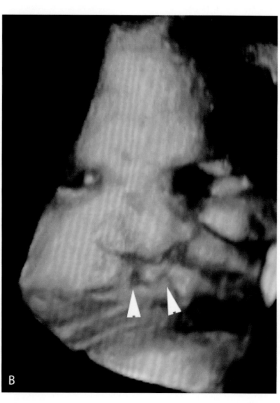

图 6.1.3 **双侧唇裂。**（A）于上唇（箭头）显示双侧唇裂（三角箭头）。（B）同一胎儿的三维图像显示双侧唇裂（三角箭头）。

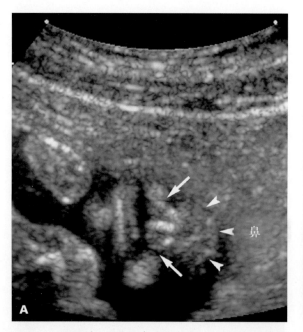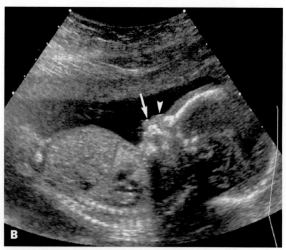

图 6.1.4 **双侧唇、腭裂伴上颌骨前突。**（A）低位面部冠状切面显示上颌骨前突两侧的上唇双裂缺（箭头），上颌骨前突即位于鼻（三角箭头）下方的骨性突起。（B）面部矢状切面示上颌骨前突（箭头）与面部的距离较鼻（三角箭头）更远。

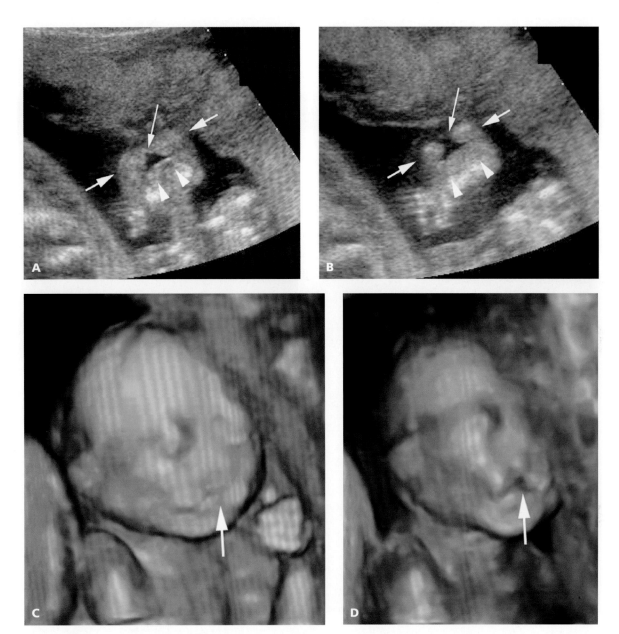

图 6.1.5 **正中唇裂。**（A、B）面部冠状切面显示上唇（短箭头）中央的裂缺（长箭头）。下唇（三角箭头）较裂缺位置更低。（C、D）三维图像示正中唇裂（箭头）延伸至鼻。

6.2 巨舌症

概述和临床特征

巨舌症（macroglossia）是指舌异常增大，常发生于糖尿病母亲的胎儿，也常与脐膨出 – 巨舌 – 巨体综合征（Beckwith-Wiedemann 综合征）、唐氏综合征以及先天性甲状腺功能减退症等各种综合征有关。增大的舌头常伸于口外，影响胎儿的吞咽，导致宫内羊水过多。

超声检查

巨舌症胎儿，其舌头常持续伸于口外（图 6.2.1 和图 6.2.2）。当超声医师发现胎儿的舌头伸于口外时，应仔细检查胎儿的口腔，以确定是舌头本身增大还是口腔肿瘤挤压所致舌头外伸（图 6.7.3）。巨舌症一旦确诊，应该仔细检查胎儿是否合并其他畸形，如与 Beckwith-Wiedemann 综合征密切相关的脐膨出等。

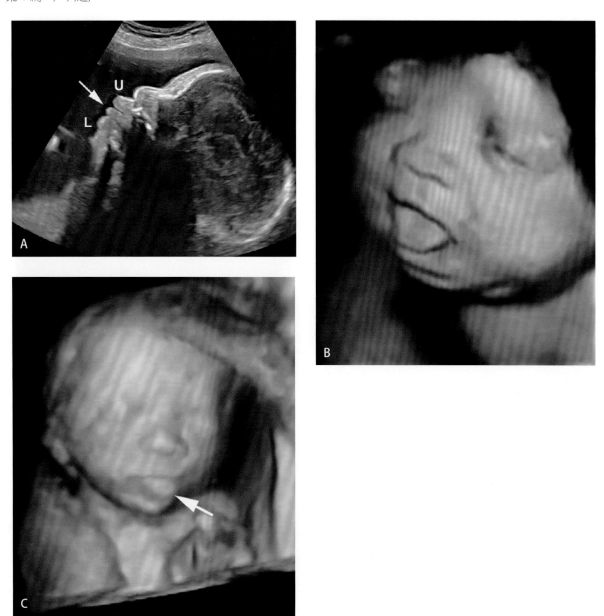

图 6.2.1　**巨舌症。**（A）胎儿面部矢状切面显示上唇（U）与下唇（L）间伸于口外的大舌头（箭头）。（B）三维超声显示同一胎儿向外伸出的大舌头。（C）三维超声显示唐氏综合征胎儿及其伸出口外增大的舌头（箭头）。

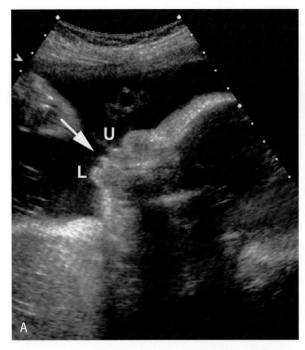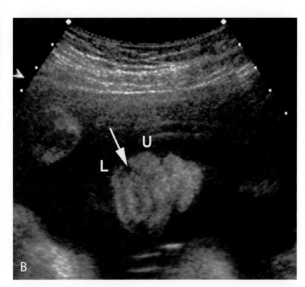

图 6.2.2　Beckwith-Wiedemann 综合征患儿的巨舌症。Beckwith-Wiedemann 综合征胎儿面部矢状切面（A）及冠状切面（B）显示其上唇（U）及下唇（L）间伸出口外的大舌头（箭头）。

6.3　小颌畸形

概述和临床特征

小颌畸形（micrognathia）是指下颌骨小或发育不良，该畸形常与多种综合征及染色体畸形密切相关，尤其是 18- 三体综合征及 13- 三体综合征。小颌畸形也是多种骨发育不良和骨发育不全的表现之一，如下颌 - 颜面发育不良综合征（Treacher Collins 综合征）及纳赫尔面骨发育不全（Nager acrofacial dysostosis）。

由于小下颌骨可能会影响胎儿吞咽，故小下颌畸形可导致宫内羊水过多。

超声检查

胎儿面部正中矢状切面二维或三维图像最能反映出小颌畸形的特点，即小下颌骨和小颏（图 6.3.1）。因与染色体有关，一旦发现胎儿存在小下颌，应当仔细对胎儿进行超声检查，以发现与染色体异常相关的其他畸形。

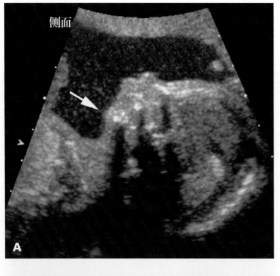

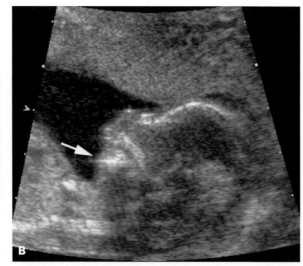

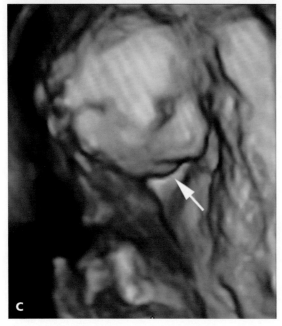

图 6.3.1 **小颌畸形**。（A）胎儿面部矢状切面显示小下颌及小颏（箭头）。另一胎儿面部矢状切面（B）及三维图像（C）均显示小下颌及小颏（箭头）。

6.4 眼距过窄

概述和临床特征

眼距过窄（hypotelorism）是指两眼眶之间的距离较正常胎儿更近。该畸形通常与大脑发育异常有关，尤其是前脑无裂畸形。

超声检查

眼距过窄是通过测量胎儿双眼间距离，再与正常同龄胎儿测量数据比较，证实双眼的距离异常靠近即可诊断（图 6.4.1）。由于眼距过窄与前脑无裂畸形密切相关，一旦发现胎儿眼距过窄，应对胎儿的大脑进行全面仔细的超声检查。

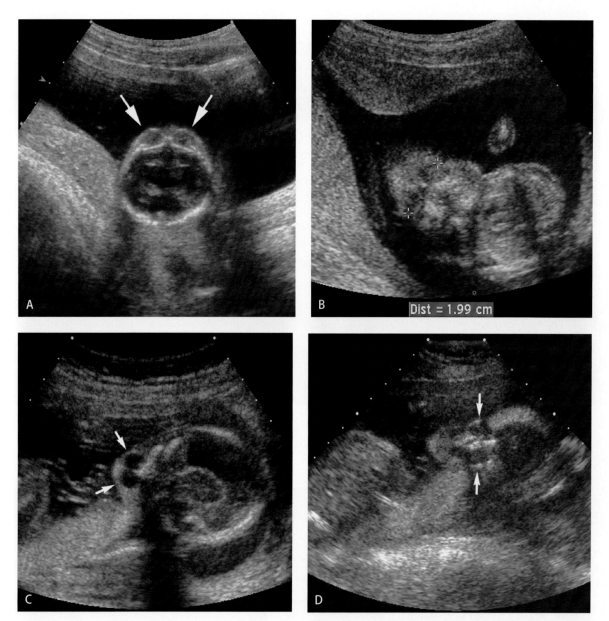

图 6.4.1　**眼距过窄。**（A）通过眼眶（箭头）的二维超声横切面显示双眼非常靠近。（B）面部冠状切面所测量的胎儿双眼距离（测量游标）小于同龄正常胎儿测量值。（C、D）另一胎儿面部冠状切面显示双眼眶（箭头）异常靠近，几乎紧贴，此胎儿还同时合并前脑无裂畸形。

6.5　独眼畸形和喙鼻畸形

概述和临床特征

　　独眼畸形（cyclopia）是指两眼融合成一居中的单眼。喙鼻畸形（proboscis）系鼻子呈一瘦长的异常形状，有时为单鼻孔畸形，此种鼻子在面部的位置常较正常胎儿高，有时位于眼水平或更高。独眼畸形和（或）喙鼻畸形的存在通常表明前脑无裂畸形的可能性高。

超声检查

　　面部严重畸形，超声通常表现为独眼畸形和（或）喙鼻畸形。单眼或融合眼常位于面中线，嘴的上方；喙鼻常位于独眼上方且突出于面部（图 6.5.1 和图 6.5.2）。在某些病例中，单鼻孔畸形常可通过胎儿鼻低位横切面来确诊（图 6.5.3）。由于这些面部畸形与前脑无裂畸形密切相关，因此应仔细检查胎儿的神经系统。

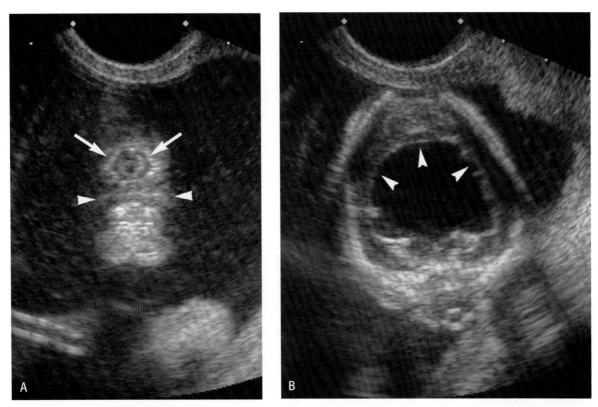

图 6.5.1　独眼畸形合并前脑无裂畸形。（A）胎儿面部冠状切面显示单眼（箭头）位于面中线，嘴（三角箭头）的上方。（B）通过颅骨冠状切面示单一脑室伴脑积水（三角箭头）。

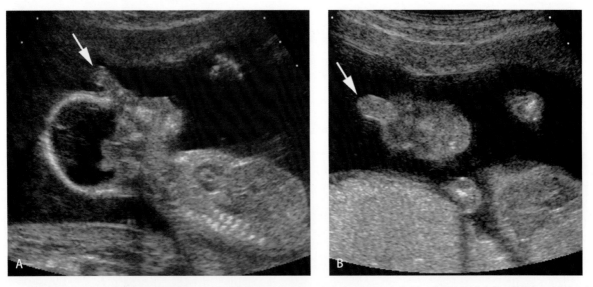

图 6.5.2　喙鼻畸形合并无叶型前脑无裂畸形。（A）面部矢状切面显示胎儿面部严重畸形，喙鼻（箭头）从面部的上方向上长出。（B）面部冠状切面显示向上突起的喙鼻（箭头）取代了正常的鼻子。

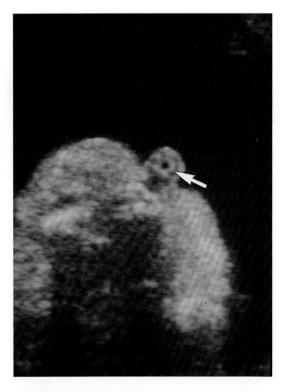

图 6.5.3　**单鼻孔合并前脑无裂畸形**。胎儿鼻低位横切面显示单鼻孔（箭头）。

6.6　小眼和无眼畸形

概述和临床特征

小眼畸形(microphthalmia)指眼眶先天发育较小，无眼畸形（anophthalmia）指眼眶先天发育缺如。小眼和无眼畸形是一种罕见疾病，通常由于眼球发育不全导致骨性眼眶及眼睑的发育不全，眼部肌肉及泪腺也常受累。除了单侧眼失明，婴儿通常还存在异常丑陋的面部畸形。

此种畸形可能累及单眼或双眼，可能为散发畸形，也可能是由宫内弓形虫或风疹感染所致，有时也伴发于 18- 三体综合征。

超声检查

小眼畸形或无眼畸形通常是通过发现小眼眶而确诊的，大多数小眼眶内可见小眼球或晶状体（图 6.6.1）。当仅一只眼受累时，胎儿面部常可见非对称现象（图 6.6.2）。

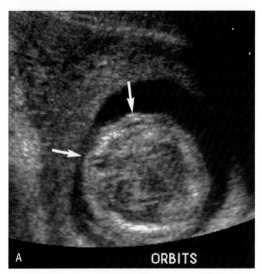

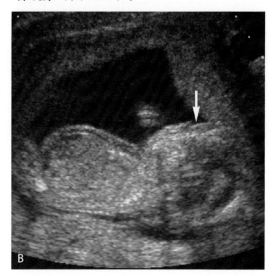

图 6.6.1　**18- 三体综合征胎儿双侧小眼畸形。**（A）通过眼眶的头部横切面显示眼眶极小（箭头）。（B）面部旁矢状切面未见眼眶显示（箭头）。

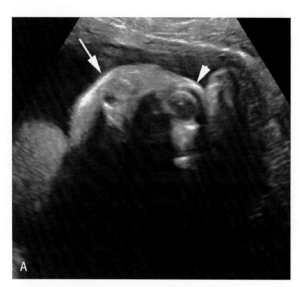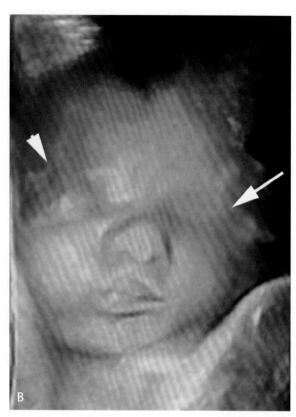

图 6.6.2　**双侧小眼畸形**。胎儿双眼的横切面（A）及三维超声（B）均显示一侧为正常眼眶（三角箭头），另一侧眼眶发育不良（箭头）。

6.7　囊肿和肿瘤

概述和临床特征

　　面部囊肿是一种非常罕见的面部导管或腺体发育畸形。泪腺管囊肿也被称为泪囊突出，主要因鼻泪管阻塞而引发，最常发生于眼球内眦鼻泪管的起始部。由于梗阻，涎腺及其导管内同样也可引发涎腺囊肿，这些囊肿可发生在口腔内或下颌骨周围的腮腺或颌下腺内。

　　面部肿瘤大多数为良性肿瘤，包括淋巴管瘤（也被称为水囊状淋巴管瘤）、血管瘤及畸胎瘤等。淋巴管瘤或水囊状淋巴管瘤是指由淋巴组织和淋巴液所构成的肿块，通常位于颈部周围，也可能在面部

组织内出现。血管瘤是指含有杂乱小血管的肿块，通常位于皮下软组织中，随时间推移可能发生退化。

　　畸胎瘤可在宫内迅速生长，当发生于咽喉部时可导致气道梗阻，因此在出生过程中需对胎儿进行特殊干预，以在肿瘤周围建立气道。

超声检查

　　面部囊肿多为圆形、壁薄、光滑的肿块，内多为无回声且后方具有增强效应。泪腺管囊肿常发生于眼内眦（图 6.7.1）。涎腺囊肿多发生于口腔内（图 6.7.2）或下颌骨周围腺体。

　　咽部畸胎瘤是实性肿瘤，可不断增长，向上可生长入口腔，向下可至纵隔（图 6.7.3）。

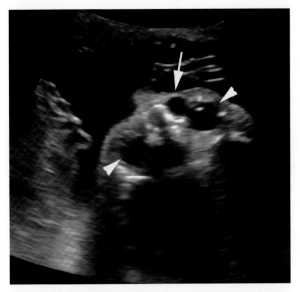

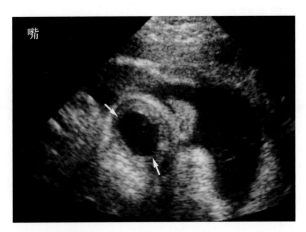

图 6.7.1　**泪腺管囊肿。** 经眼眶（三角箭头）横切面显示眼眶的前内侧一无回声区（箭头），即为泪腺管囊肿。

图 6.7.2　**涎腺囊肿。** 鼻与嘴唇的冠状切面显示一较大囊肿（箭头），使嘴持续张开。

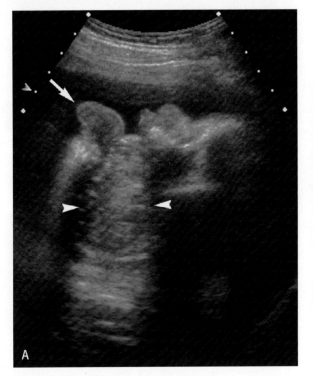

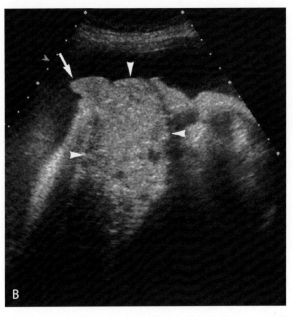

图 6.7.3　**口腔内畸胎瘤将舌向口腔外推挤。** 胎儿 30 周（A）及 32 周（B）面部矢状切面显示增大的口腔肿瘤（三角箭头）将胎儿舌头（箭头）向口外推挤。

（韦　馨　唐　红译）

第7章

颈部

7.1 颈项透明层增厚

概述和临床特征

颈项透明层（nuchal translucency，NT）是指妊娠 10 ~ 14 周胎儿颈项背部皮肤层与颈椎棘突间的厚度，已被认为具有重要的预测意义。胎儿 NT 异常增厚，可能是软组织水肿所致，同时也使染色体异常、心脏异常、各种综合征和自然流产的可能性增加。与颈项透明层增厚的特定染色体异常包括 45X（Turner 综合征）、21- 三体（唐氏综合征）、13- 三体和 18- 三体。

颈项透明层测量常结合产妇血清学检查如人绒毛膜促性腺激素(hCG)和妊娠相关血清蛋白A(PAPP-A)共同评价胎儿非整倍染色体的可能性，这种联合检查通常在早孕后期作为一种筛查手段用于孕妇。

如果 10 ~ 14 周胎儿颈项透明层厚度超过 2.5 ~ 3mm，无论是否进行了联合检查，均应把胎儿患非整倍染色体的风险告知其父母，并建议通过羊膜腔穿刺或绒毛取样对染色体进行检查。如果染色体证实为正常（或胎儿父母没有选择染色体检查），应在 18 周左右再次行超声检查，评估心脏及其他结构有无异常。

超声检查

颈项透明层在 10 ~ 14 周胎儿显示脊柱与后颈部皮肤间一透声区（图 7.1.1），正常厚度上限在妊娠 11 周约 2.2mm，14 周时增加到 2.8mm。测量时获取胎儿正中矢状切面，胎儿颈部处于自然姿势，避免过度仰伸或屈曲，此时在胎儿颏与胸部之间可见一些羊水，且颏至胸部的角度不超过 90°（图 7.1.2）。将胎儿头颈部及上胸部图像放大超过整个图像的一半，仔细区分颈后皮肤表面与羊膜（图 7.1.3）。颈

项透明层异常增厚（图 7.1.4）与非整倍染色体相关。

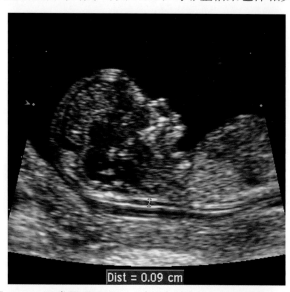

图 7.1.1 正常颈项透明层。胎儿自然姿势矢状面图像，放大胎儿直至超过图像大小的一半，沿着胎儿后颈部显示一薄层低回声带（测量游标），游标置于该组织边界的内侧缘，测量低回声带的厚度。

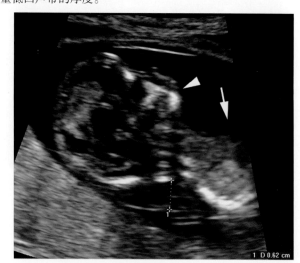

图 7.1.2 过度仰伸的异常颈项透明层。胎儿矢状切面异常增厚的颈项透明层（测量值 6.2mm）。该图像用于测量颈项透明层是不正确的，因为胎儿颈部过度后伸，胎儿颏（三角箭头）与胸部（箭头）角度大于 90°。

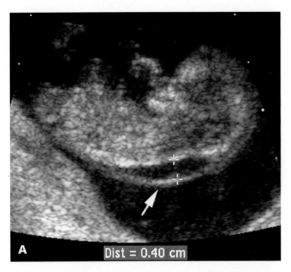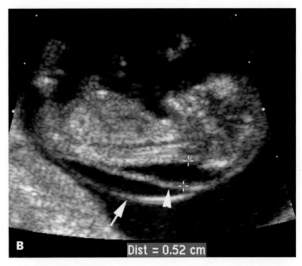

图 7.1.3 **异常颈项透明层以及羊膜与颈项透明层的鉴别。**（A）胎儿呈仰卧位，胎儿后颈部有一线性结构（箭头）可能代表异常颈项透明层（测量游标）。在这幅图像中，无法清晰判断该线性结构代表的是羊膜还是皮肤表面。（B）此后不久，该胎儿发生弹跳，皮肤层（三角箭头）与羊膜层（箭头）分离，证实颈项透明层（测量游标）异常增厚。

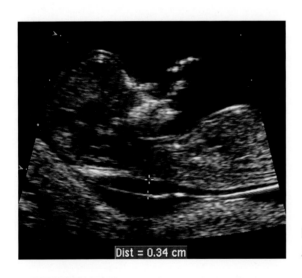

图 7.1.4 **异常颈项透明层。**胎儿矢状面图像显示异常增厚的颈透明层（测量游标），测量值为 3.4mm。

7.2 颈褶增厚

概述和临床特征

唐氏综合征的新生儿常有后颈部软组织增厚，这与出生前类似，因为已发现在妊娠 16 ～ 20 周，颈背部软组织增厚（颈褶，nuchal fold）与唐氏综合征有关联，且使其风险增加 10 ～ 25 倍。当在妊娠 16 ～ 20 周时发现胎儿颈褶增厚，应告知父母胎儿存在非整倍体的风险，并建议行羊膜腔穿刺对染色体核型进行检查。

超声检查

超声在妊娠 16 ～ 20 周时常规对颈褶进行测量。在包含小脑和枕骨的胎儿头部略微倾斜的横切面上，测量从枕骨的外侧缘到皮肤外表面。颈褶厚度 ≥ 6mm 即为异常（图 7.2.1），同时提示超声应仔细检查，以发现有无其他异常，尤其是与唐氏综合征相关的异常。

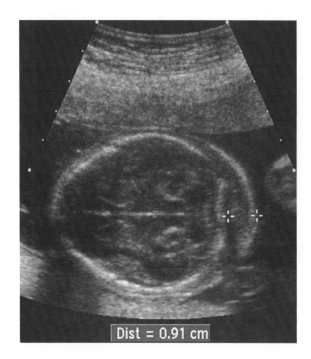

图 7.2.1　**颈褶增厚**。通过胎头的横切面，切面内包括小脑和枕骨，显示异常增厚的颈褶（测量游标），测量厚度 9.1mm。

7.3　水囊状淋巴管瘤

概述和临床特征

水囊状淋巴管瘤（cystic hygroma）是淋巴液在皮下呈单房或多房性积聚形成的肿块，最常发生于后颈部，也可见于身体其他部位。水囊状淋巴管瘤可由局部的淋巴组织发育不全、淋巴管扩张或渗漏所致。有时皮下广泛性的淋巴组织发育不全，引起淋巴液积聚和（或）皮下水肿包绕整个胎儿（全身性水囊状淋巴管瘤或淋巴管扩张）。即使是全身性水肿，也往往表现为大量液体积聚在后颈部。

胎儿出现水囊状淋巴管瘤和全身性水肿，尤其是在早孕后期和中孕初期，患 Turner 综合征（45X）、唐氏综合征、13- 三体和 18- 三体的风险增高。可见超声发现水囊状淋巴管瘤有助于遗传咨询，伴有严重而广泛性水肿的胎儿，无论其核型，都具有很高的死亡率。

超声检查

水囊状淋巴管瘤超声表现为皮下组织层的囊性肿块，通常出现于后颈部，内部多伴有分隔(图 7.3.1)。水囊状淋巴管瘤也可出现在身体的其他部位(图 7.3.2 至图 7.3.4)。

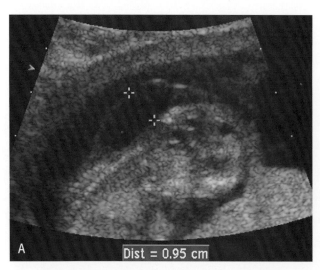
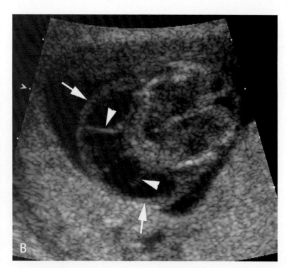

图 7.3.1　**妊娠 12 周胎儿后颈部伴有分隔的水囊状淋巴管瘤。**（A）胎儿矢状切面显示颈后组织呈显著的液性扩张（测量游标）。（B）颈部横切面显示含有分隔（三角箭头）的皮下囊性肿块（箭头）。

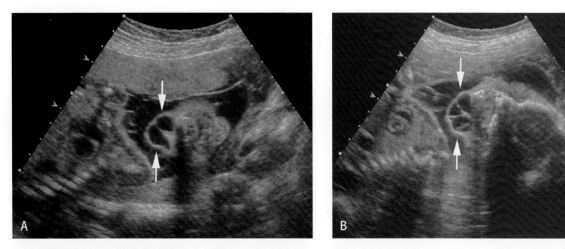

图 7.3.2　**妊娠 23 周胎儿颈前部水囊状淋巴管瘤。**胎儿颈部冠状切面（A）和矢状切面（B）显示颏下向前突起的分隔状囊性肿块（箭头）。

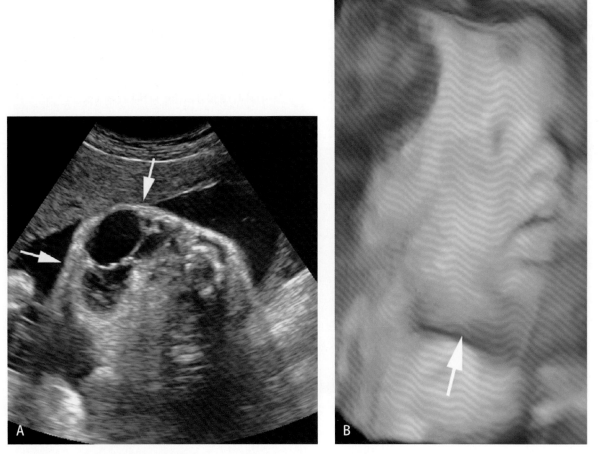

图 7.3.3　**妊娠 32 周颈前部水囊状淋巴管瘤。**（A）颈部横切面图像显示颈前部皮下组织内分隔状的囊性肿块（箭头）。（B）三维超声显示颏下颈前方及侧方膨出的组织（箭头）。

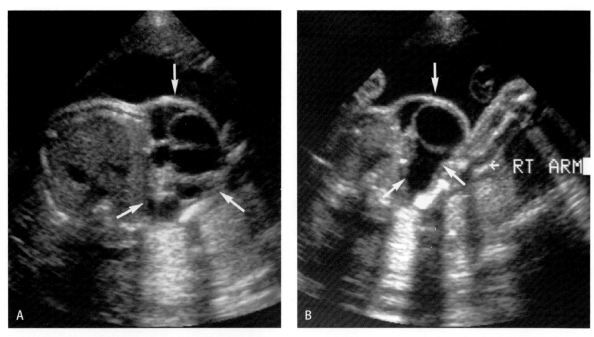

图 7.3.4 **胸部及腹部水囊状淋巴管瘤。**（A）胎儿腹部横切面显示右侧腹壁一含有多个分隔的囊性肿块（箭头）。（B）胎儿胸部横切面显示分隔状囊性肿块（箭头）向上扩展至右侧腋下。

全身性的水囊状淋巴管瘤，整个胎儿被低回声带包绕，表现为胎儿水肿（图 7.3.5）。在弥散性水肿区内可能有界限清晰的囊性区域。在一些病例中，还可能出现腹水、胸水和心包积液。

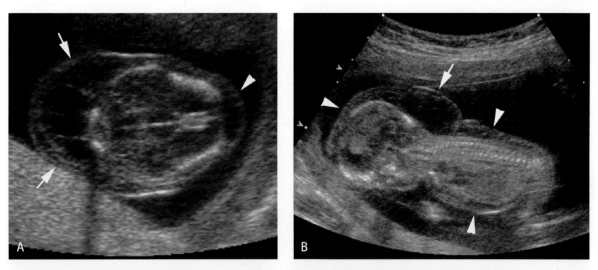

图 7.3.5 **妊娠 15 周全身性水囊状淋巴管瘤。**（A）颈部斜切面显示后颈部呈分隔状的水囊状淋巴管瘤（箭头），同时在前额部也出现皮下水肿（三角箭头）。（B）胎儿矢状切面显示后颈部水囊性淋巴管瘤（箭头）和后部、前部和头顶部（三角箭头）广泛性的皮下水肿。

7.4　肿块

概述和临床特征

胎儿颈部肿块最常见的是畸胎瘤，其来源于生殖细胞并由多个组织学类型构成。颈部的良性肿瘤可能发生于纵隔，长大后成为颈部肿块，也可能最初就发生于颈部。预后与肿瘤的大小、血供程度和侵袭范围或对周围结构的压迫有关。这些肿瘤往往在妊娠期间生长迅速，如果肿块血供丰富，可引起胎儿高心输出量充血性心力衰竭和水肿。有时颈部皮下组织的血管瘤足够大，并以颈部肿块表现出来。

超声检查

颈部畸胎瘤表现为混合性肿块，典型者以实性为主，间有小片状液性暗区（图 7.4.1）。彩色多普勒可用于评价血供情况。

详细评价并寻找肿块扩散到颅骨还是纵隔是重要的。一旦出生前证实存在颈部肿块，连续的超声检查可用于监测肿瘤的生长和寻找胎儿水肿的征象。

血管瘤可能表现为一均质的团块状回声，发生于颈部皮下组织（图 7.4.2），偶尔可在肿块内发现小的钙化。彩色多普勒可用于评价畸胎瘤和富血供的血管瘤。

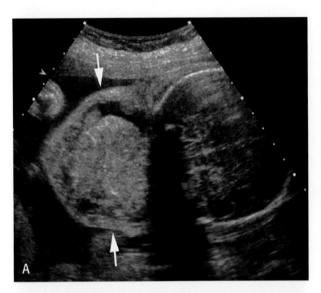

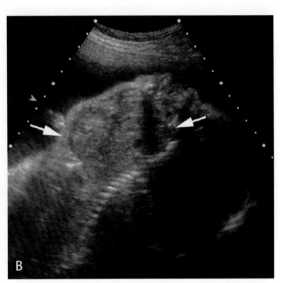

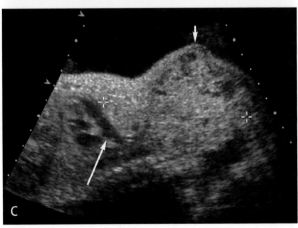

图 7.4.1　**颈部巨大畸胎瘤。**（A）胎儿头部横切面显示突出于颈部的巨大实性为主的肿块（箭头）。（B）矢状切面显示肿块（箭头）致胎儿颈部过度伸展，向上侵入到口腔，向下侵入到纵隔。（C）矢状切面证实巨大团块状回声（测量游标）从颈部向上延伸到口腔基底部（短箭头），向下进入纵隔与肺动脉毗邻（长箭头）。

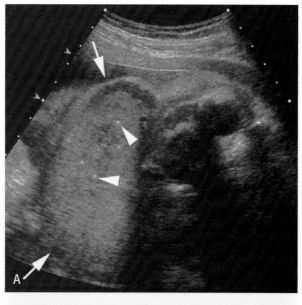

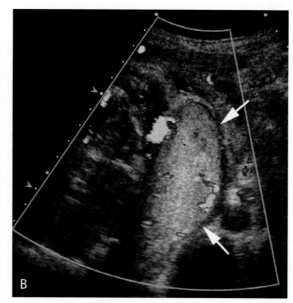

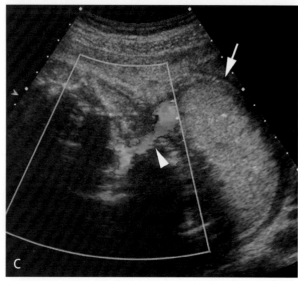

图 7.4.2　**颈部血管瘤。**（A）胎儿面部和颈部横切面声像图显示均质的团块状回声（长箭头）伴有少许点状钙化（三角箭头）。（B）彩色多普勒图像显示血管瘤（箭头）内部及周边的血流信号。（C）肿块彩色多普勒图像显示粗大的滋养血管（三角箭头）从颈部进入肿块（箭头）。

7.5　甲状腺肿

概述和临床特征

　　甲状腺增大称为甲状腺肿。甲状腺肿偶可出现在胎儿，是由于母体甲状腺的因素或胎儿遗传缺陷影响胎儿合成甲状腺素的能力。胎儿血中缺乏甲状腺激素导致促甲状腺激素的合成增加。

　　母亲的甲状腺功能减退和功能亢进的某些类型是由母体抗甲状腺抗体所致。这些抗体能通过胎盘并影响胎儿甲状腺，从而导致胎儿甲状腺增大。同样，一些用于治疗母亲甲状腺功能亢进的药物能通过胎盘并引起胎儿甲状腺肿。

　　甲状腺的增大可能引起气道梗阻，使胎儿存在围生期发病率和死亡率的风险。如果甲状腺肿能在产前被诊断，可采取治疗措施以缩小甲状腺的体积，减少气道阻塞的风险。如果出生前治疗还未完成，在出生时可能需要进行干预以建立一条气道。

超声检查

位于颈前并环绕在气管前方及侧方的甲状腺增大，可诊断为胎儿甲状腺肿（图 7.5.1）。典型者腺体较颈部其他组织回声均质或呈高回声，腺体增大导致颈部向前方及侧方膨出。如果腺体增大是由于母亲患毒性弥漫性甲状腺肿（Graves 病）过度刺激所致，腺体内可能出现较丰富的血流信号（图 7.5.2）。

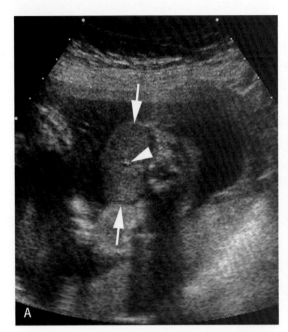
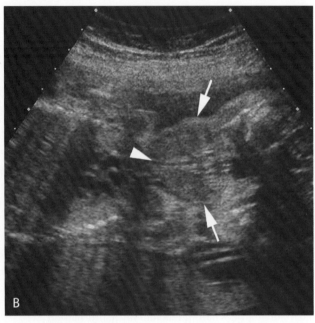

图 7.5.1　**药物治疗母亲毒性弥漫性甲状腺肿（Graves 病）引起胎儿甲状腺肿。**颈部横切面（A）和冠状切面（B）显示甲状腺双侧叶增大（箭头），向颈前及颈侧方膨出，位于中间的气管（三角箭头）被肿大的甲状腺压扁。

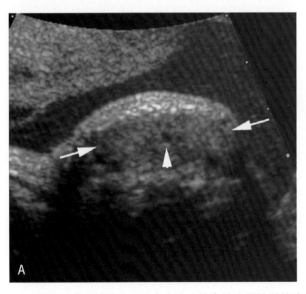
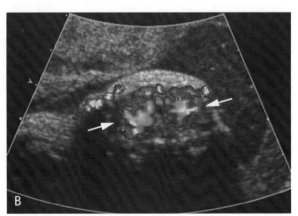

图 7.5.2　**胎儿甲状腺肿是由于母亲未治疗的毒性弥漫性甲状腺肿（Graves 病）引起胎儿患 Graves 病所致。**（A）颈部横切面图像显示气管（三角箭头）两侧甲状腺增大（箭头）。（B）通常在 Graves 病中，彩色多普勒显示甲状腺内血流异常丰富（箭头）。

（康　彧译）

第**8**章

胸部

8.1 肺部团块和发育不良

概述和临床特征

肺组织、支气管形成异常和（或）供应部分肺组织的动脉血管变异引起的一系列异常均归入肺发育不良。肺发育不良导致的肺部团块可取代单个肺叶或整个肺组织。根据肺实质特征和供应团块的动脉血流是来自于体循环还是肺循环，可将肺发育不良进一步分为三种类型：先天性肺囊性腺瘤样畸形（congenital cystic adenomatoid malformation，CCAM）、支气管肺隔离症（bronchopulmonary sequestration，BPS）、兼具有先天性肺囊性腺瘤样畸形与支气管肺隔离症两种病变特征的混合型。

先天性肺囊性腺瘤样畸形是由肺错构瘤引起的肺部肿块，含有囊性和实性成分，其内通常有多个囊肿。根据囊肿的大小及变化，可对肺囊性腺瘤样畸形进行亚型分类。

1 型：一些或几乎所有囊肿的直径都 >2cm。

2 型：囊肿直径大约在 1cm。

3 型：微小的囊肿。

肺囊性腺瘤样畸形通常发生在单侧肺，且往往局限于某一肺叶，其血供来自肺循环。病变可能与支气管树相通，涉及整个肺部的 3 型肺囊性腺瘤样畸形可能都有支气管闭锁。

在中孕期或晚孕早期诊断肺囊性腺瘤样畸形，有时可发现其大小保持不变或随孕周逐渐变小，这种病变预后良好，在出生时可能由于与正常肺组织相比很小而不会引起症状。然而较大的肺囊性腺瘤样畸形可能会造成胎儿水肿，以致预后较差。

支气管肺隔离症是某一肺叶或肺段由体循环供血（如动脉血来自主动脉），且与正常支气管树不相通。肺组织内通常不含有典型的囊肿，隔离可能位于胸膜内的一侧并被正常肺组织包绕（叶内型隔离），或者直接被胸膜包裹（叶外型隔离）。支气管肺隔离症通常是单侧发生，最常见位于左胸后下方，但也可仅位于左偏侧膈下方。类似肺囊性腺瘤样畸形，在宫内诊断支气管肺隔离症时，其大小有时会随着妊娠进展而变小。

大约半数肺发育不良的包块是混合性病变，以异常肺组织伴有囊肿为特征，如先天性肺囊性腺瘤样畸形；此外还有接受体循环供血的，如支气管肺隔离症。由此可见，运用灰阶和彩色多普勒超声进行仔细评估对确定肺部病变的性质是很重要的。

超声检查

先天性肺囊性腺瘤样畸形超声表现为单侧肺部团块并伴有如下特征之一。

1 型：团块内含有一个或多个较大的囊肿（图8.1.1）。

2 型：含有小囊肿的团块状回声（图 8.1.2）。

3 型：均匀的团块状回声（图 8.1.3）。

3 型病变中没有囊肿，是由于囊肿太小而无法被超声显示。当累及整个肺时，3 型肺囊性腺瘤样畸形与支气管闭锁的表现相似。

彩色多普勒能用于确定团块的血供来自肺动脉（图 8.1.4）。有时肺部囊性团块的大小会随着妊娠进展而减小（图 8.1.5）。如果肺囊性腺瘤样畸形比较大，可能引起纵隔移位或膈肌反转，胎儿可能有腹水、胸腔积液或全身性水肿（图 8.1.6）。

支气管肺隔离症超声显示为一均匀团块状回声，位于胸腔内（图 8.1.7）或横膈下方（图 8.1.8）。彩色多普勒可用于辨别供血动脉来自主动脉（图 8.1.9），以证实系体循环供血。该声像图有助于鉴别支气管肺隔离症和由肺动脉供血的肺囊性腺瘤样畸形。

同时具有肺囊性腺瘤样畸形及支气管肺隔离症特征的混合性肺部病变者，表现为伴有体循环供血的肺部囊性肿块（图 8.1.10）。

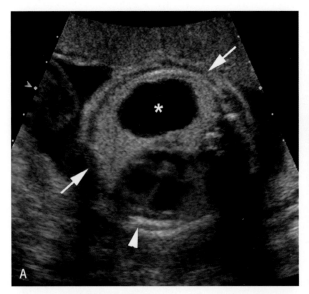

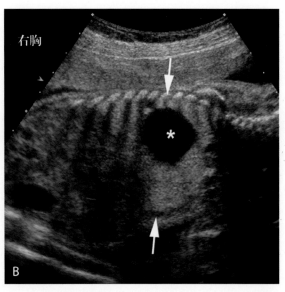

图 8.1.1　**1 型肺囊性腺瘤样畸形。**（A）胸部横切面图像显示一个大的团块状回声（箭头）内有一个较大的囊肿（*），该团块充满右侧胸腔，并挤压心脏（三角箭头）至左侧。（B）右胸矢状切面图像显示一含有囊肿（*）的较大团块（箭头）。

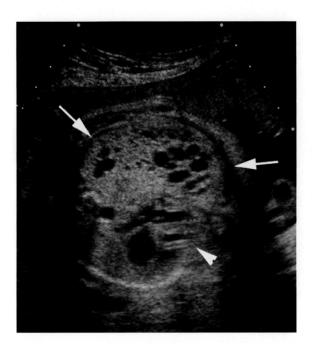

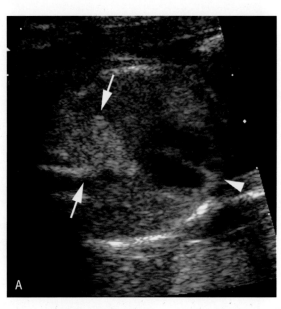

图 8.1.2　**2 型肺囊性腺瘤样畸形。**胸部横切面图像显示一较大团块状回声（箭头）内部包含有小囊肿，挤压心脏（三角箭头）至右侧。

图 8.1.3　**3 型肺囊性腺瘤样畸形。**（A）胸部横切面图像显示右胸后部一团块状回声（箭头），心脏（三角箭头）没有移位。（待续）

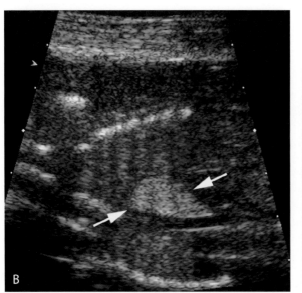

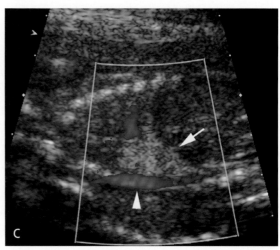

图 8.1.3　（续）（B）胎儿右胸矢状切面图像显示团块状回声（箭头）取代了右肺下叶。（C）右胸矢状切面彩色多普勒图像显示胸主动脉（三角箭头）与团块（箭头）间没有血管穿行。

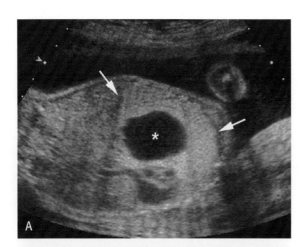

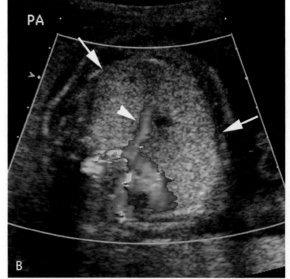

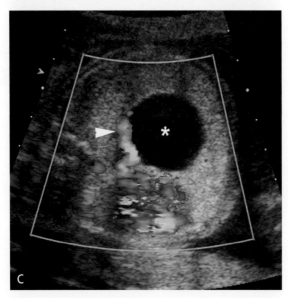

图 8.1.4　彩色多普勒显示肺囊性腺瘤样畸形由肺循环供血。（A）胎儿胸部矢状切面显示较大的 1 型肺囊性腺瘤样畸形（箭头）中有一较大囊肿（＊）。（B）胸部横切面彩色多普勒显示肺动脉一粗大分支（三角箭头）向胸部团块（箭头）供血。（C）胸部横切面彩色多普勒显示肺静脉（三角箭头）从含有较大囊肿（＊）的胸部团块引流血液至左心房。（待续）

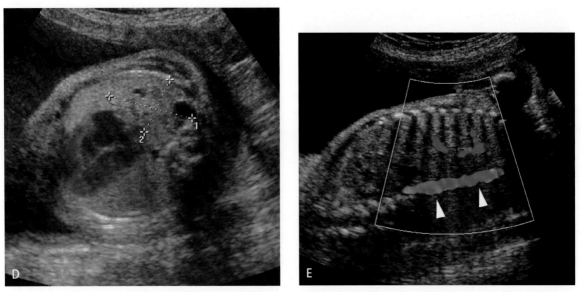

图 8.1.4　（续）（D）另一个胎儿胸部横切面图像显示右胸后方含有多个小囊肿的团块（测量游标）。（E）彩色多普勒没有显示来自降主动脉（三角箭头）的血管为团块供血，证实系肺动脉供血。

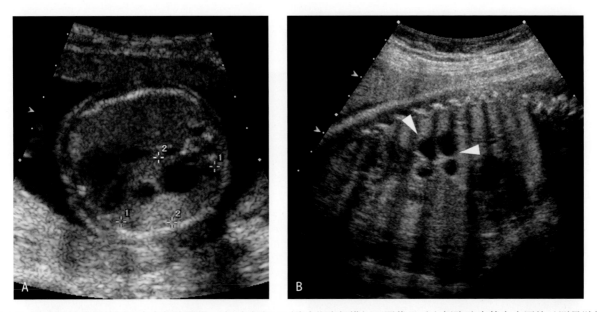

图 8.1.5　**肺囊性腺瘤样畸形子宫内部分退化。**（A）妊娠 21 周胎儿胸部横切面图像显示左侧胸腔中等大小团块（测量游标）内含有一些囊肿。（B）同一胎儿妊娠 32 周胸部矢状切面图像显示团块（三角箭头）大小较之前变小。

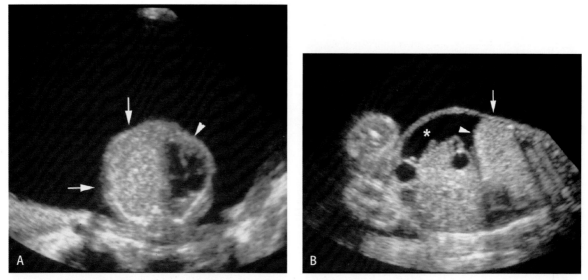

图 8.1.6   巨大 3 型肺囊性腺瘤样畸形。（A）横切面图像显示左侧胸腔内巨大团块（箭头）致使心脏（三角箭头）向右侧移位，同时合并羊水过多。（B）胎儿冠状切面图像显示团块（箭头）充满右侧胸腔，导致膈肌反转（三角箭头）及腹水积聚（*）。

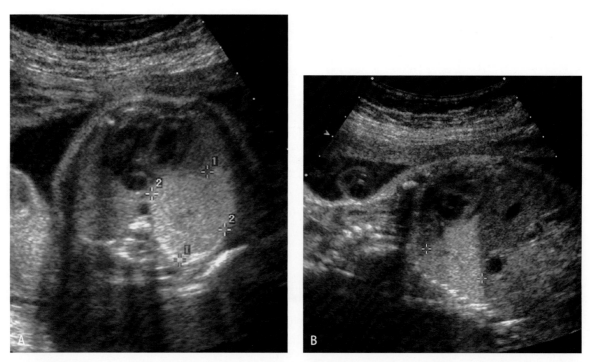

图 8.1.7   支气管肺隔离症。胎儿胸腔横切面(A)和矢状切面(B)图像显示位于左胸后下方呈楔形、均匀的团块状回声(测量游标)，系肺左下叶隔离。

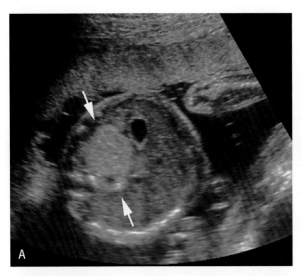 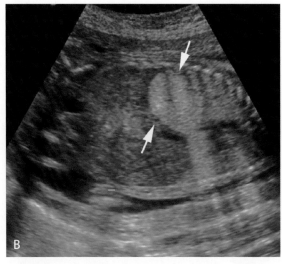

图 8.1.8 **膈下肺隔离症。**（A）上腹部横切面图像显示左上腹胃的后方可见一回声均匀的团块状回声（箭头），系膈下肺隔离症。（B）冠状切面显示该团块状回声（箭头）位于左上腹部。

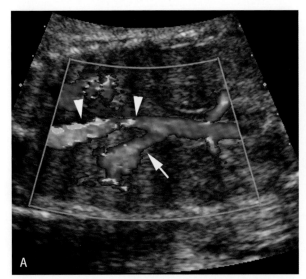 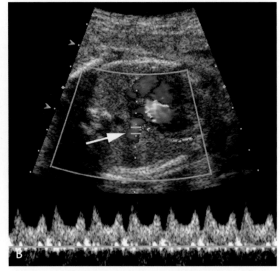

图 8.1.9 **支气管肺隔离症由体循环动脉供血。**（A）胸部矢状切面彩色多普勒图像显示一支来源于胸主动脉（三角箭头）的粗大动脉（箭头）向如图 8.1.7 所示的左下肺叶隔离供血。（B）横切面彩色多普勒和频谱多普勒显示隔离处的静脉是经肺静脉（箭头）回流到左心房。

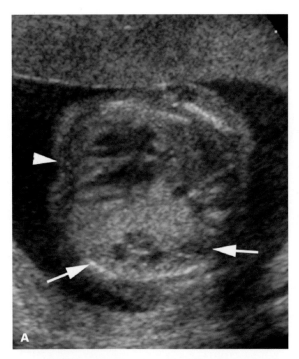

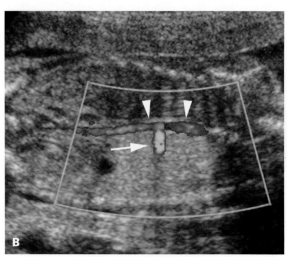

图 8.1.10　**混合型肺发育不良。**（Ａ）胎儿胸部横切面图像显示左侧胸部团块（箭头）内有多个小囊肿，心脏（三角箭头）向右侧移位，该团块有肺囊性腺瘤样畸形的超声特征。（Ｂ）同一胎儿的冠状切面图像显示一支来源于降主动脉（三角箭头）的粗大动脉（箭头）滋养左侧胸部团块，是肺隔离症的特征。

8.2　气管和支气管闭锁

概述和临床特征

如果气管闭锁，肺的分泌物则潴留在肺内闭锁部位远端，导致肺扩张。扩张的肺压迫心脏，限制了静脉充分回流而引起水肿。气管闭锁在出生时可能是致命的，即使这种情况在出生前已诊断，在分娩时可能亦无法建立气道。

某一支气管闭锁可能导致一侧肺的扩张，引起占位效应，心脏和纵隔向对侧移位。肺阻塞远端发育不良，该情况归于肺发育不良的范畴，与涉及整个肺的囊性腺瘤样畸形中的 3 型相似或完全相同。

超声检查

对于气管闭锁，由于过多的液体积聚在双肺内部以及液体和软组织间形成多重界面，超声表现为双肺增大并且回声均匀（图 8.2.1），胸腔内心脏被肺压迫相对变小。由于肺膨胀过度使两侧膈肌反转，

支气管明显扩张，表现为肺内扩张的充满液体的管状结构。胎儿还可能出现水肿。

当存在支气管闭锁时，受累及的肺增大且回声均匀（图 8.2.2），心脏向对侧移位。

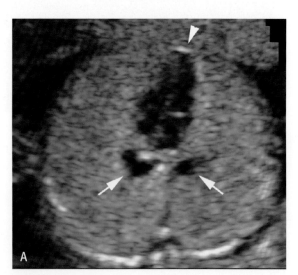

图 8.2.1　**气管闭锁。**（Ａ）胸部横切面图像显示肺明显增大且回声均匀，挤压心脏（三角箭头）至中线上，心脏后方可见被液性充填扩张的支气管（箭头）。（待续）

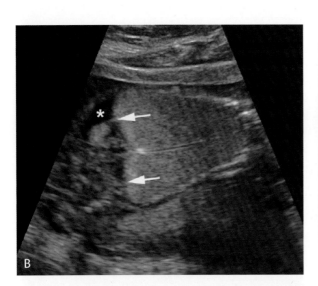

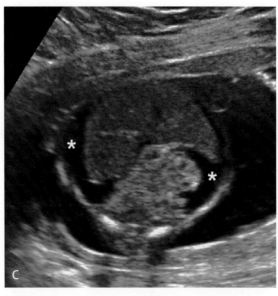

图 8.2.1 （续）（B）冠状切面图像显示扩大的肺组织回声和双侧膈肌反转（箭头），在腹腔内还可见少量腹水（*）。（C）腹部横切面图像显示腹水（*）遍及整个腹腔，系回流心脏的静脉阻塞所致。

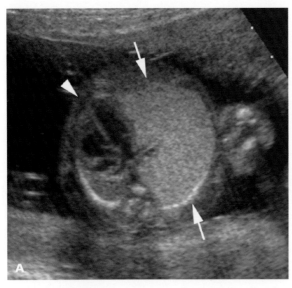

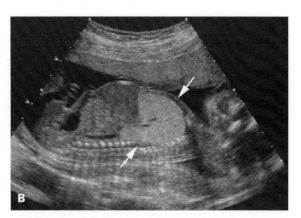

图 8.2.2 支气管闭锁。（A）胸部横切面图像显示大而回声均匀的组织（箭头）充满左侧胸腔，心脏向右侧移位（三角箭头）。（B）左侧胸部矢状切面图像显示高回声组织（箭头）充填左侧胸腔。

8.3 单侧肺发育不良

概述和临床特征

完全性的一侧肺发育不良是一种罕见的结构异常，往往伴有其他异常表现，尤其是与对侧的肺、心脏和骨骼异常相关，其预后取决于有无合并存在的结构异常及其严重性。

超声检查

单侧肺发育不良的主要超声表现为心脏向胸腔左侧或右侧极度偏离（图 8.3.1）。诊断单侧肺发育不良，必须排除其他能引起纵隔移位的实性改变，如胸部肿块和支气管闭锁。单侧肺发育不良，其与心脏毗邻的组织回声和正常肺组织相同，而胸腔内肿块和支气管闭锁则在心脏对侧的胸腔内看见一不均匀团块或者是呈高回声的肺。

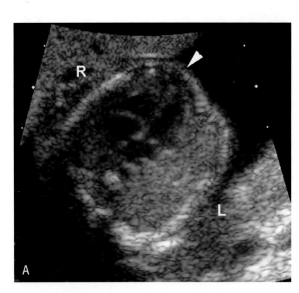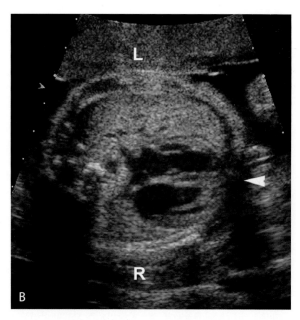

图 8.3.1 **单侧肺发育不良。**妊娠 20 周（A）和 28 周（B）胎儿胸部横切面图像显示心脏（三角箭头）向右侧（R）显著移位，是由于右肺缺如的缘故（L = 左）。

8.4 膈疝

概述和临床特征

膈疝是指腹腔内容物通过膈肌上的缺损进入胸腔形成的疝。疝通常发生于膈肌先天性形成的开口处，可能是位于前部的 Morgagni 孔，或是位于后部的 Bochdalek 孔。膈疝左、右两侧均可能发生，最常见类型是左侧后部的 Bochdalek 疝。有 10% ～ 20% 的膈疝发生于右侧，双侧 Bochdalek 疝比较少见，Morgagni 疝更为罕见。

疝入组织的性质在一定程度上取决于疝的位置。左后方的疝，胃通常位于胸腔内，肠管和（或）肝脏也可能在胸腔内发现。右侧的疝，肝脏通常进入胸腔，在胸腔和（或）腹腔内常存在游离液体。当存在 Morgagni 疝时，疝内腹部内容物主要在中线或前方处，心脏向后或向另一侧移位。

膈疝的预后与肺发育不良及合并异常的严重程度有关。总体来说，随着出生后促进肺发育的外科新技术出现和疝修补术，使其预后在近 10 年内有了显著的改善。

这些技术包括宫外分娩时治疗（ex utero intrapartum treatment，EXIT）措施和体外膜肺氧合（extracorporeal membrane oxygenation，ECMO）的使用。在剖宫产分娩的过程中（EXIT 措施），给婴儿建立肺循环旁路（ECMO），如此一来，婴儿的肺就不必再为其血液进行氧合。一旦 ECMO 建立，就可对膈疝进行修复，给新生儿提供肺发育所需要的时间。1 ～ 2 周后，肺通常就能扩张到足以保证呼吸顺利进行的程度，此时即可中止 ECMO。

超声检查

左侧膈疝时，超声显示左侧胸腔内一含有液体的团块样结构，并引起心脏和纵隔向右侧移位，团块内的实性部分通常是不均匀的。左侧膈疝的超声表现与完全位于胸腔内的团块有所不同，如肺囊性腺瘤样畸形，区别有以下几点：①胃位于胸腔内，表现为一壁光滑且充盈液体的结构，并证实腹腔内没有胃的存在（图 8.4.1）；②膈肌上显示存在一开口，最好的观察切面是经过胎儿胸、腹部的矢状切面，疝内容物即经此裂口从腹腔延伸至胸腔（图 8.4.2）；③在胸腔内观察蠕动（图 8.4.3）；④随胎儿呼吸运动，腹腔内容物呈矛盾运动，如胎儿吸气时，腹腔内右侧的组织器官向下运动（该侧膈肌完整），而左侧结构则向上朝胸腔运动或进入其内（图 8.4.4）。

当诊断为左侧膈疝时，预后不良的超声征象包括：①肝脏位于胸腔：胸内的肝脏表现为回声均匀的团块，并通过膈肌缺损与腹腔内的另一部分肝脏相连续，二者之间的连续性也可通过彩色多普勒显示连接的肝脏血管得以证实（图 8.4.5）；②右肺体积小：由于左侧膈疝常引起心脏向右侧偏移，右肺通常被压缩且位于心脏的后方（图8.4.6）；③存在水肿或其他异常。

右侧膈疝最常见的超声表现是胸腔内有一实性均匀团块即肝脏，使心脏移位并紧贴左侧胸壁（图8.4.7），胸腔通常有积液。心脏向左侧偏移可能是主要的征象，提示有异常存在。使用二维及彩色多普勒超声，证实胸腔内有部分肝脏，即可诊断右侧膈疝（图8.4.8）。

Morgagni疝表现为在胸腔前部和中线区一回声不均匀的团块，心脏移位至一侧的后方（图8.4.9）。

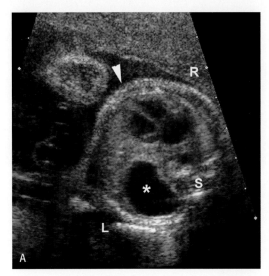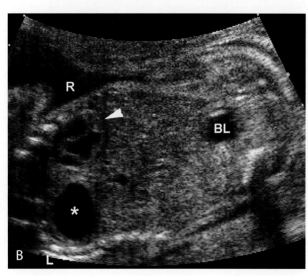

图8.4.1 **左侧膈疝胃进入左侧胸腔。**（A）胸部横切面显示左侧胸腔（L）内一充满液体的结构（*），系胃。心脏（三角箭头）被胃和其他疝入左侧胸腔的腹部内容物挤压移位到右侧（R）（S=脊柱）。（B）胸部的冠状切面显示胃（*）位于左侧（L）胸腔，心脏（三角箭头）移位到右侧（R）（BL=膀胱）。

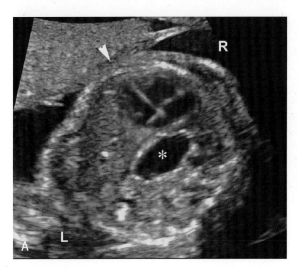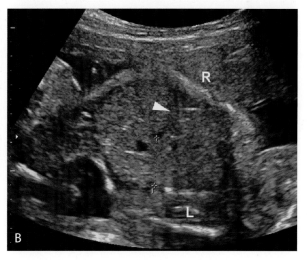

图8.4.2 **膈肌缺损伴左侧膈疝。**（A）胎儿胸部横切面显示不均匀回声团块充满左侧（L）胸腔，并包含有充满液体的胃（*），心脏（三角箭头）移位至右侧（R）。（B）胎儿胸部和腹部冠状切面显示偏右侧（R）的膈肌（三角箭头）完整，偏左侧（L）的膈肌上有一较大的缺损（测量游标）。

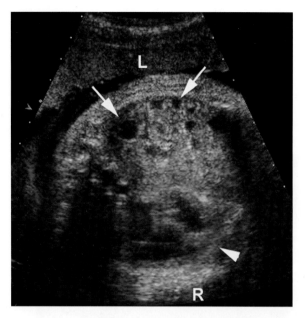

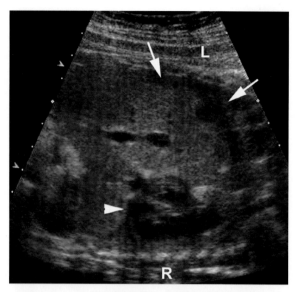

图 8.4.3　**左侧膈疝含有蠕动的肠管**。胸部横切面显示多个肠袢（箭头）位于左侧（L）胸腔内，心脏（三角箭头）向右侧（R）移位。在实时超声观察下，可看到肠袢蠕动。

图 8.4.4　**左侧膈疝随呼吸运动膈肌呈矛盾运动**。胎儿冠状切面显示肝脏和肠管（箭头）进入左侧（L）胸腔，心脏（三角箭头）向右侧（R）移位。随着吸气运动，靠左侧的结构朝上方移动，而心脏和右侧的结构朝下方移动，呼气运动时则正好相反。

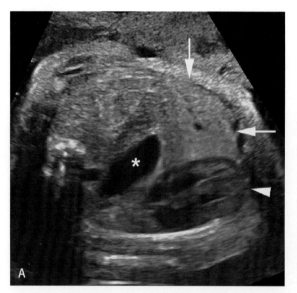

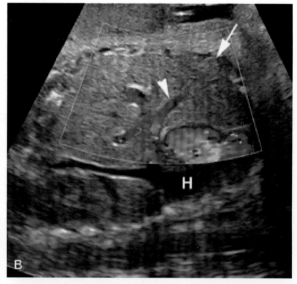

图 8.4.5　**左侧膈疝肝脏疝入胸腔**。(A)胸部横切面显示左侧胸腔内一较大的左侧膈疝，内容物为胃（＊）和肝脏（箭头），心脏（三角箭头）向右侧移位。(B)胎儿胸部冠状切面彩色多普勒显示心脏（H）移位到右侧胸腔而肝脏（箭头）位于左侧，肝血管（三角箭头）走行于胸腔内的那部分肝脏。

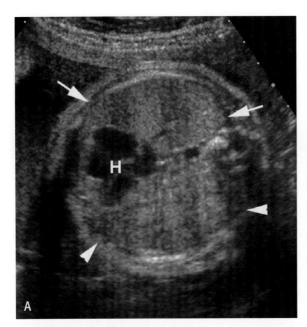
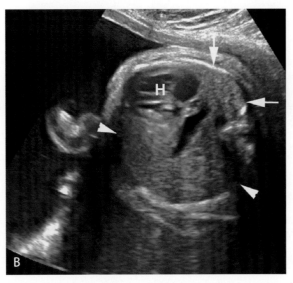

图 8.4.6　**左侧膈疝时右肺组织的超声表现。**（A）胸部横切面显示中等大小的左侧膈疝（三角箭头），心脏（H）后方可见较大范围的右肺组织（箭头）存在。（B）另一胎儿胸部横切面显示一较大的左侧膈疝（三角箭头），在心脏（H）后方仅有少许右肺组织（箭头）存在。

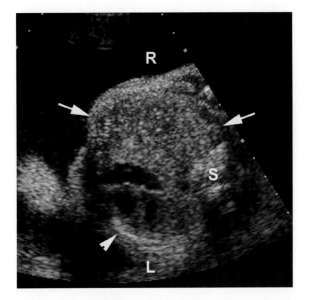
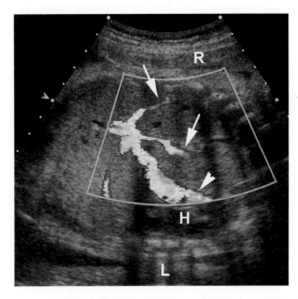

图 8.4.7　**右侧膈疝。**胎儿胸部横切面显示回声均匀的团块（箭头）即肝脏，充填了右侧（R）胸腔，心脏（三角箭头）移位到左侧（L）（S=脊柱）。

图 8.4.8　**右侧膈疝肝脏的血管走行于右侧胸腔内。**胸部和上腹部冠状切面彩色多普勒显示肝脏的大部分都在右侧（R）胸腔内，肝血管（箭头）穿行其间，下腔静脉（三角箭头）汇入心脏（H），心脏移位并紧贴左侧（L）胸壁。

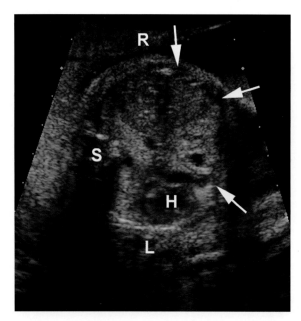

图 8.4.9　**Morgagni 疝**。胸部横切面显示右侧（R）胸腔内一团块（箭头），系通过 Morgagni 横膈缺损疝入的腹腔内容物，心脏（H）移位并贴近左侧（L）胸壁（S = 脊柱）。

8.5　胸腔积液和水肿

概述和临床特征

胸腔积液可能发生于孤立性胸部异常或是全身水肿的表现形式之一。孤立性胸腔积液，可发生于单侧或双侧，绝大多数病例是由于淋巴管发育不良所致。新生儿胸水由于含有乳糜微粒的淋巴液而呈乳白色（乳糜性的），其本质系常提及的原发性乳糜胸，这些微小的脂肪粒子来源于摄入的乳类食物。在胎儿期，胸水呈浆液性淡黄色。

在某些病例，孤立性的胸腔积液是短暂的，在没有干预的情况下积液会消失。而另有一些病例，子宫内胸腔穿刺术或胸膜 - 羊膜腔分流术可能有助于肺的扩张或减轻水肿。

水肿通常定义为胎儿体内至少存在以下两种异常的液体积聚：胸腔积液、心包积液、腹腔积液和皮下水肿。引起的原因主要有：①免疫性水肿，母体抗体透过胎盘并破坏胎儿红细胞抗原引起胎儿贫血导致的水肿（如 Rh 同种异体免疫）；②非免疫性水肿；③胎儿结构异常；④心脏因素（如左心发育不良、房室管畸形）；⑤淋巴管发育不良；⑥肺囊性腺瘤样畸形；⑦膈疝；⑧盖伦静脉动脉瘤致高输出量性心力衰竭；⑨胎儿心律失常（如室上性心动过速）；⑩胎儿染色体异常〔如 Turner 综合征（45X）、13、18 和 21- 三体〕；⑪非免疫性胎儿贫血（如地中海贫血）；⑫胎儿感染（如巨细胞病毒、弓形虫病）；⑬胎盘绒毛膜血管瘤；⑭特发性水肿。

选择子宫内治疗对某些原因所致的水肿是有效的，包括胎儿贫血（免疫性或非免疫性）和心律失常。其他更多原因引起的水肿，包括特发性非免疫性水肿，可导致预后不良。

超声检查

胸腔积液表现为一无回声液性暗区环绕胎儿的肺组织，积液可能是单侧（图 8.5.1）或双侧，如果系双侧，可能是相当对称（图 8.5.2）或十分不对称（图 8.5.3）。当积液范围很大时，肺表现为毗邻纵隔的一较小瘤样组织。胸腔积液可能是暂时的，在某个时间出现，然后在超声随访期间自行消失（图 8.5.4）。

超声检查对水肿的诊断是重要的，不仅能确定其原因，还能引导治疗。诊断水肿需具备液体至少存在于如下两个部位：胸膜腔积液、心包积液、腹水和皮下水肿（图 8.5.5 和图 8.5.6）。此外，除了发现胎儿水肿外，往往还伴有胎盘增厚和羊水过多。

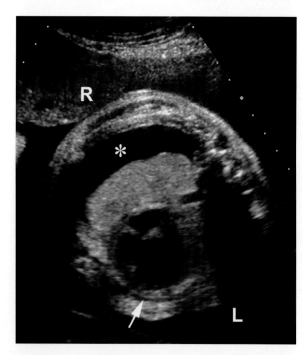

图 8.5.1　**单侧胸腔积液**。胎儿胸部横切面显示较大范围的右侧（R）胸腔积液（*），心脏（箭头）向左侧（L）移位。

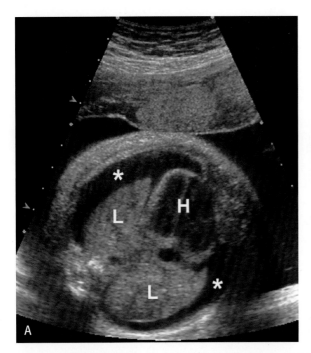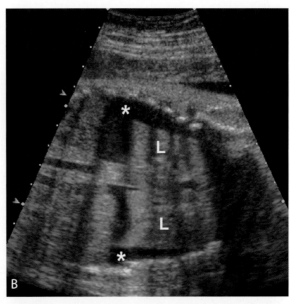

图 8.5.2　**双侧胸腔积液。**（A）胸部横切面声像图显示双侧胸腔积液（＊）呈无回声包绕肺（L）并与心脏（H）毗邻。（B）胸部冠状切面图像显示胸腔积液（＊）包绕两侧肺（L）。

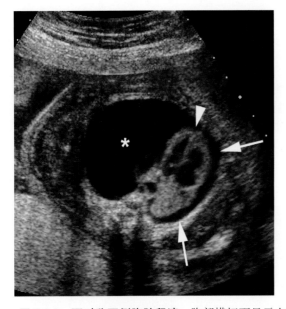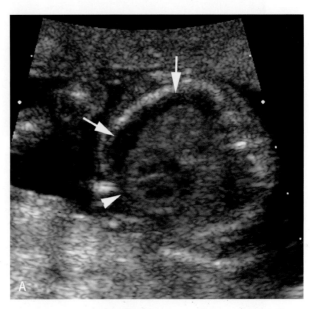

图 8.5.3　**不对称双侧胸腔积液。**胸部横切面显示左侧大量胸腔积液（＊）并推挤心脏（三角箭头）至右侧，同时还存在少量的右侧胸腔积液（箭头）。

图 8.5.4　**胸腔积液消退。**（A）妊娠 18 周胎儿横切面显示左胸腔积液（箭头）呈一环状无回声包绕肺脏。心脏（三角箭头）未移位。（待续）

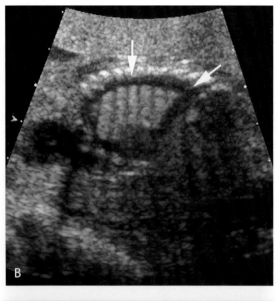

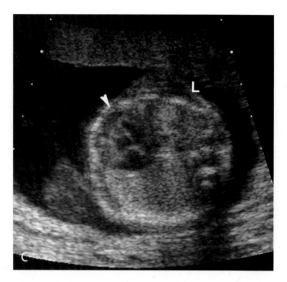

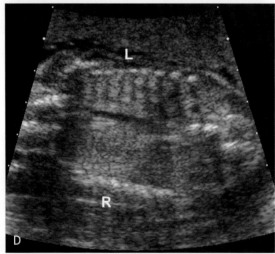

图 8.5.4   （续）（B）左侧胸部冠状切面图像显示肺脏周围的胸腔积液（箭头）。（C）随访观察至妊娠20周，未见左侧（L）胸腔积液残留，心脏（三角箭头）位置正常并被肺脏组织包绕。（D）妊娠20周胸部冠状切面图像显示左侧（L）和右侧（R）胸腔内均没有积液。

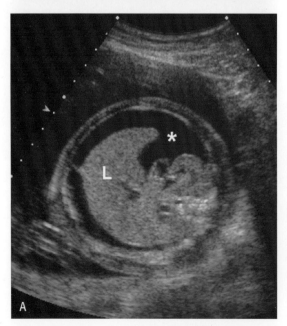

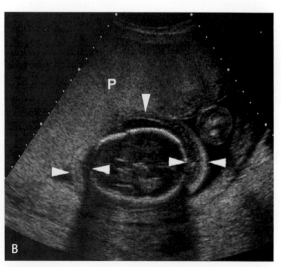

图 8.5.5   胎儿水肿。（A）腹部横切面图像显示腹水（*）包绕着肝脏（L）。（B）同一胎儿头部横切面图像显示皮肤增厚、头皮水肿（三角箭头），同时还存在胎盘增厚（P）。（待续）

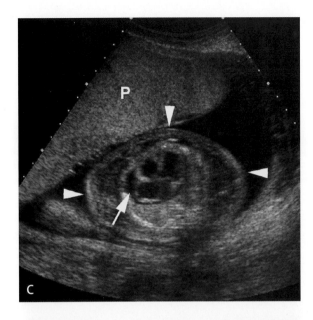

图 8.5.5 （续）（C）胸部横切面图像显示环绕胸腔的皮肤增厚（三角箭头），合并有少量心包积液（箭头）和胎盘增厚（P）。

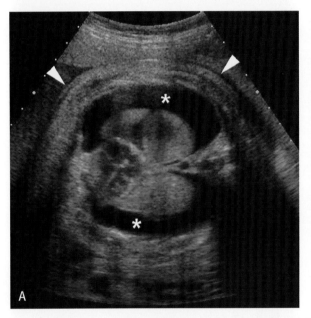

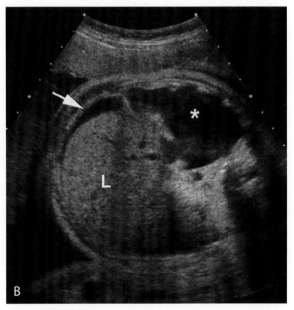

图 8.5.6　**胎儿水肿。**（A）胎儿胸部横切面图像显示双侧胸腔积液（＊）和皮肤增厚（三角箭头）。（B）上腹部横切面图像显示前方有少量腹水（箭头）包绕肝脏（L），后方可见胸腔积液（＊）。

　　当超声诊断水肿时，应尽量明确其原因，尤其是应仔细完成对胎儿解剖结构的扫查，特别需关注胎儿的心脏和胸腔、评估胎儿的心率和节律以及检查胎盘是否存在绒毛膜血管瘤。必要时可采取在超声引导下行羊膜腔穿刺术（评估非整倍体或感染）或经皮脐血采样（评价贫血或非整倍体）。如果发现胎儿贫血，可尝试在超声引导下行脐静脉输血，以纠正胎儿水肿。

（彭汇涓　康　彧译）

第9章

心脏

9.1 先天性心脏病概述

先天性心脏病（congenital heart disease，CHD）在存活胎儿中患病率为 0.4% ~ 1.2%，死亡胎儿中患病率为 2.7%。夫妇一方有 CHD 史或已育有 CHD 的小孩，其再育 CHD 胎儿的风险将增加。包括显性和隐性遗传的各种遗传综合征及染色体数目异常（非整倍性）也会增加 CHD 的风险。先天性心脏畸形的婴儿中约 5% 有 CHD 家族史，约 12% 有染色体异常。

先天性心脏病产前诊断有助于出生后及时治疗，从而改善预后。此外，一些心脏畸形也可通过新近采用的胎儿心脏介入治疗而改善预后，如主动脉瓣狭窄导致的左心发育不良，出生前行球囊扩张术或支架置入术可阻止心脏异常随着妊娠进展而加重。

9.2 左心发育不良综合征和主动脉瓣狭窄

概述和临床特征

左心发育不良综合征（hypoplastic left heart syndrome, HLHS）是一组以左心室发育不良或缺失为特征的心脏畸形。左心室发育不良通常是由于流经左心的血流受限所致，包括卵圆孔、二尖瓣或主动脉瓣的狭窄或闭锁。

主动脉瓣狭窄（aortic stenosis, AS）或闭锁通常是由主动脉瓣畸形导致的，但偶尔狭窄也可发生在左室流出道主动脉瓣下或远离主动脉瓣的部位。并非所有的主动脉瓣狭窄或闭锁都会导致左心室发育不良，如主动脉瓣狭窄或闭锁合并室间隔缺损时，

有部分血流通过左心室，可不伴左心室发育不良。甚至在部分不合并室间隔缺损的主动脉瓣狭窄或闭锁的胎儿中，最初也不会出现左心室发育不良。相反，出现左心室扩张和心内膜纤维化，此后逐渐出现心肌收缩力下降，最终扩大似球状的左心室会缩小并演变成发育不良。

通常，左心发育不良的胎儿预后差，胎儿出生前在宫内可能出现水肿甚至死亡。主动脉瓣狭窄的预后与左心室功能相关。

超声检查

在四腔心切面显示狭小左心室即可诊断左心室发育不良（图 9.2.1），常伴有收缩力下降。左心室腔的大小可以不同，在一些病例没有可识别的左心室（图 9.2.2），另一些病例中左心室只是比右心室稍小一些。

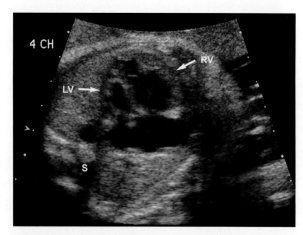

图 9.2.1　**左心室发育不良**。胎儿胸部横切面心脏四腔心水平显示发育不良的左心室（LV 箭头）和较大的右心室（RV 箭头）（S= 脊柱，4 CH= 四腔心）。

严重的主动脉瓣狭窄或闭锁出现的左心室扩张和心内膜纤维化，最初左心室表现为增大呈球状、内膜回声增强和收缩力下降（图9.2.3）。随着孕周增加，扩大呈球状的左心室出生前逐渐变小直至发育不良，左室壁回声增强则一直存在（图9.2.4）。

主动脉瓣狭窄的特征是主动脉瓣口狭小和活动受限。狭窄的主动脉瓣可在左室流出道长轴切面显示（图9.2.5）。可测量主动脉瓣开口径，并与同孕龄的正常胎儿比较。狭窄的瓣叶回声往往增强，升主动脉出现狭窄后扩张。彩色多普勒显示通过狭窄瓣口的细束高速射流（图9.2.6），而不是正常宽度的血流束。

随着左心室发育不良的进展，主动脉瓣狭窄常合并二尖瓣反流，彩色多普勒血流显示收缩期二尖瓣口出现反流（图9.2.6）。

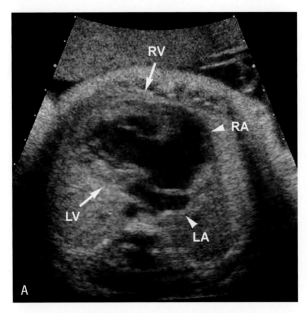

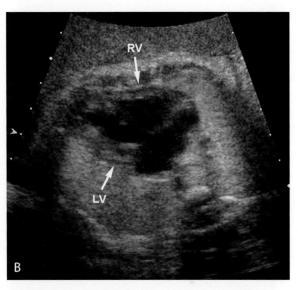

图 9.2.2 **左心室发育不良：无可识别的左心室。**（A）胎儿胸部横切面四腔心水平显示右心室扩大（RV 箭头）、左心室腔不明显（LV 箭头）（LA 三角箭头 = 左心房，RA 三角箭头 = 右心房）。（B）另一胎儿胸部横切面四腔心水平，右心室扩大（RV 箭头），左心室不能识别（LV 箭头）。

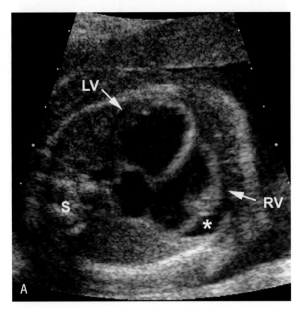

图 9.2.3 **扩大的左心室伴心内膜纤维化，逐渐进展为左心室发育不良。**（A、B）显示两个胎儿的四腔心切面，左室壁回声增强（LV 箭头）、心肌收缩力下降，两个病例均有少量心包积液（＊）（RV 箭头 = 右心室，S= 脊柱）。这两个病例都持续进展为左心室发育不良。（待续）

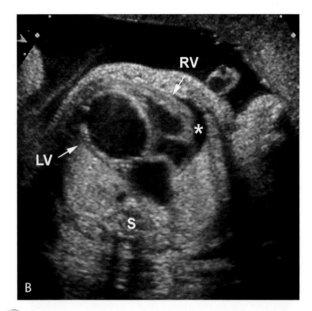

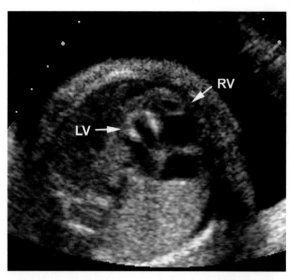

图 9.2.3 （续）

图 9.2.4 **发育不良的左心室室壁回声增强。** 四腔心切面显示左心室缩小（LV 箭头），室壁回声增强，右心室代偿性增大（RV 箭头）。

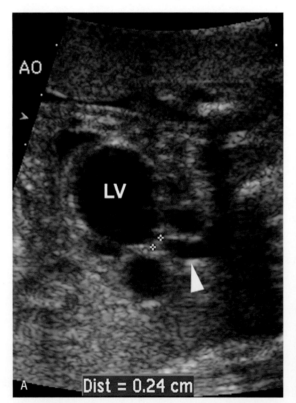

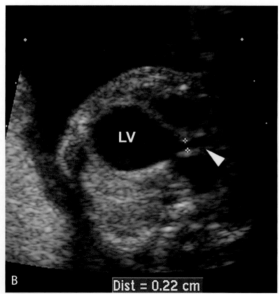

图 9.2.5 **主动脉瓣狭窄伴左心室扩张。**（A、B）显示两个主动脉瓣狭窄胎儿左室流出道到主动脉（三角箭头）的长轴切面，两个病例均为主动脉瓣（测量游标）狭窄，左心室（LV）扩张。

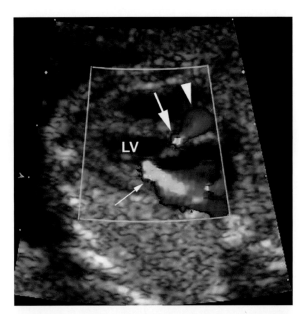

图 9.2.6　**彩色多普勒显示主动脉瓣窄和二尖瓣反流。**心脏斜切面彩色多普勒显示左室流出道，紊乱、细窄的血流束（粗箭头）提示狭窄瓣膜口流速加快，瓣上出现狭窄后升主动脉扩张（三角箭头）。二尖瓣口显示粗大逆向血流束（细箭头）提示二尖瓣反流。

9.3　右室发育不良和肺动脉瓣狭窄

概述和临床特征

右室发育不良（hypoplastic right ventricle，HRV）较左心发育不良少见，以右心室狭小或缺失为特征，常由无室间隔缺损的肺动脉瓣狭窄或闭锁所致，但也可由三尖瓣狭窄或闭锁引起。无论是哪种情况，进入右心室或右室流出道血流受阻，血流通过卵圆孔分流至左心，左心室可扩大、肥厚。右室发育不良可导致心力衰竭和水肿。

肺动脉瓣狭窄（pulmonic stenosis，PS）的特征是肺动脉瓣异常阻碍了右室流出道的血流。PS 可单独存在，也可是复杂先天性心脏病的一部分，如法洛四联症或 Uhl 畸形（羊皮纸样心脏）。孤立的 PS 右心室可大可小，取决于卵圆孔分流和三尖瓣反流的程度。

超声检查

当心脏四腔心切面显示右心室比左心室小（图 9.3.1）时，HRV 较易诊断，通常右心室腔小而室壁增厚（图 9.3.2），心肌收缩力减低。罕见的情况下找不到右心室（图 9.3.3），此时在右室和左室发育不良间进行鉴别就比较困难。

肺动脉瓣口狭窄（图 9.3.4），测量肺动脉瓣环径，与同孕龄正常胎儿比较可评估狭窄的程度。肺动脉狭窄后扩张在部分孤立性 PS 胎儿中可见（图 9.3.5），肺动脉瓣闭锁或严重 PS 可出现动脉导管内血流逆流，血流从主动脉到肺动脉。运用彩色多普勒观察

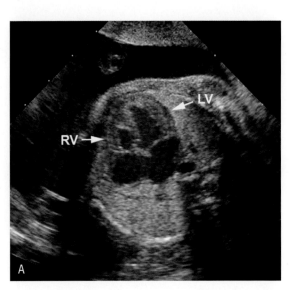

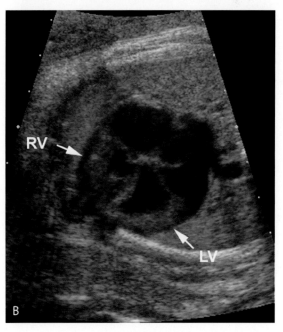

图 9.3.1　**右室发育不良。**（A、B）为两个胎儿胸部横切面心脏四腔心切面，均显示较小的右心室（RV 箭头）和较大的左心室（LV 箭头）。

动脉导管内逆流的最佳切面是动脉导管弓和主动脉弓横切面，当发现动脉导管内血流方向和主动脉弓相反时（图9.3.6）即可诊断。此外，还必须仔细检查是否合并其他心脏畸形，尤其是三尖瓣畸形和室间隔缺损。

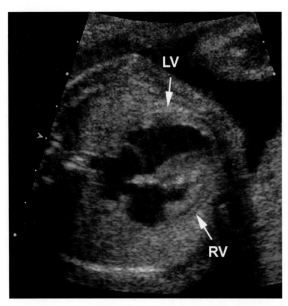

图 9.3.2 **右室发育不良，室壁显著增厚且收缩力减低。** 胸部横切面心脏四腔心水平显示右心室腔狭小（RV箭头），包括室间隔在内的右室壁明显增厚（LV箭头=左室）。

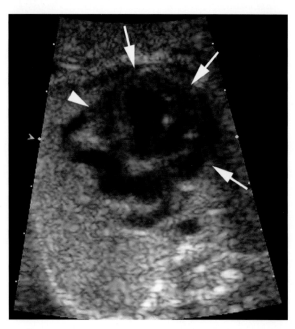

图 9.3.3 **无右心室腔的右室发育不良。** 心脏四腔心显示左室扩大（箭头），没有可识别的右心室（三角箭头）。

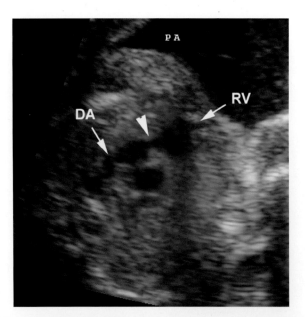

图 9.3.4 **肺动脉瓣狭窄。** 右室流出道短轴切面显示右心室（RV箭头）和连接动脉导管（DA箭头）的主肺动脉（PA）之间肺动脉瓣水平（三角箭头）存在狭窄。

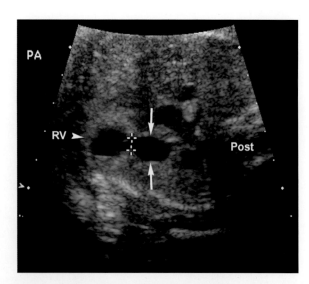

图 9.3.5 **肺动脉瓣狭窄伴肺动脉狭窄后扩张。** 右室（RV三角箭头）流出道斜切面显示狭窄的肺动脉瓣（测量游标）及狭窄后扩张的肺动脉（PA箭头）（post=后部）。

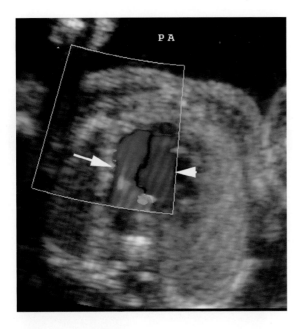

图 9.3.6　**严重肺动脉瓣狭窄合并动脉导管内逆向血流。**胎儿胸部横切面动脉导管弓（箭头）和主动脉弓（三角箭头）水平显示动脉导管内的逆向血流束，从主动脉流向主肺动脉，主动脉内血流束方向正常。

9.4　Ebstein 畸形

概述和临床特征

Ebstein 畸形（Ebstein anomaly）是指三尖瓣畸形及瓣叶附着位置异常。三尖瓣附着位置向右心室心尖部下移，瓣叶发育不良、关闭不全，造成三尖瓣反流和右心房扩大。心房收缩期，血液从右心房流向右心室心尖；心室收缩期，反流从右心室远端通过发育异常的三尖瓣进入右心房。右心房可显著扩大，胎儿在宫内由于心力衰竭可出现水肿。

关于 Ebstein 畸形的预后，当产前诊断能力不足时，该心脏畸形的致死率是 35% ~ 50%，一些胎儿出生前或在新生儿期即死亡。如果胎儿在宫内出现水肿或者因为长大的心脏压迫肺脏引起肺发育不全，则预后就更差。长期存活的 Ebstein 畸形，往往都合并有持续性的心律失常。

超声检查

Ebstein 畸形在心脏四腔心切面即可发现异常，右心房显著长大，三尖瓣附着位置向右心室心尖移位（图 9.4.1）。彩色多普勒和频谱多普勒可检出三尖瓣反流（图 9.4.2）。

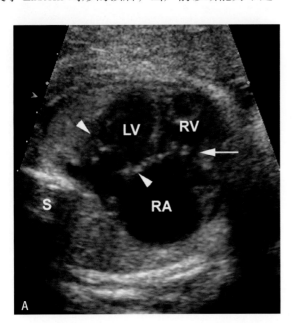

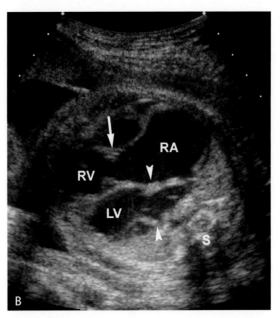

图 9.4.1　**Ebstein 畸形。**（A、B、C）均为胸部横切面心脏四腔心切面，（A、B）右心房中度扩大。（待续）

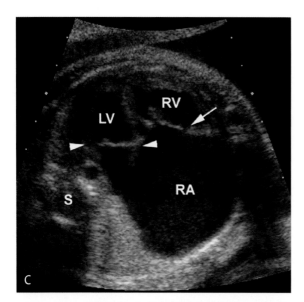

图 9.4.1 （续）（ C ）右心房明显扩大伴右心室（ RV ）和左心室（ LV ）轻度扩大。三尖瓣（箭头）附着在右心室，低于正常二尖瓣的附着位置（三角箭头）（ S= 脊柱 ）。

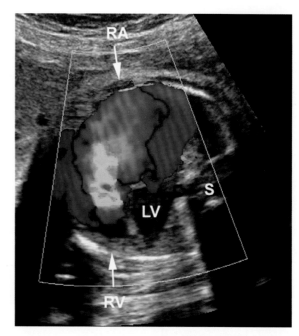

图 9.4.2 Ebstein 畸形彩色多普勒显示三尖瓣反流。心脏四腔心切面彩色血流显示心室收缩时一大束反流（中心混叠的红色血流）从右心室（ RV 箭头 ）通过异常三尖瓣口进入到右心房（ RA 箭头 ）（ LV= 左心室，S= 脊柱 ）。

9.5　室间隔缺损

概述和临床特征

室间隔肌部或膜部存在的异常通道称为室间隔缺损（ ventricular septal defect，VSD ）。缺损可以很小，临床表现不明显，也可以很大，造成显著的室间隔分流。一些小缺损出生后可自行闭合，膜部 VSD 较肌部 VSD 更为常见。出生前室间隔分流的方向从右心室到左心室，出生后由于心室压力的改变，分流的方向变为从左心室到右心室。

VSD 可单独存在，也可能是复杂心脏畸形的一部分，单纯的 VSD 预后较好。

超声检查

发现室间隔存在缺失时即可诊断 VSD，多数 VSD 在胎儿四腔心切面即可诊断（图 9.5.1 ）。但也有一些缺损仅在左心室和左室流出道长轴切面显示（图 9.5.2 ），如膜部的小缺损和干下型缺损。也有一些 VSD，尤其是膜部或肌部的小缺损，产前超声诊断有可能根本无法发现。

彩色多普勒显像可发现典型的从右心室通过 VSD 分流到左心室的血流束（图 9.5.3 ）。

因为 VSD 可以是复杂心脏畸形的一部分，故有必要仔细检查房室大小、房室瓣、心室流出道和房间隔等结构。

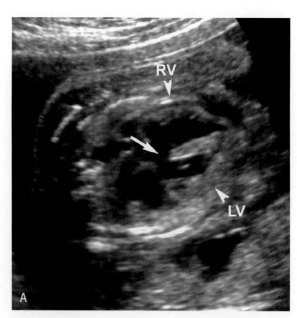

图 9.5.1 室间隔缺损。（ A ）心脏四腔心切面显示左、右心室（ LV 三角箭头、RV 三角箭头 ）之间室间隔肌部大缺损（箭头 ）。（待续）

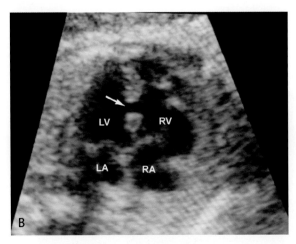

图 9.5.1　（续）（B）心脏四腔心切面显示左心室（LV）、右心室（RV）之间室间隔肌部缺损（箭头）（LA= 左心房，RA= 右心房）。

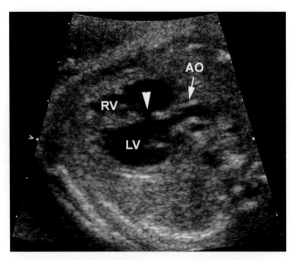

图 9.5.2　**室间隔缺损**。左心室（LV）及其主动脉流出道（AO 箭头）长轴切面显示室间隔上部缺损（三角箭头）（RV= 右心室）。

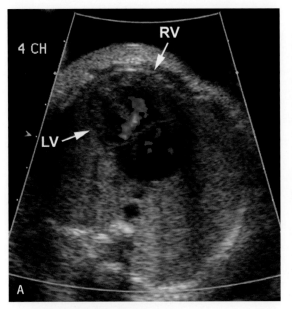

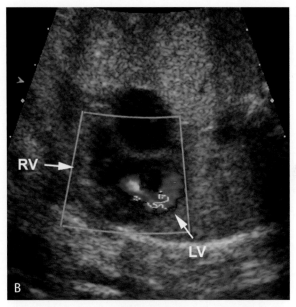

图 9.5.3　**室间隔缺损彩色多普勒**。（A、B）为两个 VSD 胎儿心脏四腔心彩色多普勒血流图像，显示通过 VSD 从右心室（RV 箭头）到左心室（LV 箭头）分流的蓝色血流束。

9.6　房室通道

概述和临床特征

　　房室通道（atrioventricular canal，AVC）是一种严重的心脏畸形，其特点是心脏中心部位的大缺损，这部分又被称为"心内膜垫"，故 AVC 有时又被称为"心内膜垫缺损"。缺损部位包括房室瓣、房间隔和室间隔，导致心房和心室通过间隔缺损交通，还通过房室瓣上的缺口形成更大的交通，常常合并心室流出道的异常。该心脏畸形的胎儿常合并有其他结构的异常或染色体数目异常（非整倍性），特别是 21- 三体，预后通常不良。

超声检查

　　心脏四腔心切面上，AVC 表现为心脏中心的大缺损，即房、室间隔的部分缺损和异常的房室瓣（图 9.6.1），房室瓣可为心房和心室间的一个大瓣膜。

房室瓣关闭时 AVC 诊断可能较难，当房室瓣开放时相对易于诊断（图 9.6.2）。由于 AVC 常合并染色体数目异常、其他的心脏和非心脏畸形，因此必须仔细对胎儿进行全面检查以发现其他畸形。

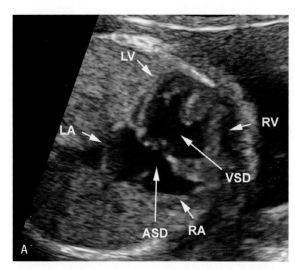
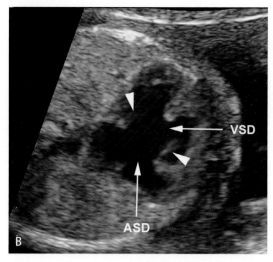

图 9.6.1　**房室通道**。（A）收缩期心脏四腔心显示房间隔大缺损（ASD 长箭头）和室间隔大缺损（VSD 长箭头）（RV 短箭头 = 右心室，LV 箭头 = 左心室，RA 箭头 = 右心房，LA 箭头 = 左心房）。（B）舒张期，房室瓣（三角箭头）开放，瓣口出现大的缺失、房间隔缺损（ASD 长箭头）和室间隔缺损（VSD 长箭头）。

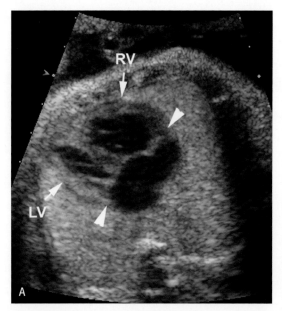
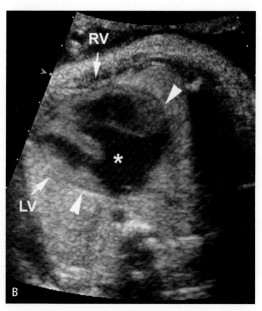

图 9.6.2　**房室通道**。（A）收缩期心脏四腔心显示共同房室瓣（三角箭头）关闭，掩盖了室间隔（RV 箭头 = 右室，LV 箭头 = 左室）。（B）舒张期，房室瓣（三角箭头）开放，由于房、室间隔缺损及二、三尖瓣异常，心脏中部（*）出现大缺损（RV 箭头 = 右室，LV 箭头 = 左室）。

9.7　法洛四联症

概述和临床特征

法洛四联症（tetralogy of Fallot，TOF）是新生儿的一种复杂心脏畸形，包括肺动脉狭窄（PS）、室间隔缺损（VSD）、主动脉骑跨和右室肥厚。胎儿期 TOF 只表现为前三种异常。一般来说，由于出生后可进行手术矫治，该心脏畸形的预后较好，少数情况下胎儿因心力衰竭而发生水肿。

超声检查

TOF 胎儿心脏四腔心切面可正常，如果没有检查流出道可能会出现漏诊。在左室流出道长轴切面诊断 TOF 最佳，该切面可显示 VSD 和主动脉骑跨（图 9.7.1），主动脉根部增宽骑跨于室间隔缺损，并在部分右心室之上。右室流出道横切面或纵切面上可显示肺动脉瓣狭窄（图 9.7.2）。正常胎儿心脏，肺动脉比主动脉稍宽，而 TOF 胎儿肺动脉常较主动脉细。

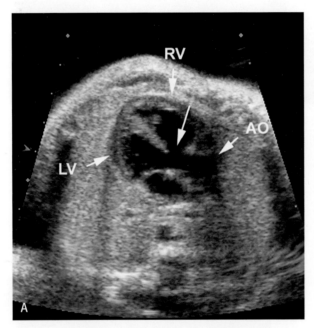
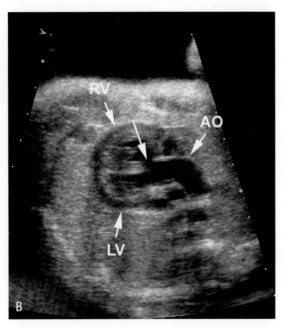

图 9.7.1　**法洛四联症主动脉骑跨和室间隔缺损。**（A、B）均为左室流出道切面，显示主动脉（AO箭头）骑跨和室间隔缺损（长箭头）（RV 箭头 = 右心室，LV 箭头 = 左心室）。

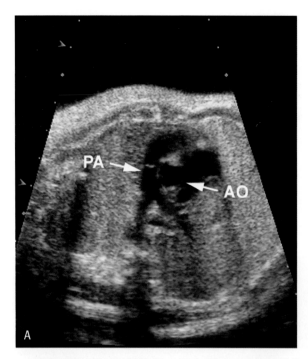 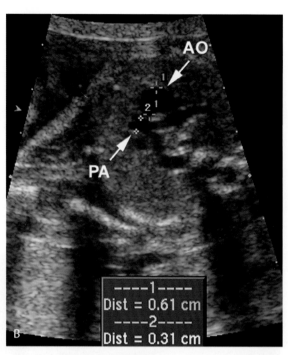

图 9.7.2　法洛四联症肺动脉瓣狭窄。（A）系图 9.7.1 同一胎儿，右室流出道横切面显示肺动脉（PA 箭头）变细、主动脉根部（AO 箭头）增宽。（B）另一个 TOF 胎儿肺动脉和主动脉横切面，肺动脉内径（PA 箭头，测量游标）比主动脉内径（AO 箭头，测量游标）细。

9.8　大血管转位

概述和临床特征

　　大血管转位（transposition of the great vessels）的特点是心室流出道反位，即肺动脉发自左心室，主动脉发自右心室，常合并室间隔缺损。这种畸形预后较好，尤其是能够在产前得以诊断、出生后进行外科矫治者。

超声检查

　　大血管转位时肺动脉和主动脉平行从心底发出，不同于正常时的交叉结构。由于与流出道的平行关系，左室流出道长轴切面容易诊断，该切面可显示大动脉发出后向头部方向平行走行，主动脉常在肺动脉的右前方（图 9.8.1 和图 9.8.2）。左心室发出的大血管有可识别的分支证明是肺动脉而非主动脉，主动脉在心底水平没有分支（图 9.8.2）。

　　大血管转位时心脏四腔心切面通常是正常的，

除非合并室间隔缺损或更复杂的心脏畸形，如右室双出口。

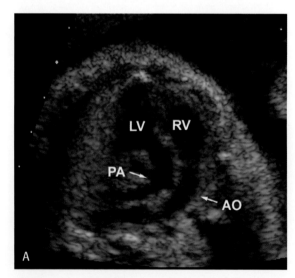

　　图 9.8.1　大血管转位。（A）流出道切面显示主动脉（AO 箭头）发自右心室（RV），肺动脉（PA 箭头）发自左心室（LV）。（待续）

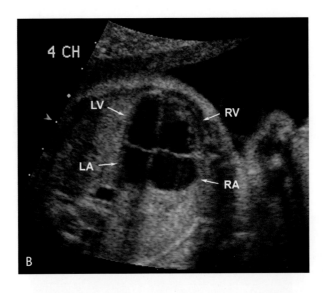

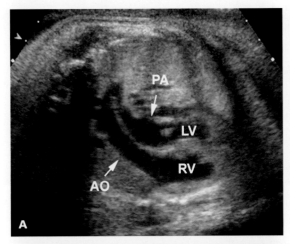

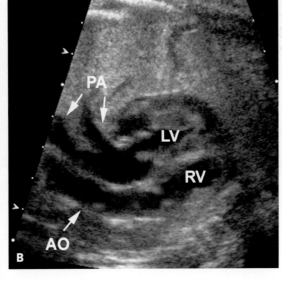

图 9.8.1　（续）（B）心脏四腔心切面正常（RV 箭头 = 右心室，LV 箭头 = 左心室，RA 箭头 = 右心房，LA 箭头 = 左心房）。

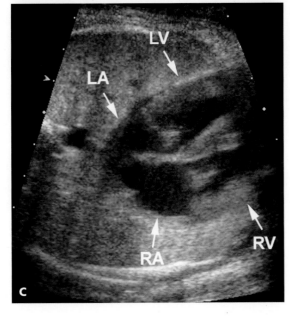

图 9.8.2　**大血管转位。**（A）心脏斜切面显示两个心室流出道平行发出，肺动脉（PA 箭头）发自左心室（LV），主动脉（AO 箭头）发自右心室（RV）。（B）另一平行双室流出道切面显示肺动脉（PA 箭头）从左心室发出后即分支（AO 箭头 = 主动脉，RV= 右心室，LV= 左心室）。（C）心脏四腔心切面正常（RV 箭头 = 右心室，LV 箭头 = 左心室，RA 箭头 = 右心房，LA 箭头 = 左心房）。

9.9　永存动脉干

概述和临床特征

永存动脉干（truncus arteriosus）指单一大血管从心底发出，接收两个心室的血液并逐渐分支供应肺动脉、冠状动脉和体循环动脉。永存动脉干的分型是基于动脉干发出不同动脉的类型。该畸形是复杂心脏畸形的一个典型组成部分，常合并左心室或右心室发育不良、室间隔大缺损或房室通道。永存动脉干的预后取决于整个心脏畸形的程度，总体来说，预后较差。

超声检查

当存在永存动脉干时，检查可发现单一大血管从心底发出（图 9.9.1）。因为永存动脉干常合并其他心脏畸形，需要仔细检查室间隔和房间隔。

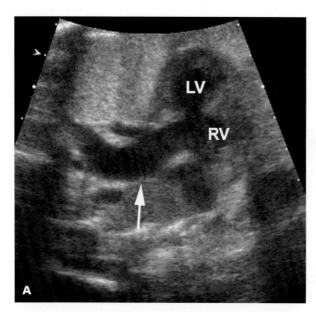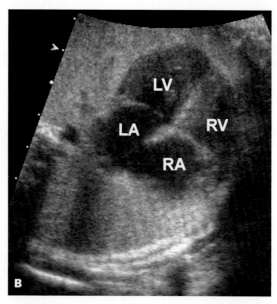

图 9.9.1　**永存动脉干。**（A）妊娠 29 周胎儿心脏斜切面显示单一大血管（箭头）从右心室（RV 箭头）和左心室（LV 箭头）发出，合并室间隔缺损。（B）心脏四腔心切面看似正常（RV = 右心室，LV = 左心室，RA = 右心房，LA = 左心房）。

9.10　右室双出口

概述和临床特征

右室双出口（double outlet right ventricle, DORV）是一种复杂心脏畸形，主动脉和肺动脉均发自右心室，左心室没有大血管发出。主动脉和肺动脉常发生转位，主动脉在肺动脉右前方，二者平行从右心室发出。DORV 常合并室间隔缺损，因此左心室的血液先通过室间隔进入右心室，再通过大血管离开心脏。左心室发育不良也很常见。

一般来说，DORV 预后不良，有超过 1/3 的胎儿有染色体畸形，特别是 13、18- 三体综合征和 DiGeorge 综合征（22q 染色体缺失），同时还合并心脏外的其他先天畸形。总之，DORV 的预后取决于心内畸形程度，如室间隔缺损的大小和右心室、左心室的大小，同时也取决于心外及染色体畸形的严重程度。

超声检查

肺动脉和升主动脉均发自右心室时（图 9.10.1），可诊断 DORV。由于大血管通常出现转位，主动脉和肺动脉平行从心脏发出，主动脉常在肺动脉右前方。常合并室间隔缺损（图 9.10.1）和左心发育不良（图 9.10.2）。

由于 DORV 常合并其他畸形，故有必要对胎儿进行仔细的超声检查。

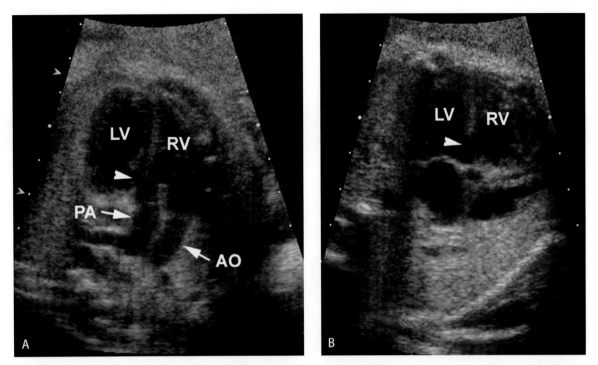

图 9.10.1 **右室双出口合并室间隔缺损。**（A）双心室（LV = 左心室，RV = 右心室）和流出道（PA 箭头 = 肺动脉，AO 箭头 = 主动脉）斜切面显示两个流出道均发自右心室，心室间可见一较小的室间隔缺损（三角箭头）；流出道转位，主动脉位于肺动脉右前方，出心脏时二者呈平行关系。（B）心脏四腔心切面显示左心室（LV）和右心室（RV）间的室间隔缺损（三角箭头）。

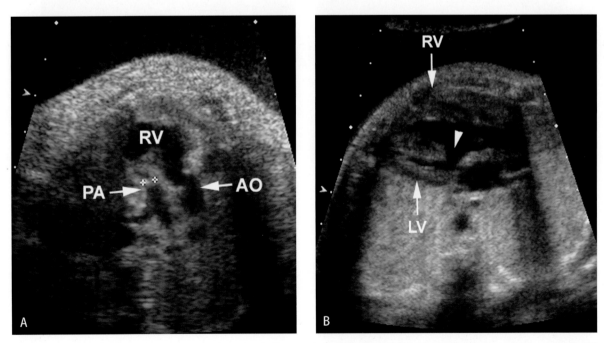

图 9.10.2 **右室双出口合并左心发育不良。**（A）右心室（RV）及流出道斜切面显示肺动脉（PA 箭头，测量游标）和主动脉（AO 箭头）均发自右心室。（B）心脏四腔心切面显示左心室（LV 箭头）较相对正常的右心室（RV 箭头）小，同时还存在室间隔缺损（三角箭头）。

9.11　心肌肿瘤

概述和临床特征

心肌肿瘤最常见的是横纹肌瘤，当其多发时常是结节性硬化症的表现。横纹肌瘤是起源于心肌的错构瘤，孕期逐渐长大。由于肿瘤造成血流受阻或肿瘤替代正常心肌组织造成心肌收缩力下降，胎儿在宫内可出现伴有水肿的心力衰竭。

心脏横纹肌瘤的预后与横纹肌瘤的大小和数目有关，出生前发生宫内水肿的胎儿较无水肿的预后差，出生后心脏横纹肌瘤常可退化。

超声检查

心脏横纹肌瘤表现为心肌的圆形或椭圆形包块，典型者较正常心肌回声强，可单发（图9.11.1）或多发（图9.11.2）。出现水肿时，心包积液使心肌肿瘤的轮廓更清晰。

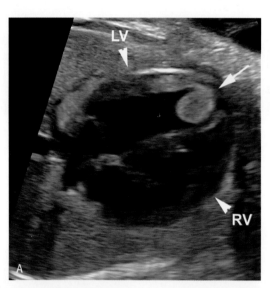

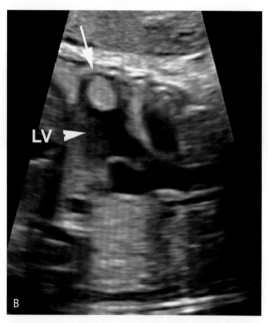

图9.11.1　**单发心脏横纹肌瘤。（A）**心脏四腔心切面显示左心室（LV三角箭头）心尖一椭圆形团块（箭头）（RV三角箭头 = 右心室）。**（B）**左心室（LV三角箭头）及左室流出道长轴切面显示心尖处团块（箭头）。

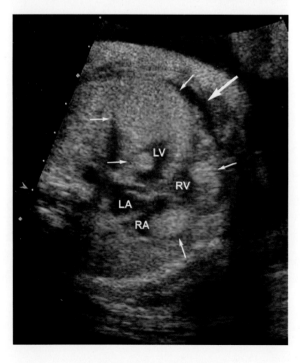

图9.11.2　**多发心脏横纹肌瘤。**心脏四腔心切面显示心肌来源的多发性同质团块（短箭头），合并少量心包积液（长箭头）（RV = 右心室，LV= 左心室，RA= 右心房，LA= 左心房）。

9.12 心律失常

概述和临床特征

胎儿期可出现各种异常的心脏节律，包括房性期前收缩、心动过缓、房室传导阻滞和一些快速性心律失常（如室上性心动过速、心房扑动和心房颤动）。一般而言，其预后与出生前宫内是否发生水肿有关。部分胎儿心律失常的纠正可通过孕妇服用能通过胎盘屏障的抗心律失常药物实现。

一般房性期前收缩较常见，具有良性、自限性的特点。房性期前收缩的胎儿很少发生水肿，出生前后很少需要药物治疗。

超声检查

实时超声检查可发现异常心脏节律。M 型超声能分别量化房性和室性心律，有助于对心律失常进行记录和描述。心动过缓时心率异常减慢，< 120 次 / 分（bpm；图 9.12.1）。房室传导阻滞时，心房跳动和心室跳动分离，心房率大于心室率（图 9.12.2）。室上性心动过速时心率比正常快，>180 bpm（图 9.12.3）。心房扑动时心房率非常快，常常 >300 bpm，心房颤动时心房率更快（>400 bpm）。心房扑动或颤动时，因为不完全传导心室率常常比心房率慢（图 9.12.4）。

房性期前收缩导致胎儿心律不整齐，特征是心房和心室的提前跳动，在正常心脏节律恢复前有一个间歇，这在实时超声检查时可以发现，或者可用 M 型超声记录（图 9.12.5）。

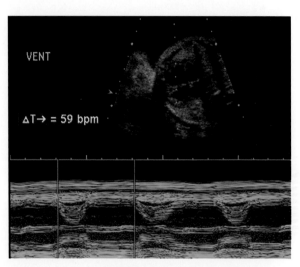

图 9.12.1 **心动过缓**。心脏双心室 M 型超声显示心率减慢为 59 bpm（测量游标）。

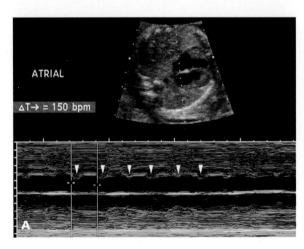

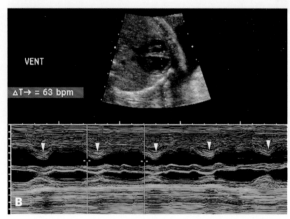

图 9.12.2 **心脏房室传导阻滞**。通过双心房的 M 型超声（A）显示心房率 150bpm（测量游标，三角箭头）；通过双心室的 M 型超声（B）显示心室率 63 bpm（测量游标，三角箭头），系房室传导阻滞的表现。

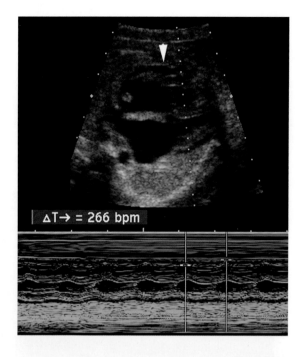

图 9.12.3　**室上性心动过速**。心脏双心室 M 型超声显示心率加快为 266bpm（测量游标），因水肿心包内有少量积液（三角箭头）。

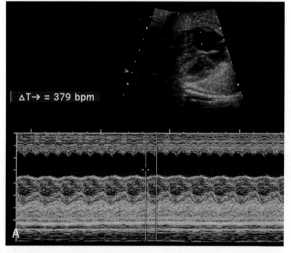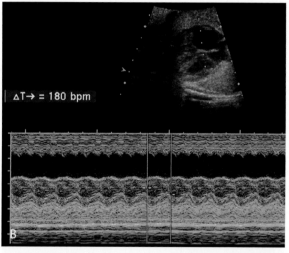

图 9.12.4　**心房扑动 2:1 下传**。通过右心房和左心室的 M 型超声：（A）显示非常快的心房率 379bpm（测量游标）；（B）显示较慢的心室率 180bpm（测量游标）。

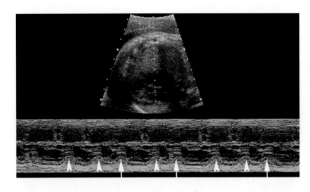

图 9.12.5　**房性期前收缩。** 左心室 M 型超声显示期前收缩，箭头和三角箭头均为心室跳动，箭头所指为期前收缩，紧跟前一个心跳提前出现，在下一次心室收缩前有一个长的代偿间歇。

9.13　心脏异位

概述和临床特征

心脏异位是一种罕见畸形，心脏通过前胸部的缺损向外突出，位于胎儿胸腔外，多数情况下除心脏位置异常外常合并心脏结构异常。心脏异位可能是一种独立的畸形，也可能是一些综合征的表现之一，如 Cantrell 五联症或羊膜带综合征，预后往往很差。

超声检查

心脏异位时，胎儿心脏通过前胸壁的缺损移至胸外跳动（图 9.13.1）。

心脏异位和脐膨出（图 9.13.2）同时存在时即可诊断 Cantrell 五联症。除心脏畸形外，Cantrell 五联症的其他畸形还包括膈肌前部缺损、心包壁层和胸骨下段缺如。

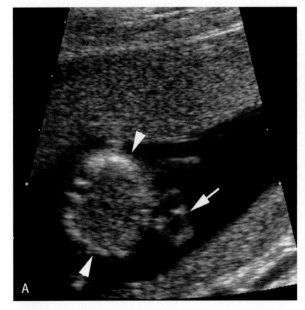
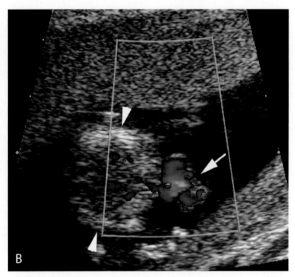

图 9.13.1　**心脏异位。** 胎儿胸部（三角箭头）灰阶（A）和彩色多普勒（B）超声图像：显示心脏（箭头）位于胸外，彩色多普勒显示通过心脏的血流。

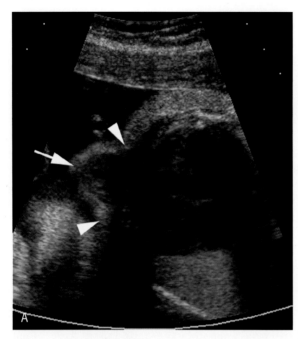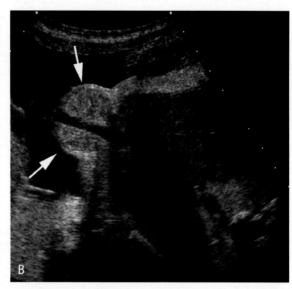

图 9.13.2　**Cantrell 五联症。**（A）Cantrell 五联症胎儿胸部超声图像显示前胸壁缺损（三角箭头），心尖（箭头）突出于胸腔外。（B）腹部横切面显示合并脐膨出（箭头），从脐带插入部向腹前壁突出，是 Cantrell 五联症的另一特征。

9.14　心包积液

概述和临床特征

　　心包积液（pericardial effusion，PE）是心包脏、壁两层间液体的异常集聚。PE 可单独存在，也可是胎儿水肿的表现之一。偶尔可见孤立性的少量心包积液，其预后较好。大量心包积液或系胎儿水肿的一种表现时，其预后与导致心包积液的潜在病因或水肿的程度有关。唐氏综合征时亦可见大量心包积液。

超声检查

　　心包积液超声表现为胎儿心脏周围呈环状的液体（图 9.14.1）。注意不要把正常的低回声心肌组织误认为是心包积液（图 9.14.2）。心包积液随心脏收缩形状发生改变及其完全的无回声性有助于鉴别。当心包积液为水肿的一种表现时，还可检查到腹腔积液、胸腔积液及皮肤增厚等（图 9.14.3）。

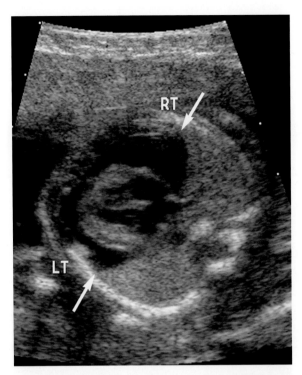

图 9.14.1　**孤立性心包积液。**胎儿胸部横切面及心脏四腔心切面显示心脏周围环绕的大量心包积液（箭头）（LT= 左胸，RT= 右胸）。

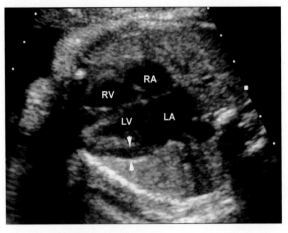

图 9.14.2　**类似心包积液的心肌。**心脏四腔心切面左室壁呈低回声的心肌组织（三角箭头）可被误认为心包积液（RV= 右心室，LV= 左心室，RA= 右心房，LA= 左心房）。

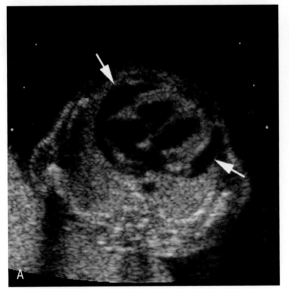

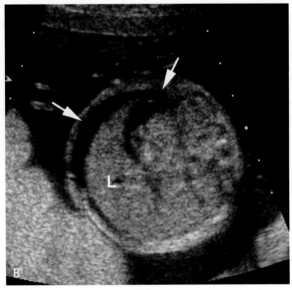

图 9.14.3　**贫血致水肿合并心包积液。**（A）胎儿胸部横切面显示心脏周围的心包积液（箭头）。（B）同一个胎儿腹部横切面显示肝周（L）中等量积液（箭头）。

（张　嬿　唐　红译）

第10章

胃肠道

10.1 食道闭锁

概述和临床特征

食道闭锁（esophageal atresia，EA）是指食管某一部分完全闭塞所致的食道梗阻性疾病。根据是否存在食管与气管的连接以及其连接位置，可将其分为多种亚型，其中最常见的亚型是食道闭锁且气管与远端食管形成瘘管连接。

食道闭锁可单独发生，也可并发其他结构异常，其中 VACTERL 综合征就是一种包含了食道闭锁的多畸形联合性疾病。VACTERL 分别代表如下：

V 代表脊椎畸形；

A 代表肛门闭锁；

C 代表心血管畸形；

T 代表气管食道瘘；

E 代表食管闭锁；

R 代表肾和（或）桡骨异常；

L 代表肢体缺陷。

食道闭锁的预后在一定程度上取决于是否同时合并其他畸形。

超声检查

超声诊断食道闭锁的主要依据是胎儿羊水过多、胃泡不显示或小胃泡（图 10.1.1）。如果不合并气管－食管瘘（羊水无法进入胎儿胃内），将导致胃泡完全不显示和严重的羊水过多。若在食管远端形成气管－食管瘘，羊水可通过瘘管到达胎儿胃内，因而羊水过多的程度就存在差异，胎儿胃泡亦可显示。

但是若存在胎儿面部和嘴的发育异常，因影响胎儿吞咽，也可导致羊水过多、小胃泡或胃泡不显示。

故当超声显示羊水过多、小胃泡或胃泡不显示时，要排除面部和嘴的异常后才能最终诊断为食道闭锁。此外，在诊断食道闭锁的同时，还应进一步详细检查胎儿全身是否还合并有其他畸形。

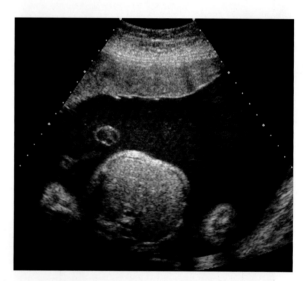

图 10.1.1 **食道闭锁**。胎儿上腹部横切面显示严重羊水过多且无可辨认的胃泡。

10.2 十二指肠闭锁

概述和临床特征

十二指肠闭锁（duodenal atresia, DA）是指十二指肠部分肠管完全闭塞所致的梗阻性疾病。闭锁常发生于十二指肠球部远端（即十二指肠的第二部分）。

十二指肠闭锁可孤立存在，也可同时合并其他畸形，近 1/3 的胎儿十二指肠闭锁同时伴有 21-三体畸形。

十二指肠闭锁是引起十二指肠梗阻最常见的原因，除此之外，环状胰腺、肠旋转不良伴十二指肠旁索带（Ladd's bands）以及十二指肠蹼等同样也可导致十二指肠梗阻。

超声检查

十二指肠梗阻的超声诊断依据包括两项：①胎儿胃泡和十二指肠扩张（"双泡征"），超声表现为上腹部 2 个明显充满液体的囊状结构；②羊水过多（图 10.2.1）。在胎儿腹部冠状切面或斜切面，有时能看到扩张的胃和十二指肠之间相互连通（图 10.2.2）。但是上述超声表现对十二指肠闭锁的诊断不具有特异性，因为其他原因导致的十二指肠梗阻也可具有类似的声像图表现（图 10.2.3）。

由于十二指肠闭锁是引起十二指肠梗阻的最常见原因，同时容易并发其他畸形和染色体异常。当怀疑十二指肠梗阻时（即发现"双泡征"和羊水过多），要对胎儿进行仔细的全面系统性检查，同时告知胎儿父母，胎儿并发 21- 三体畸形的风险性将大为增加。

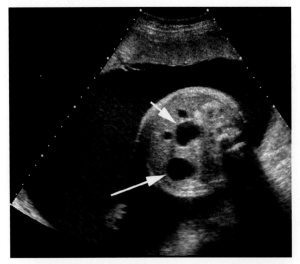

图 10.2.1　21- 三体畸形并十二指肠闭锁，胎儿腹部可见 "双泡征"。胎儿上腹横切面扫查见两个充满液体的囊状结构（"双泡征"），分别代表扩张的胃（长箭头）和十二指肠（短箭头），羊水量过多。羊膜腔穿刺证实胎儿为 21- 三体畸形。

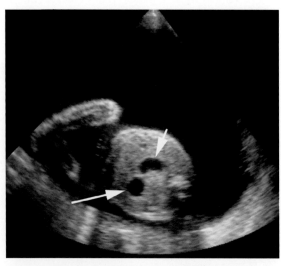

图 10.2.3　环状胰腺引起的十二指肠梗阻。图中显示胃（长箭头）和十二指肠（短箭头）均扩张，同时羊水过多。胎儿出生后很快死亡，尸检证实为环状胰腺。

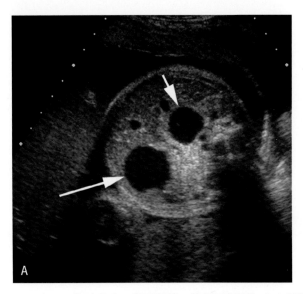

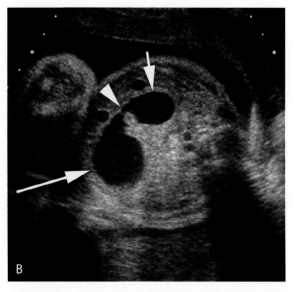

图 10.2.2　21- 三体胎儿十二指肠闭锁，腹部可见胃与十二指肠之间相连通。（A）胎儿上腹横切面显示扩张的胃（长箭头）和十二指肠（短箭头）。（B）稍微变换切面可见胃（长箭头）和十二指肠（短箭头）之间的连通口（三角箭头）。羊膜腔穿刺证实胎儿为 21- 三体畸形。

10.3　小肠梗阻

概述和临床特征

小肠梗阻（small bowel obstruction）可发生在空肠近端至回肠末端的任何部位。它可由多种原因引起，包括肠管闭锁、肠扭转、胎粪阻塞等。其中胎粪性小肠梗阻常见于患有囊性纤维病的胎儿。由于羊水转运的主要途径是胎儿吞咽和小肠吸收，所以当小肠梗阻时，羊水量一般会增加，通常梗阻部位越高羊水量过多就越明显。

超声检查

超声表现与小肠梗阻部位有关，但充满液体的扩张肠管和羊水过多是共同的特征性声像图表现。高位小肠梗阻（空肠近端），超声显示一小段肠管扩张，中、重度羊水过多（图 10.3.1）；而低位小肠（回肠末端）梗阻，则表现为多个扩张的肠环，羊水量正常或轻度增加（图 10.3.2）。

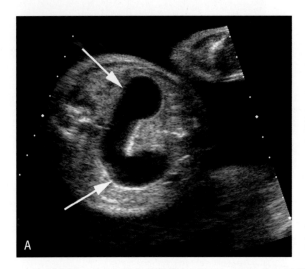
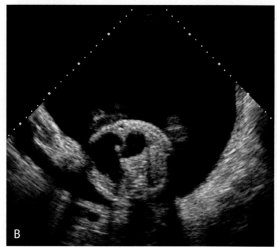

图 10.3.1　**空肠闭锁**。（A）胎儿腹部横切面显示一段扩张的肠管回声（箭头）。（B）显示中、重度羊水过多。

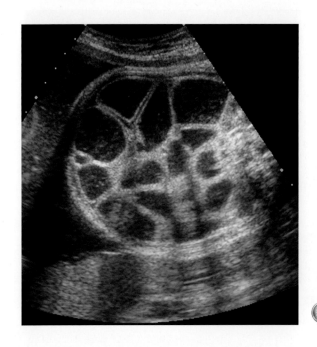

图 10.3.2　**回肠闭锁**。胎儿腹部横切面显示多个扩张的充满液体的肠环，羊水量正常。

10.4　胎粪性腹膜炎

概述和临床特征

胎粪通常只存在于胎儿胃肠道管腔内，若某种原因导致小肠穿孔，胎粪经过破孔漏入胎儿腹腔内，将刺激腹膜引起炎症反应，即胎粪性腹膜炎（meconium peritonitis）。

胎粪漏出后引起化学性腹膜炎，随病程的进展将导致腹腔内出现一系列异常。早期，腹腔内出现异常的液体，呈游离性（腹水）或包裹成胎粪性假性囊肿；随后，腹腔内钙化形成，钙化可发生在肠壁浆膜、肝脏或是胎粪性假性囊肿壁上。

胎粪泄漏通常发生于邻近肠道梗阻的部位，由于梗阻部位附近压力增高，易导致肠管破裂。例如胎粪性腹膜炎可发生在邻近小肠闭锁段或邻近囊性

纤维病胎儿的胎粪性便秘处。但在某些病例，胎粪泄漏的原因并不明确。

超声检查

胎粪性腹膜炎超声表现具有多样性，一定程度上取决于胎粪泄漏与超声检查之间的时间间隔。如果定期随访检查，超声可追踪胎粪性腹膜炎的演变过程（图 10.4.1）：起初可见腹腔内积液，接着可出现不规则的厚壁假性囊肿，且常伴有囊壁的钙化，最后可发现孤立的腹腔内钙化。若仅仅是单次超声检查，可只出现上述征象中的一部分（图 10.4.2 和图 10.4.3）。

当超声发现腹腔内钙化灶或不规则厚壁假性囊肿，可作出胎粪性腹膜炎的诊断。在鉴别诊断中，对于孤立性的腹水而没有其他异常积液支持胎儿水肿，也应考虑胎粪性腹膜炎的可能。

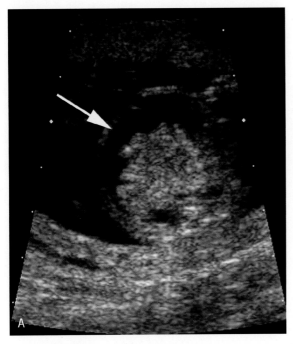
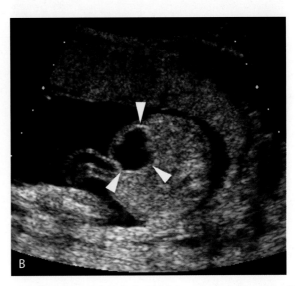

图 10.4.1　**胎粪性腹膜炎：数周内的演变。**（A）妊娠 16 周，胎儿腹部横切面显示中量腹水（箭头）。（B）妊娠 20 周，胎儿腹部横切面显示腹腔内不规则厚壁囊肿（三角箭头）。（待续）

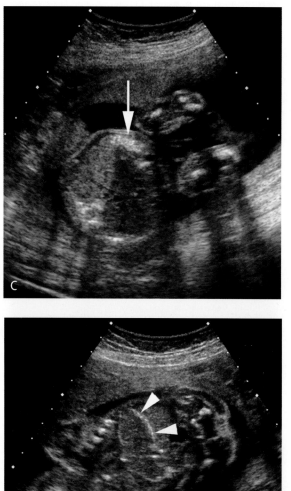

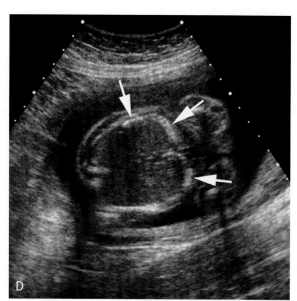

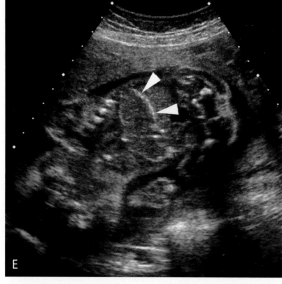

图10.4.1 （续）妊娠23周,胎儿腹腔内显示多发钙化灶,包括（C）团状钙化灶（箭头）、（D）沿腹外围分布的腹膜钙化灶（箭头）、（E）沿肝下缘分布的钙化灶（三角箭头）。

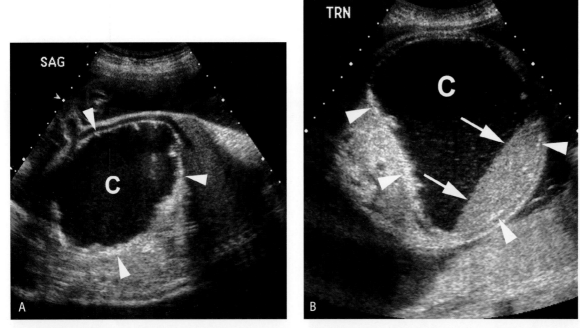

图 10.4.2　**胎粪性腹膜炎：胎粪性假性囊肿。**胎儿腹部矢状切面（A）和横切面（B）显示一巨大不规则囊肿（C）伴有囊壁上强回声（三角箭头），可能是囊壁钙化灶。（B）横切面还显示囊内有碎屑分层沉积（箭头）。

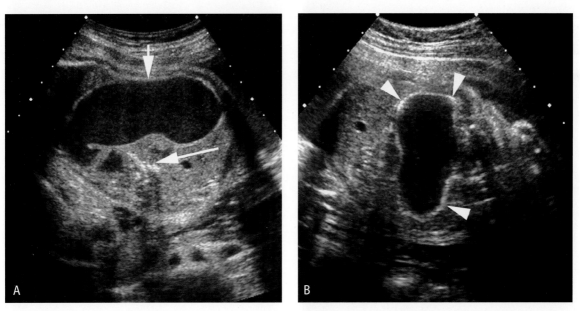

图 10.4.3　**胎粪性腹膜炎：腹腔内钙化灶。**（A）胎儿腹部横切面显示腹腔内扩张肠管回声（短箭头），邻近其逐渐变细的末端可见局灶性钙化灶（长箭头）。（B）胎儿腹部斜切面显示扩张的肠管壁钙化（三角箭头）。

10.5 胆石病

概述和临床特征

子宫内胎儿胆石病（cholelithiasis）非常罕见，在已报道的绝大多数病例中，诱因并不明确，且胎儿多无其他异常表现。

超声检查

超声图像显示胎儿胆囊内实质性回声系胆囊结石或胆泥，通常无法在宫内将二者进行区分，有必要在出生后再次进行超声检查以鉴别。胎儿胆囊内实性回声表现具有多样性（图 10.5.1），包括胆囊腔内单个强回声结构或伴有"振铃状"伪像的多个强回声结构充填部分或全部胆囊腔。

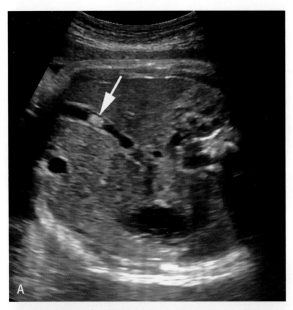

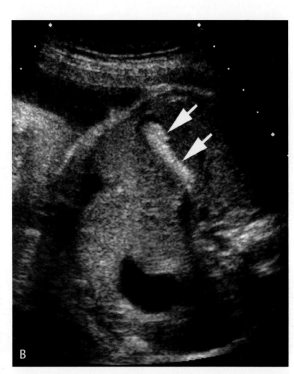

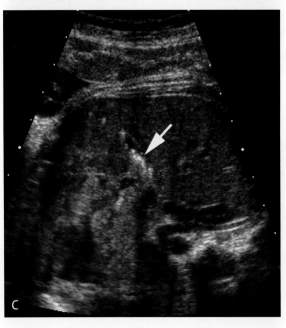

图 10.5.1 **胎儿胆囊内强回声**。三个胎儿腹部横切面显示胆囊内强回声物质（箭头）。囊腔内单个强回声团（A），强回声物质几乎充满整个胆囊腔（B），囊腔内多个强回声伴"振铃状"伪像（C）。

10.6 肝脏肿块、囊肿和钙化灶

概述和临床特征

目前，已有许多关于产前诊断胎儿肝脏实性肿块的文献报道，包括血管内皮瘤、肝血管瘤、肝间叶性错构瘤和转移性神经母细胞瘤等。若肿块血供丰富，伴有粗大血管，会导致胎儿在出现高心输出量心力衰竭的基础上并发水肿。

肝囊肿可单独发生，也可伴发肾脏和胰腺囊肿。

大多数研究报道，胎儿肝内钙化灶诱因不明，且不会给胎儿带来不良后果。这与新生儿肝内钙化灶不同，后者可能与感染（例如巨细胞病毒感染）、血管病变或其他一些疾病有关。

超声检查

肝脏实性肿块常表现为低回声（图 10.6.1），也可呈高回声或混合性回声，多血供丰富。超声检查发现肝脏包块，需明确单发还是多发，是否系肝外来源的肿块（例如肾上腺神经母细胞瘤）。

肝内无回声结构，有光滑的囊壁并伴有后方回声增强，可诊断为肝脏囊肿（图 10.6.2）。若超声发现有管状结构与其相连，可能系先天性胆总管囊肿或者是同时合并了肾囊肿或胰腺囊肿。

肝内钙化灶表现为肝实质内强回声伴声影（图 10.6.3）。单纯性肝内钙化灶需与腹腔内钙化灶相鉴别，因为后者提示胎粪性腹膜炎。

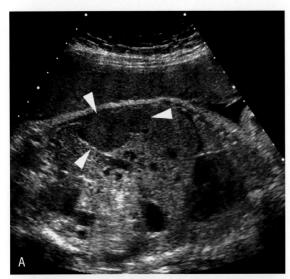

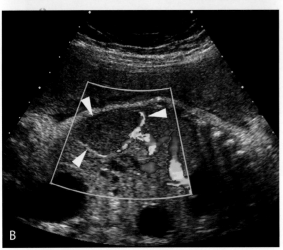

图 10.6.1 **肝脏实性肿块。** 胎儿腹部二维超声（A）和彩色多普勒（B）显示肝内一低回声肿块（三角箭头），周边见条状血流，内部未见血流信号显示。

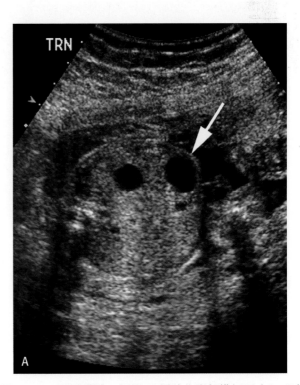

图 10.6.2 **肝脏囊肿。** 妊娠 23 周胎儿腹部横切面（A、B）显示肝内囊肿（箭头，测量游标）的测量值为 1.3cm×1.4cm。（待续）

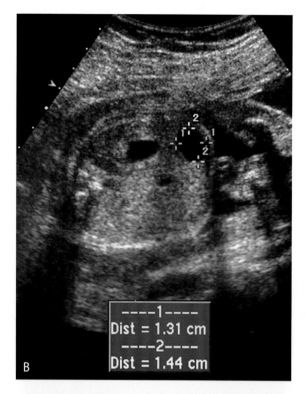

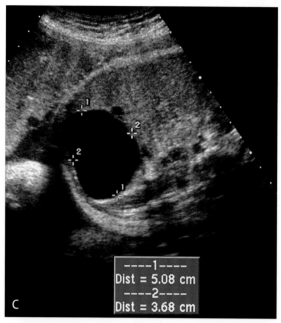

图 10.6.2 （续）妊娠 35 周时，囊肿长大，测量值为 5.1cm×3.7cm（C）。出生后检查证实是肝脏囊肿（D）。

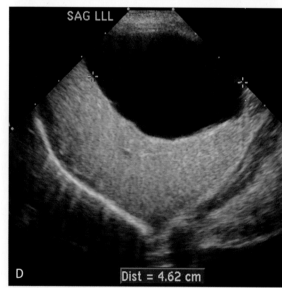

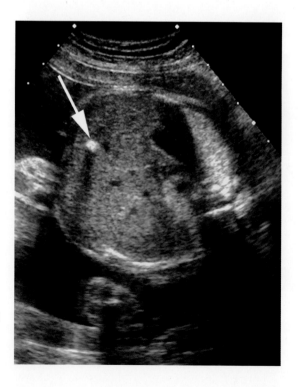

图 10.6.3 **肝内钙化灶。** 胎儿腹部横切面显示肝内钙化灶（箭头），后方伴声影。

（沙晓溪 译）

第 11 章

腹壁

11.1 脐膨出

概述和临床特征

　　脐膨出（omphalocele），是指由于脐部腹壁缺损导致腹腔内容物从脐带基底部向外膨出，膨出物包被有腹膜以及穿行的脐带血管。脐膨出是预测胎儿其他结构缺陷和非整倍体的一项可靠性指标，它与大约 80% 的其他先天性畸形疾病相关，同时与约半数的非整倍体发生相关。非整倍体的发生率还与膨出的内容物有关，膨出物中包含肝脏时，非整倍体的发生率较低，反之则较高。此外，脐膨出还与器官肥大同为 Beckwith–Wiedemann 综合征的组成部分。

超声检查

　　脐膨出超声表现为一边界清楚、形态规则的团块突出于胎儿前腹壁（图 11.1.1）。团块内通常包含肠管，也可能包含肝脏，而其他腹内脏器较少见（图 11.1.2）。彩色多普勒可直接检测到脐带血管穿行于突出的团块（图 11.1.3）。由于脐膨出与其他畸形相关，因此一旦确诊，还应对胎儿进行全面系统性检查。

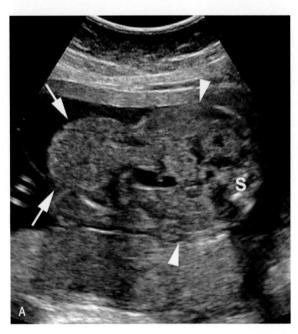
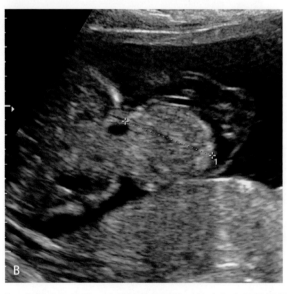

　　图 11.1.1　**脐膨出内容物含有肠管。**（A）胎儿腹部横切面（三角箭头）显示一边界清楚的团块（箭头）由脐带根部向胎儿前腹壁突出（S = 脊柱）。（B）同一胎儿图像，显示突出团块回声不均匀（测量游标），提示内容物中只含有肠管。（待续）

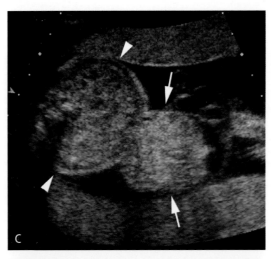

图 11.1.1　（续）(C)另一个胎儿腹部横切面(三角箭头)，显示内容物只含有肠管的较大脐膨出（箭头）。

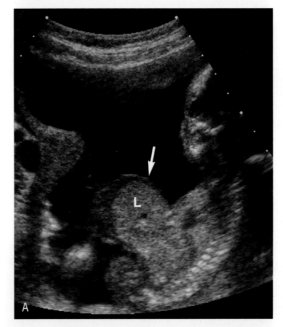

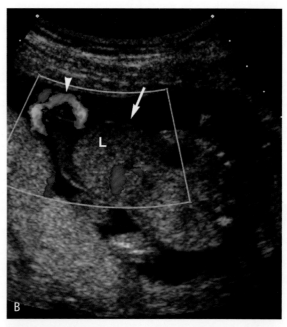

图 11.1.2　**脐膨出内容物含有肝脏。**（A）胎儿矢状切面显示一较大的脐膨出（箭头），内含肝脏样均匀回声（L）。（B）较大脐膨出（箭头）彩色多普勒显示膨出肝脏（L）内的血管，同时可见脐带血管（三角箭头）插入膨出囊。

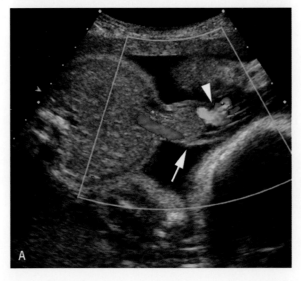

图 11.1.3　**脐带血管穿过脐膨出。**（A）妊娠 29 周患 Beckwith‐Wiedemann 综合征的胎儿腹部横切面，彩色多普勒显示血流信号通过脐血管（三角箭头）穿过一较小的脐膨出（箭头）。（待续）

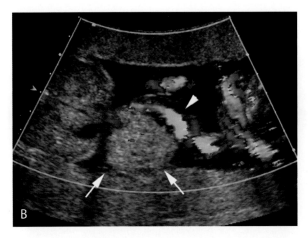

图 11.1.3　（续）（B）对图 11.1.1（C）中的同一胎儿进行彩色多普勒检查，显示脐带血管（三角箭头）穿过一较大的脐膨出（箭头）。

11.2　腹裂畸形

概述和临床特征

腹裂畸形（gastroschisis）是由于脐旁的腹壁全层缺损，致使腹腔内容物，通常是肠管，经该缺口进入羊膜腔。与脐膨出不同的是，脱出的组织无被膜包裹，自由漂浮在羊水中。腹裂畸形缺损常位于脐右侧，年轻的孕妇更易发生，非整倍体少见。约25% 的病例可同时合并其他异常，绝大多数与胃肠道有关，如肠扭转不良。

腹裂畸形预后较好，尤其是只脱出少量肠管的病例。胎儿出生后短期内需要接受修补手术，许多患儿术后常出现胃肠道和感染性并发症，长期的胃肠道并发症比较常见的是吸收障碍。

超声检查

妊娠中期，腹裂畸形的典型超声表现为胎儿前腹壁脐根部一侧不规则软组织团块（图 11.2.1）。随着妊娠进展，脱出肠管会逐渐增多，同时肠管渐进性扩张（图 11.2.2）。由于突出部分的肠管梗阻，可能引起腹内胃（图 11.2.3）和（或）肠管扩张（图11.2.4），同时合并羊水过多。肝脏和其他脏器很少通过腹裂缺损脱出。

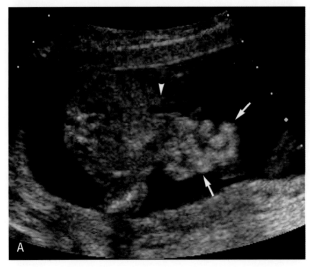
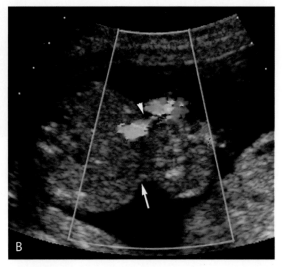

图 11.2.1　**腹裂畸形**。（A）腹部横切面图像显示由胎儿前腹壁突出的肠管回声（箭头）游离漂浮于羊水中，旁边可见脐带（三角箭头）。（B）彩色多普勒显示脐带插入部（三角箭头）紧邻腹壁缺损处（箭头）。

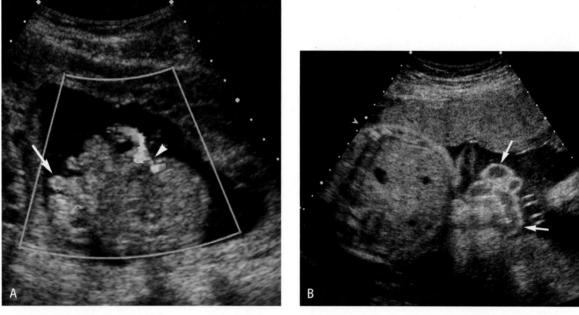

图 11.2.2　**腹裂畸形进展致肠管扩张。**（A）妊娠 18 周胎儿腹部横切面彩色多普勒图像显示未扩张的肠管（箭头）由腹壁缺损处向外脱出，脐带（三角箭头）插入部脐血流信号显示完整。（B）同一胎儿，妊娠 32 周时可见脱出的肠管（箭头）明显扩张。

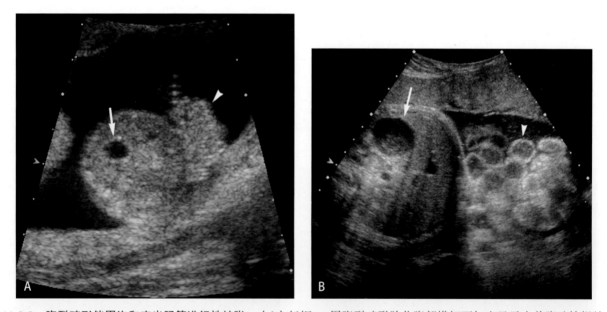

图 11.2.3　**腹裂畸形伴胃泡和突出肠管进行性扩张。**（A）妊娠 16 周腹裂畸形胎儿腹部横切面扫查显示由前腹壁缺损处突入羊膜腔的肠管（三角箭头）未发生扩张，胃泡（箭头）大小正常。（B）同一胎儿，妊娠 34 周腹部图像显示胃泡（箭头）和突出的肠管（三角箭头）均扩张。

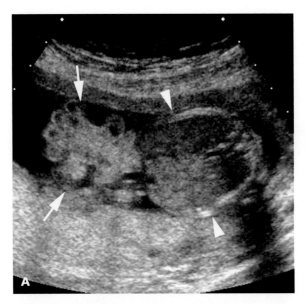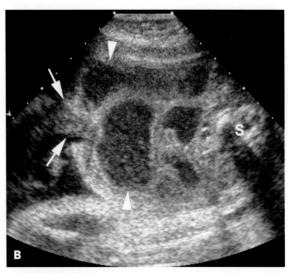

图 11.2.4　**腹裂畸形伴腹腔内肠管进行性扩张。**（A）妊娠 18 周胎儿横切面扫查显示胎儿腹裂畸形（箭头），腹内肠管未见扩张（三角箭头）。（B）同一胎儿，妊娠 30 周图像显示腹腔内多个扩张的肠环（三角箭头），前腹壁缺损可见（箭头）（S = 脊柱）。

11.3　羊膜带综合征

概述和临床特征

羊膜带综合征（amniotic band syndrome）是指妊娠早期羊膜破裂，导致羊膜破损边缘和纤维束与胎儿发生粘连，使胎儿受损害，从而导致各种畸形。常见畸形包括肢体截肢、腹壁和胸壁缺损、面裂及脑膨出等。可多种畸形并存，导致胎儿躯干、脊椎和头部明显受损，畸形也可仅发生在单一肢体。预后取决于畸形的严重程度。

超声检查

当超声检查发现胎儿非对称性肢体截肢或者非典型性的腹壁或颅骨缺损时应首先怀疑羊膜带综合征。通常可见明显的羊膜束带和（或）纤维束带穿过妊娠囊与胎儿相连（图 11.3.1）。肢体截断是羊膜带综合征的最常见后遗症，可见肢体远端部分缺失（图 11.3.2 和图 11.3.3）。至超声诊断肢体截断时，可能已看不到有纤维束带穿过胎囊。

羊膜带综合征累及躯干部分，引起胎儿腹部和（或）胸部明显畸形，可导致胸腹部内容物脱入羊膜腔和脊柱畸形。若束带累及头部，可见颅骨畸形或缺损，通常伴有脑膨出，因此该病的超声表现具有多样性。

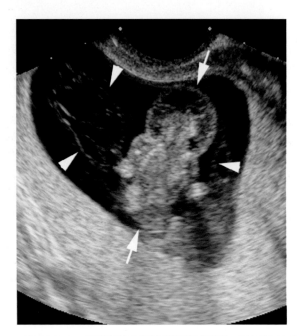

图 11.3.1　**羊膜带综合征伴束带穿过胎囊。**对妊娠 11 周的孕妇行阴道超声扫查，可见多条羊膜和纤维束带（三角箭头）穿过胎囊并与胎儿相连（箭头）。

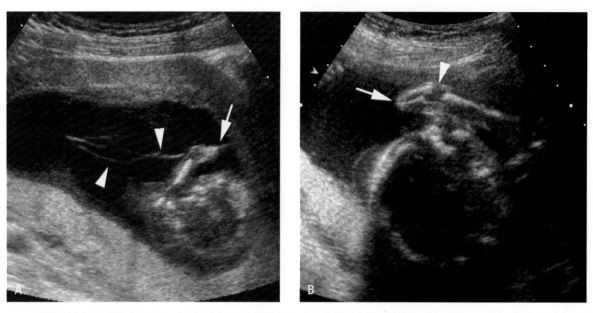

图 11.3.2　**羊膜带综合征伴肢体截断。**（A）超声显示多条束带（三角箭头）穿过胎囊与胎儿前臂中部（箭头）相连，同时胎儿前臂远端和手缺如。（B）同一胎儿，妊娠 21 周时超声检查显示肘部（三角箭头）远端的前臂（箭头）出现中断，至此穿过羊膜腔的束带将不易再显示。

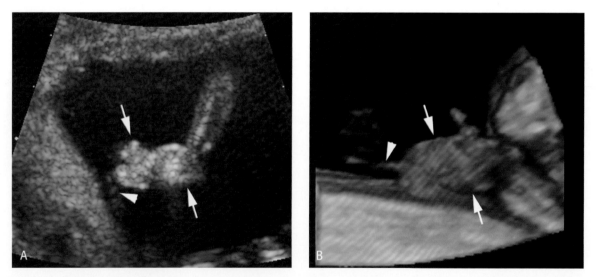

图 11.3.3　**羊膜带综合征伴手异常。**二维灰阶（A）及三维超声（B）图像显示粘连的束带（三角箭头）引起异常的连指手套形手（箭头）。

（沙晓溪　康　彧译）

第 12 章

泌尿生殖道

娠出现胎儿双侧肾缺如的情况非常罕见。

12.1 单侧和双侧肾缺如

概述和临床特征

肾缺如（renal agenesis）可能为单侧或双侧，是由于胚胎发生早期输尿管芽不发育造成的。单侧肾缺如的发病率约 3/10 000，此时子宫内胎儿的另一肾脏代偿性发育，肾功能可以保持正常。单侧肾缺如常伴有生殖道畸形，如双角子宫或其他子宫重复性畸形，预后较好。

双侧肾脏未发育所致双肾缺如是致死性畸形，男性比女性更常见，男∶女 = 2.5∶1。双侧肾缺如导致严重的羊水过少，造成子宫壁和胎儿之间缺乏具有缓冲作用的羊水，进而压迫生长中的胎儿，使之出现一系列的变形，如肺发育不良、异常面容、肢体畸形如畸形足等。双侧肾缺如引起的并发症及相关异常统称为 Potter 综合征。双侧肾缺如的胎儿可存活至分娩，出生后很快死于肺发育不良。再次妊

超声检查

单侧肾缺如的超声诊断基于胎儿一侧肾脏未显示（图 12.1.1）。彩色多普勒可提供支持证据，即主动脉只发出一支肾动脉。孤立肾通常因代偿作用使其大于实际孕龄。

在诊断单侧肾缺如时应注意避免两个可能的错误：一是将肾上腺误认为肾脏而漏诊，二是没有注意到一侧肾脏为异位肾（如盆腔肾）而误诊。漏诊前者可能因肾上腺在肾窝呈长条形（"平卧征"，图 12.1.1），通过识别肾上腺不具有肾脏的内部结构，如肾皮质、肾椎体和中央窦，可避免将长条形的肾上腺误认为肾脏；避免第二种错误的方法是通过扫查胎儿盆腔和下腹部，以确定没有异位的肾脏存在。

与单侧肾缺如相关的还有单侧肾发育不良，此时一侧肾脏大小正常，而另一侧肾脏较小（图 12.1.2）。

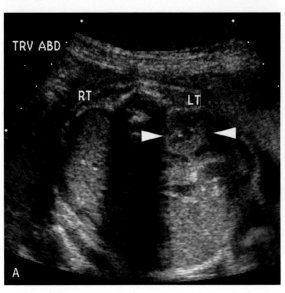
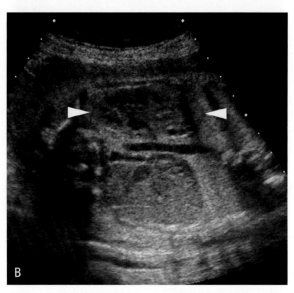

图 12.1.1　**单侧肾缺如**。（A）胎儿腹部横切面显示左肾（三角箭头），右侧未见肾脏显示。（B）腹部冠状切面探及左肾（三角箭头），右肾未显示。（待续）

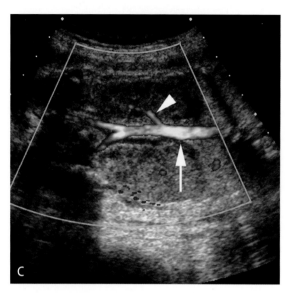

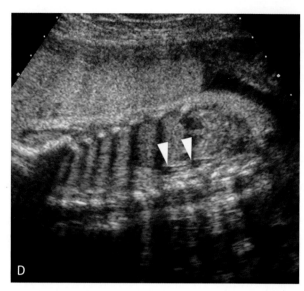

图 12.1.1 （续）（C）腹部冠状切面彩色多普勒显示左肾动脉（三角箭头）发自腹主动脉（箭头），右肾动脉未探及。（D）另一例单侧肾缺如胎儿，在未探及肾脏的位置，可见肾上腺（三角箭头）呈长条形。

大约从妊娠 16 周起，超声可诊断双侧肾缺如，确诊的依据是肾脏和膀胱未显示，同时伴有严重的羊水过少（图 12.1.3）。双侧肾缺如其他的常见声像表现还包括头部狭长、胸廓狭小，系子宫对胎儿的压迫所致。由于双侧肾缺如属致死性畸形，加之胎儿周围缺乏足够的羊水环绕使超声图像欠佳，故需在胎儿腹部及盆腔仔细搜寻肾脏和膀胱后才能作出双侧肾缺如的诊断。与单侧肾缺如一样，避免将腹部单侧或双侧呈"平卧征"的肾上腺误诊为肾脏至关重要。

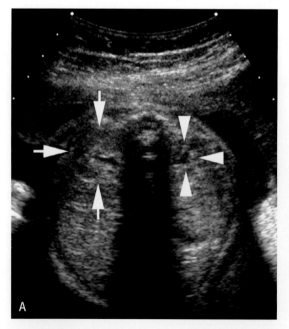

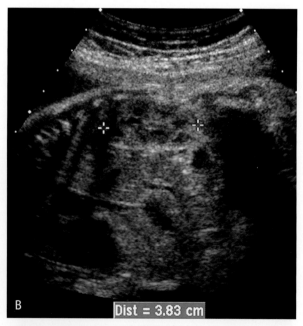

图 12.1.2 单侧肾发育不良。（A）胎儿腹部横切面显示大小正常的肾脏（箭头）和一个较小的肾脏（三角箭头）。对右肾（B）和左肾（C）进行测量（测量游标），可看出二者大小存在明显差异。（待续）

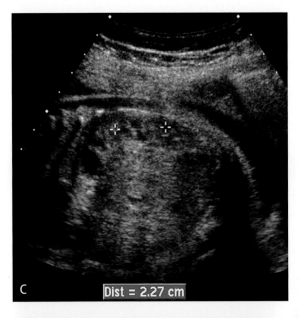

Dist = 2.27 cm

图 12.1.2　（续）

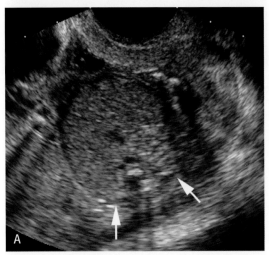

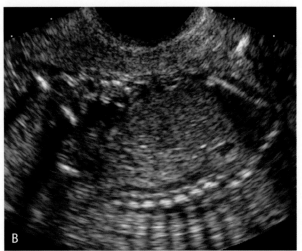

图 12.1.3　**双侧肾缺如。**（A）胎儿腹部横切面，双侧肾窝均无肾脏（箭头）显示，腹部周围无羊水。（B）矢状切面图像显示严重羊水过少，胎儿无羊水环绕。

12.2　肾积水概述

概述和临床特征

肾积水（hydronephrosis）是指胎儿肾脏集合系统的扩张。其病因有尿路梗阻、膀胱输尿管反流以及泌尿道和腹部肌肉组织发育不良（梅干腹综合征）。尿路梗阻最常见的部位是肾盂输尿管移行部（UPJ），其次梗阻还可发生在输尿管、输尿管膀胱连接处以及尿道。

超声检查

在中、晚孕期声像图中，胎儿肾盂内可见少量

液体是正常的（图 12.2.1），当集合系统过度扩张时可诊断肾积水。更明确地讲，当肾盏扩张时可诊断肾积水（图 12.2.2），或妊娠 20 周前肾盂前后径（在肾脏横切面测量）≥ 7mm（图 12.2.3）、妊娠 20 周后肾盂前后径 ≥ 10mm 亦可诊断。由于肾积水可在孕期的任何阶段出现，妊娠 20 周前肾盂宽度在 4 ~ 6mm 或妊娠 20 周后 5 ~ 9mm 可谨慎判定为可能存在或临界肾积水。尽管绝大多数临界肾积水的病例在妊娠后期消退（图 12.2.4），但有些病例进展并确诊为肾积水（图 12.2.5）。

当诊断一侧肾积水后，应同时评估对侧肾，以确定是单侧肾积水还是双侧肾积水。还应检查肾实质是否存在发育不良。输尿管、膀胱的声像图非常重要，可确定尿路扩张的最低部位。评价羊水量可

提示尿液产生和肾脏功能。另外，还需要仔细扫查胎儿是否合并其他畸形，因为一种胎儿畸形的存在增加了合并其他畸形的风险，肾积水与唐氏综合征亦有关联。

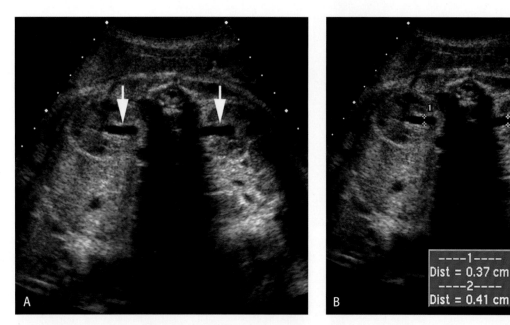

图 12.2.1　**肾盂内正常液体。**（A）妊娠36周胎儿腹部横切面显示双侧肾盂有少量液体（箭头）。（B）每一侧肾盂前后径约4mm（测量游标）。

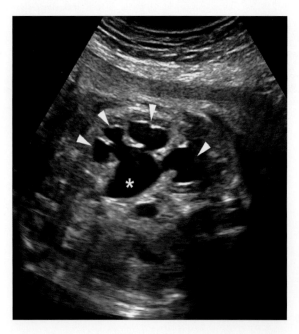

图 12.2.2　**根据肾盏扩张诊断肾积水。**胎儿肾脏图像显示肾盏扩张（三角箭头），肾盂内可见较多液体（ * ）。

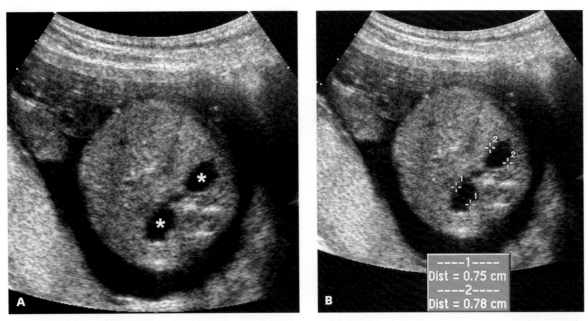

图 12.2.3　**根据肾盂扩张诊断肾积水。**（A）妊娠 19 周胎儿双侧肾盂积水扩张（＊）。（B）在腹部横切面测量肾盂前后径（测量游标）分别为 7.5mm 和 7.8mm，就该孕龄阶段而言，测值均异常增大。

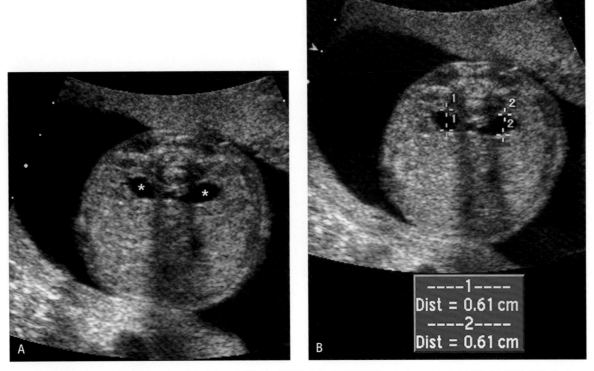

图 12.2.4　**临界肾积水，后来消退。**（A）妊娠 22 周胎儿双侧肾盂内均可见液体（＊）。（B）双侧肾盂前后径均为 6.1mm（测量游标），属临界肾积水。（待续）

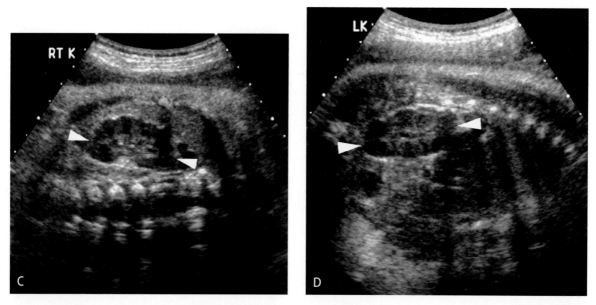

图 12.2.4　（续）妊娠 39 周时，右肾（C）和左肾（D）显示正常（三角箭头）。

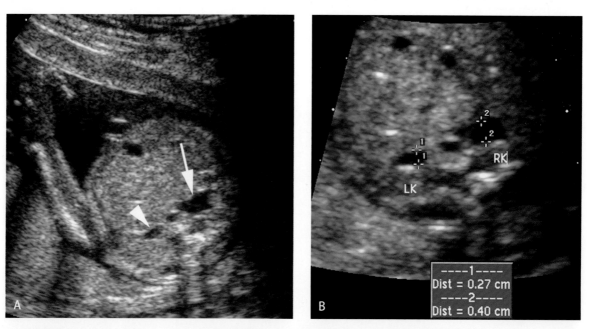

图 12.2.5　临界肾积水进展为肾积水。（A）妊娠 19 周时，右侧肾盂积液（箭头）多于左侧肾盂（三角箭头）。（B）右侧肾盂测值 4mm，属临界肾积水；左侧肾盂测值正常，为 2.7mm。（待续）

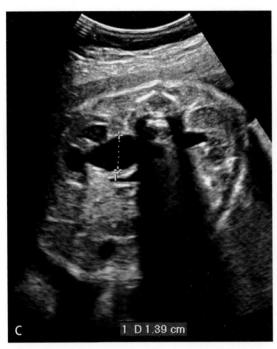

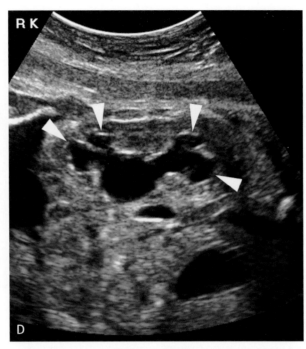

图 12.2.5　（续）（C）妊娠 32 周时，右侧肾盂 13.9mm（测量游标）和（D）肾盏扩张（三角箭头），确诊为肾积水。

12.3　肾盂输尿管连接处梗阻

概述和临床特征

　　肾盂输尿管连接处梗阻（ureteropelvic junction obstruction），梗阻发生在肾盂和邻近的输尿管接合处，是新生儿肾积水最常见的原因。双侧梗阻的病例约占 30%，男性比女性多见。进展至肾发育不良比较罕见，除非是严重的长期阻塞。

超声检查

　　超声表现为肾积水而无输尿管扩张，即可诊断为肾盂输尿管连接处梗阻。可是单侧（图 12.3.1），也可是双侧（图 12.3.2）。羊水量一般可正常，但梗阻严重或者为双侧梗阻时可出现羊水过少。由肾盂输尿管连接处梗阻所致肾发育不良很少见，但是发现肾实质回声异常或者含有囊肿时则应怀疑。

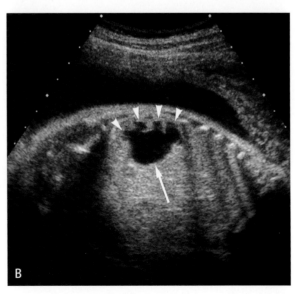

图 12.3.1　**单侧肾盂输尿管连接处梗阻。**（A）胎儿腹部横切面扫查显示肾盂扩张（测量游标），前后径 17.7mm，合并肾盏扩张（三角箭头）。对侧肾脏显示正常（箭头）。（B）冠状切面显示肾盂（箭头）和肾盏（三角箭头）扩张，而无输尿管扩张。

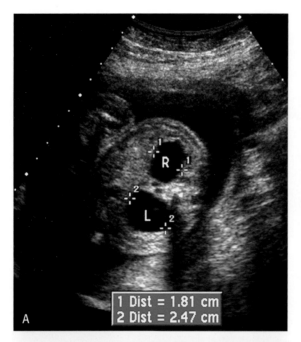

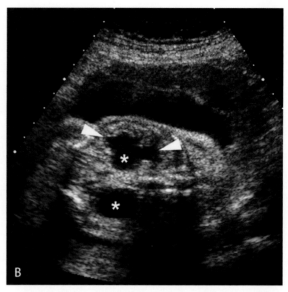

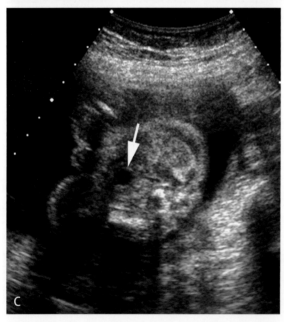

图 12.3.2　**双侧肾盂输尿管连接处梗阻。**（A）胎儿腹部横切面显示双侧肾盂扩张（测量游标），右侧测值 18.1mm，左侧 24.7mm，羊水量正常。（B）胎儿腹部冠状切面显示双侧肾盂扩张（*），一侧有肾盏扩张（三角箭头），没有迹象显示输尿管扩张。（C）胎儿膀胱（箭头）无膨胀。联合检查所见：双侧肾盂积水、输尿管无扩张、膀胱无膨胀和羊水量正常，提示双侧肾盂输尿管连接处梗阻。

12.4　膀胱输尿管反流和先天性巨输尿管

概述和临床特征

　　正常情况下，尿液从肾脏向膀胱单向流动，输尿管蠕动推动尿液流向膀胱。输尿管斜穿膀胱壁呈一钝性角度，该构型充当一瓣膜的角色，可防止尿液从膀胱向输尿管反流。

　　输尿管可出现两类问题。一是如果输尿管穿过膀胱壁的走行异常陡而短，就会造成尿液从膀胱反流到输尿管。反流通常是双侧的，男性比女性更常见。膀胱输尿管反流（vesicoureteral reflux）通常在宫内自然消退，或出生后 1 ~ 2 年消失。如果分娩时存在反流，直到消退前婴儿都存在尿路感染的风险，对于出生后的大多数病例，恰当的处理是预防性使用抗生素，直到反流消失。出生时病情严重和反流未能消失的病例，可选择手术矫治。

影响输尿管的第二类问题是尿液通过输尿管受阻，该类异常最常见的是远端输尿管不蠕动所引起功能性梗阻，即先天性巨输尿管（primary megaureter）。该畸形预后良好，一般情况下不需处理，严重的需要手术切除病变输尿管。此外，引起输尿管尿流梗阻的少见异常包括输尿管网状改变和狭窄。

超声检查

胎儿膀胱输尿管反流和先天性巨输尿管的产前超声表现类似，具有特征性的表现是肾积水和输尿管积水（图 12.4.1 和图 12.4.2）。严重的病例，输尿管显著扩张和扭曲；较轻的病例可能误诊为肾盂输尿管移行处狭窄阻塞或者由于间断性的肾积水和输尿管积水而被漏诊。

膀胱输尿管反流和先天性巨输尿管的声像图相同，在宫内通常无法对二者进行鉴别，出生后可通过排尿式膀胱尿道造影和静脉肾盂造影进行特异性诊断。

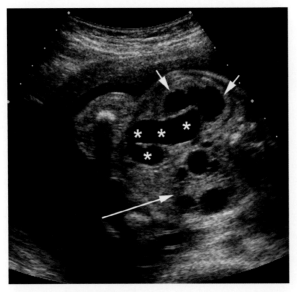

图 12.4.1　**先天性巨输尿管**。胎儿腹部横切面图像显示肾盏扩张（短箭头）、输尿管迁曲扩张（＊），出生后诊断为先天性巨输尿管。对侧肾脏是多囊性肾发育不良（长箭头）

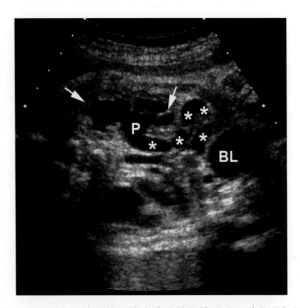

图 12.4.2　**先天性巨输尿管或膀胱输尿管反流**。胎儿腹部冠状切面图像显示肾盏扩张（箭头）、肾盂扩张（P）、输尿管迁曲扩张（＊）及膀胱大小正常（BL）。胎儿出生后很快死亡，未对先天性巨输尿管和膀胱输尿管反流二者进行鉴别。

12.5 后尿道瓣膜和尿道闭锁

概述和临床特征

尿道梗阻的主要原因是后尿道瓣膜，几乎均发生于男性，另一个原因是尿道闭锁，男女均可发生。

尿道完全梗阻预后很差，因为胎儿有可能合并双侧肾发育不良和肺发育不良。后者的发生原因与胎儿双侧肾缺如相似：尿液产生减少导致严重的羊水过少，进而子宫壁的压力作用于胎儿胸腔，限制了肺的生长。肾发育不良系肾集合系统压力增高所致。一些病例，产前经皮在胎儿膀胱和羊膜腔之间放置一分流导管，可改善其预后。

超声检查

尿道梗阻的超声表现包括双侧肾积水、膀胱扩张和羊水过少。其他表现还有肾皮质发育不良、双侧输尿管积水、膀胱壁增厚以及后尿道扩张（图 12.5.1 和图 12.5.2）。

肾脏集合系统的高压力可导致肾盏破裂，此时可出现肾周间隙积液（图 12.5.3）或游离的腹腔积液（腹水）。

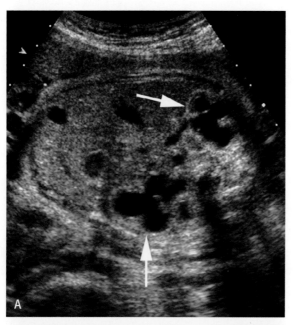

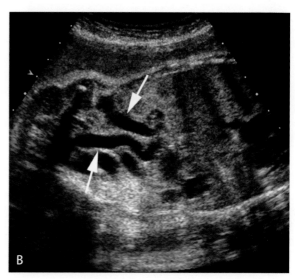

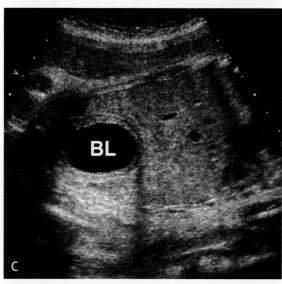

图 12.5.1 **后尿道瓣膜。** 妊娠 32 周胎儿腹部图像显示严重的羊水过少，(A)双侧肾积水(箭头)、(B)双侧输尿管积水（箭头）和（ C ）膀胱（BL）扩张且壁增厚。

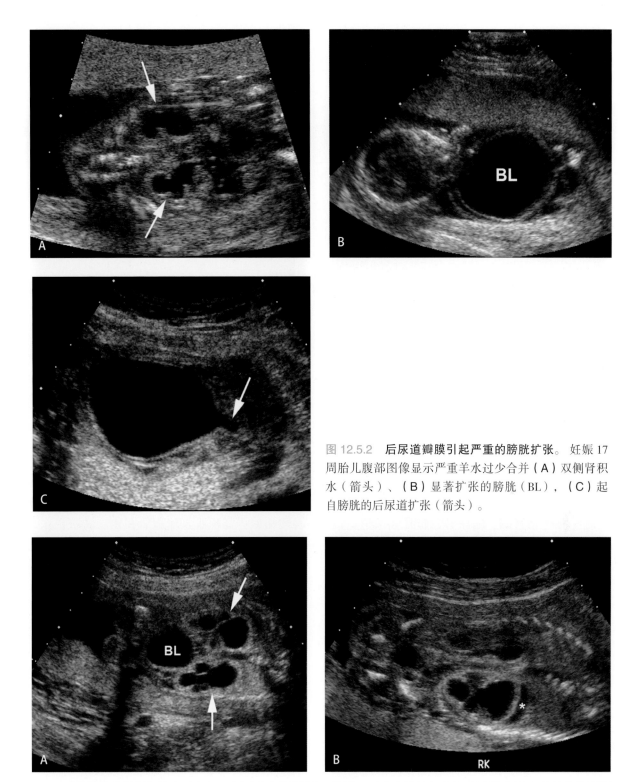

图 12.5.2　**后尿道瓣膜引起严重的膀胱扩张。** 妊娠 17 周胎儿腹部图像显示严重羊水过少合并（A）双侧肾积水（箭头）、（B）显著扩张的膀胱（BL），（C）起自膀胱的后尿道扩张（箭头）。

图 12.5.3　**尿道梗阻合并肾盏撕裂。**（A）妊娠21周胎儿腹部冠状切面图像显示积水性的肾发育不良（箭头）和轻度扩张的膀胱（BL）。（B）1 天后，在邻近右肾上极（RK）出现少量肾周积液（ * ）。（待续）

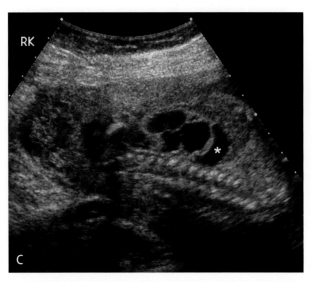
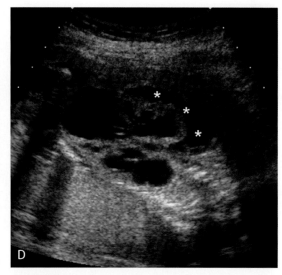

图 12.5.3 （续）2 天后（C）和 4 天后（D）超声可见肾周积液（＊）逐渐增多。

12.6　梅干腹综合征

概述和临床特征

梅干腹综合征（Prune Belly 综合征）是一种罕见的先天性畸形，发病率约为 1/40 000，以腹壁肌肉全部或部分缺失和泌尿系统扩张为特征，典型的泌尿系统扩张包括肾脏、输尿管、膀胱和尿道。该病几乎只累及男性，常合并隐睾。由于腹壁肌肉组织缺乏和膀胱扩张引起腹胀，导致出生后胎儿腹壁伸展和皮肤皱缩。

梅干腹综合征婴儿的预后，取决于出生前泌尿系统扩张的程度。严重的病例，由于宫内双侧肾脏发育不良、肺发育不良，胎儿出生后无法成活。对于不太严重的尿路梗阻，尽管婴儿易出现尿路感染，但预后还是比较好。梅干腹综合征的病因目前还不清楚。

超声检查

梅干腹综合征的声像图表现与其他尿道梗阻的表现相似：肾积水、输尿管积水、膀胱扩张，在许多病例中还可出现羊水过少。如果存在上述表现，可能系梅干腹综合征，但其可能性要小于常见的后尿道瓣膜所致的尿道梗阻。如果存在尿路扩张，但羊水量正常，则梅干腹综合征是最可能的诊断（图 12.6.1）。同样，如果发现尿道海绵体部扩张，则最有可能的诊断是梅干腹综合征。

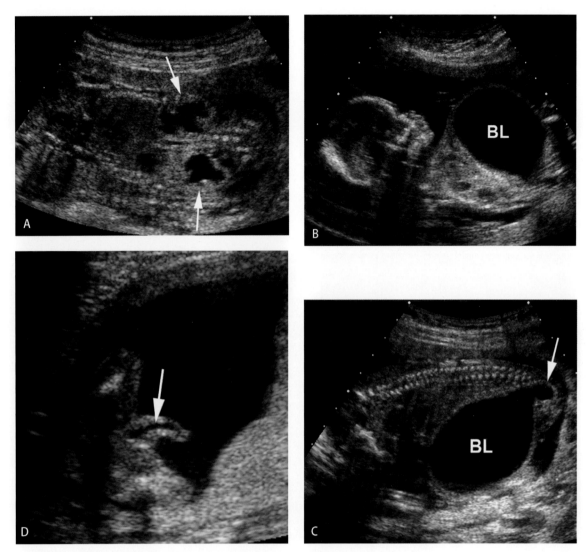

图 12.6.1　**妊娠 17 周梅干腹综合征。**（A）冠状切面图像显示双侧肾脏重度肾积水（箭头）。（B）膀胱（BL）显著扩张，造成腹部重度膨隆。（C）后尿道（箭头）扩张。（D）尿道海绵体部（箭头）扩张。上述图像中羊水量均正常。终止妊娠，病理检查显示囊性肾发育不良、膀胱扩张和显著的腹壁肌肉发育不良，符合梅干腹综合征。

12.7　多囊性肾发育不良和梗阻性肾发育不良

概述和临床特征

多囊性肾发育不良（multicystic dysplastic kidney）是由大小不等、互不相通的囊肿取代正常肾实质而形成的无功能性肾脏。通常是单侧发生，但有 40% 的病例对侧肾脏存在异常，以肾盂输尿管连接处梗阻最为常见。极少见的病例，多囊性肾发育不良发生于双侧。

如果是单侧的多囊性肾发育不良且对侧肾脏正常，则肾功能往往正常且预后良好。病变肾脏可能因压迫周围器官而引起一些问题，但并没有手术切除的必要，病变肾脏会在出生后自然整体萎缩。

如果对侧肾脏同时存在严重的异常且肾功能减低，则预后很差。双侧多囊性肾发育不良的预后尤其差，是一种致死性异常，功能上类似于双侧肾脏缺如。

通常认为多囊性肾发育不良的病因与肾盂或上段输尿管水平的完全梗阻或闭锁有关。有研究认为，发育中的肾脏在妊娠 10 周以前若存在出口的梗阻，就会导致肾发育不良，肾实质被囊肿所充满。

另一种肾发育不良由尿路完全或不完全梗阻进展而来，发生较晚，通常在妊娠 10 周以后。这种类型的肾发育不良，梗阻部位可位于任何水平（如肾盂输尿管移行处、输尿管膀胱连接处或膀胱出口）。

早期单侧或双侧肾脏积水，然后进展为肾实质发育不良。发生于后期梗阻所致的肾发育不良，典型的显微镜下（而不是肉眼观）特征是囊肿和皮质变薄，多囊性肾发育不良改变少见。

超声检查

多囊性肾发育不良表现为肾窝处一由大小不等囊肿组成的团块（图 12.7.1）。囊肿可以很大，多囊性肾发育不良的肾脏通常比正常肾脏更大。如果在孕期进行多次检查，可发现多囊性肾发育不良的

肾脏大小增加或减小，羊水量一般正常。由于对侧肾脏通常也存在异常，故应该仔细检查对侧肾脏，以明确是否存在对侧多囊性肾发育不良、梗阻或发育不良。当一侧肾脏是多囊性肾发育不良且合并羊水过少时，仔细评估对侧肾脏尤为重要。

如果肾发育不良是由妊娠 10 周后的完全性或不完全性梗阻所致，发育不良的肾脏可有多种不同的超声表现。最常见的是肾皮质变薄和回声异常增强（图 12.7.2），偶尔会出现多个小的皮质囊肿（图 12.7.3）或者多个大的互不相通的囊肿，即典型的多囊性肾发育不良的超声特征（图 12.7.4）。

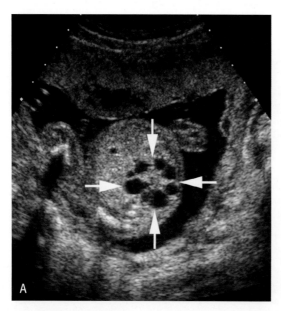
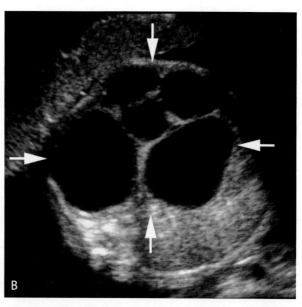

图 12.7.1　**多囊性肾发育不良**。（A）妊娠 21 周胎儿腹部横切面图像显示一具有多个囊泡的团块（箭头），位于腹后部一侧，为多囊性肾发育不良。（B）另一妊娠 33 周胎儿横切面图像显示巨大的多囊性肾发育不良（箭头）。

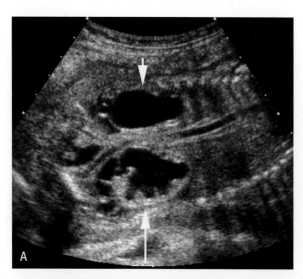
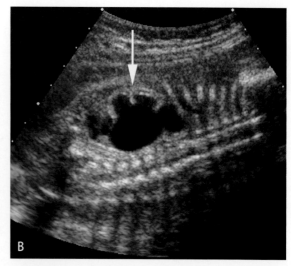

图 12.7.2　**尿道梗阻所致肾发育不良伴皮质变薄**。（A）妊娠 23 周胎儿腹部冠状切面图像显示双侧肾积水、肾皮质变薄（箭头），左肾回声明显增强（长箭头）。（B）另一肾脏长轴切面图像进一步证实左肾（长箭头）皮质变薄并且回声增强。

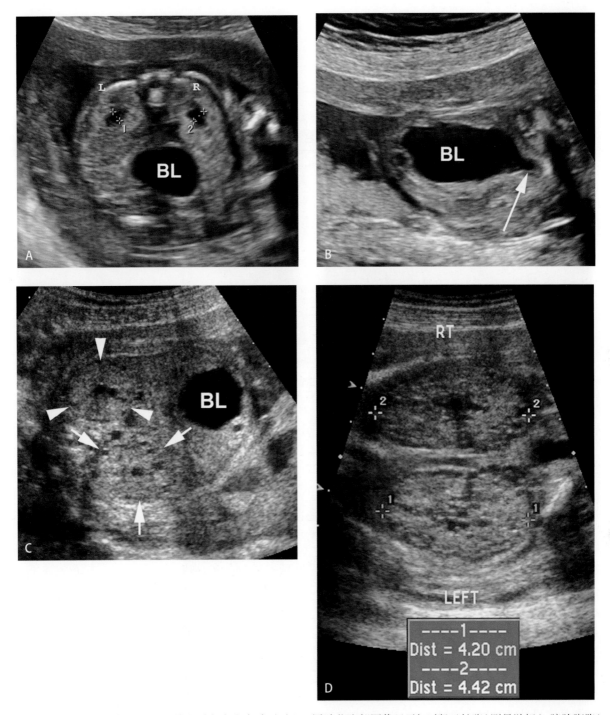

图 12.7.3　尿道梗阻所致肾发育不良伴皮质多发小囊肿。妊娠 18 周胎儿腹部图像显示（A）肾盂扩张（测量游标）、膀胱膨胀（BL），（B）后尿道扩张（箭头），合并羊水过少。（C）妊娠 22 周显示肾脏（箭头和三角箭头）内部较多不均质细小囊肿，符合肾发育不良。（D）妊娠 22 周胎儿冠状切面图像显示肾实质回声不均质。

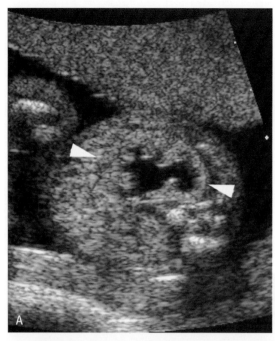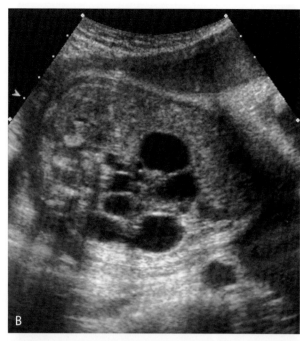

图 12.7.4　**肾盂输尿管移行处梗阻致肾发育不良伴多个较大皮质囊肿。**（A）妊娠 18 周胎儿腹部横切面图像显示左肾积水（三角箭头），输尿管未见扩张。（B）妊娠 33 周时，肾实质被多个较大的囊肿取代，提示肾发育不良。

12.8　遗传性多囊肾

概述和临床特征

常染色体隐性遗传性多囊肾（autosomal recessive polycystic kidney disease），过去称为婴儿型多囊肾，是一种以肾小管囊性扩张为特征的遗传性疾病。有些病例还同时合并肝纤维化。由于肾脏的异常导致肾功能受损或无功能，其预后不良。肾衰竭最初发生的时间不定，有的病例肾衰竭发生于宫内，因严重的羊水过少使胎儿出现肺发育不良（与双肾缺如的胎儿类似），在这种情况下，新生儿可能会因肺发育不良在分娩时死亡。另有一些病例肾衰竭在出生后几年才发生，此时往往已进展为肝纤维化。

常染色体显性遗传性多囊肾（autosomal dominant polycystic kidney disease），又称成人型多囊肾，是以双侧肾囊肿为特征的另一种遗传性疾病。该疾病与常染色体隐性遗传的区别是发生较晚（一般在青少年晚期或者成年早期）和肾脏出现较大的囊肿。有极少数常染色体显性遗传多囊肾病例可发生于宫内，当父母一方患有此疾病，胎儿肾脏存在异常，则应怀疑此病。

超声检查

常染色体隐性遗传性多囊肾在宫内的超声表现取决于起病的时间和严重程度。如果在产前起病，典型的超声表现是双侧肾脏增大、回声增强（图12.8.1）。如果产前疾病严重足以导致肾衰竭，出现严重的羊水过少及膀胱不充盈。发生在出生后的病例，宫内超声表现为肾脏回声增强或正常。

许多病理学表现不同的疾病也可能出现肾脏回声增强，包括常染色体显性遗传多囊肾（图12.8.2）。肾脏回声增强但大小正常可能是正常的变异。当产前超声图像发现肾脏回声增强时，观察膀胱内的尿量和估测羊水量很重要。出生后的肾功能检查可用来鉴别是病理状态还是正常变异。

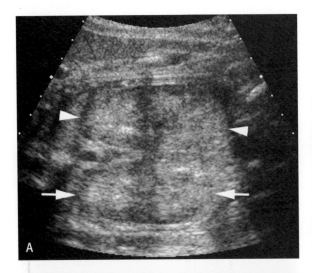

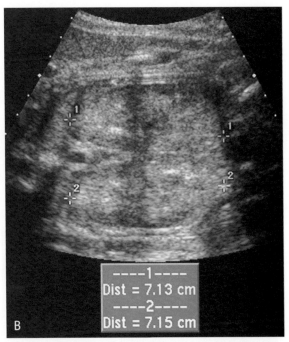

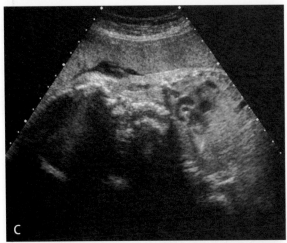

图 12.8.1　**常染色体隐性遗传性多囊肾。**（A）妊娠 33 周胎儿双肾（三角箭头和箭头）回声不均质。（B）肾脏增大，长度超过 7cm，远远超过妊娠 33 周的正常长度 4cm。（C）胎儿的头部、颈部和胸部图像显示严重羊水过少。上述表现符合常染色体隐性遗传性多囊肾所致的肾衰竭。

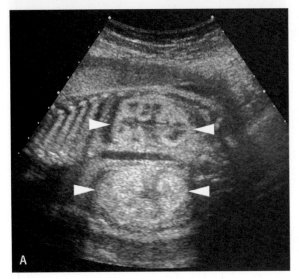

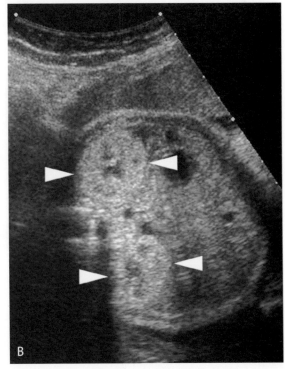

图 12.8.2　**常染色体显性遗传性多囊肾。**（A）妊娠 31 周胎儿腹部冠状切面和横切面（B）图像显示肾脏回声增强（三角箭头），羊水量正常。胎儿的母亲患有常染色体显性遗传性多囊肾，结合超声图像和家族史，诊断常染色体显性遗传性多囊肾成立。

12.9 异位肾

概述和临床特征

异位肾（renal ectopia）是指单侧或双侧肾脏不在正常位置。新生儿的发病率为1/1200，盆腔异位肾是最常见的类型。少数异位肾属于马蹄肾，即两侧肾脏下极在下腹部脊柱前方融合；亦或呈交叉融合异位肾，即一个肾脏与对侧肾脏的下极融合。异位肾增加了发生尿路梗阻的风险。

超声检查

当一侧肾窝空虚，盆腔内团块具有肾脏声像图特征：肾脏的形状和皮质呈高回声并伴有低回声的锥体（图12.9.1），即可诊断为盆腔异位肾。诊断马蹄肾时，可见肾实质在胎儿腹主动脉和下腔静脉前方越过中线（图12.9.2）。交叉融合肾，一侧肾窝空虚，对侧肾脏变长且下极形状不规则（图12.9.3）。在一些病例中，如果存在尿路梗阻，一侧或双侧肾脏将出现肾积水，并可能导致肾实质发育不良。

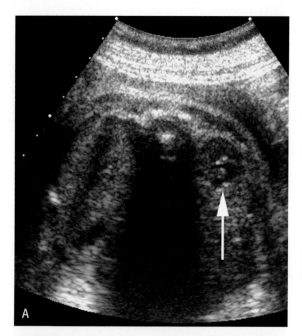
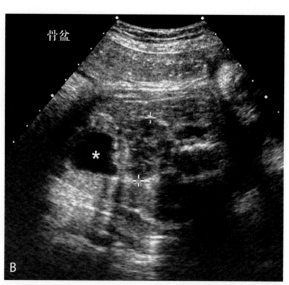

图 12.9.1 **盆腔异位肾。**（A）胎儿腹部横切面图像显示一正常肾脏（箭头）位于脊柱一侧，而另一侧无肾脏。（B）盆腔内可见一个肾脏（测量游标），位于膀胱（*）上方。

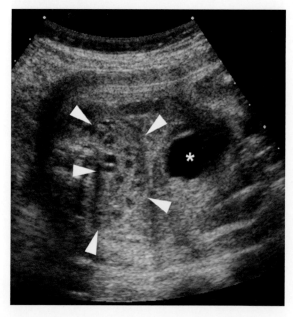

图 12.9.2 **马蹄肾。** 胎儿腹部斜切面图像显示单个的呈马蹄形肾脏（三角箭头），在膀胱（*）后方延伸越过中线。

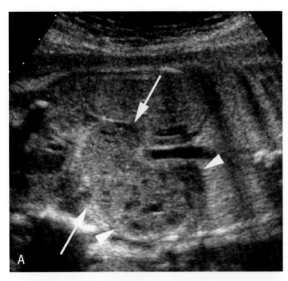
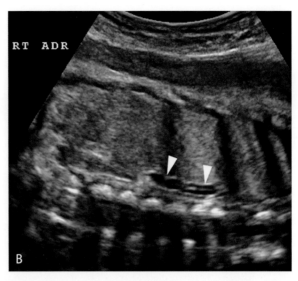

图 12.9.3　**交叉融合异位肾。**（A）胎儿腹部冠状切面图像显示左肾（三角箭头）在正常位置，另一个肾脏（箭头）与其下极融合，延伸并轻微越过中线。（B）右侧肾上腺（三角箭头）因右肾窝无肾脏而呈"平卧征"。

12.10　中胚层肾瘤

概述和临床特征

中胚层肾瘤（mesoblastic nephroma）是最常见的胎儿实性肿瘤，该肿瘤发生率低，是肾脏的一种错构瘤。Wilms 肿瘤，是另一种实性肿瘤，可发生于胎儿期或儿童期，在胎儿期比中胚层肾瘤更少见。

超声检查

中胚层肾瘤超声表现为一实质性、相对均匀的肿块取代胎儿肾脏的部分（图 12.10.1）或全部（图 12.10.2）。由于产前声像图表现无法将中胚层肾瘤与 Wilms 肿瘤相鉴别，故其确诊有赖于出生后的手术证实。

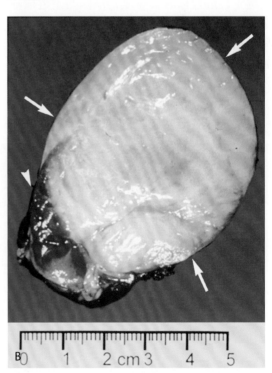

图 12.10.1　**中胚层肾瘤占据了胎儿肾脏的大部分。**（A）肾脏矢状切面图像显示一巨大的非均质实性肾脏肿块（测量游标），仅存很少的正常肾脏组织（箭头）。（B）产后手术标本证实该巨大肿物（箭头）的存在，系中胚层肾瘤，其上方有少量正常肾组织（三角箭头）。

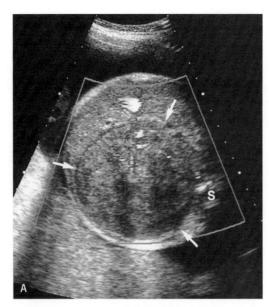
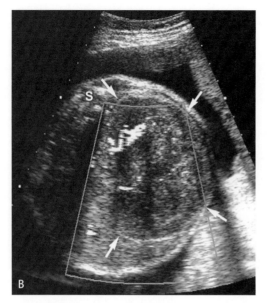

图 12.10.2　**中胚层肾瘤取代胎儿整个肾脏。**（A、B）胎儿腹部横切面彩色多普勒图像显示脊柱（S）前外侧肾区有一巨大的、血流信号欠丰富的肿块（箭头）。

12.11　重复肾和异位输尿管囊肿

肿（ectopic ureterocele）。

概述和临床特点

重复肾（duplicated collecting system）是一种常见的肾脏畸形，通常发生于单侧，女性比男性更多见。在某些病例中，近段输尿管重复，该侧两条近段输尿管会聚成一条远段输尿管；另有一些病例，整个输尿管都是重复的，分别开口于膀胱，此时从下肾盂发出的输尿管与膀胱连接正常并有反流的倾向，而上肾盂的输尿管与膀胱的连接部位很低且更靠内侧，可能发生梗阻。当上肾盂输尿管异位开口于膀胱，其顶端可能膨胀并突向膀胱腔，形成异位输尿管囊

超声检查

超声显示肾脏上下两极的积水严重程度明显不同或积水仅存在于上极，此时应怀疑重复肾（图12.11.1）。此外，若发现上、下两条输尿管分别走行或输尿管发自肾脏上极或下极，亦可诊断重复肾（图12.11.2）。也可在同侧发现独立的输尿管上段和输尿管下段时或者输尿管发自肾上极或肾下极时诊断。如果存在异位输尿管囊肿，在膀胱可见一囊性结构（图12.11.1）。

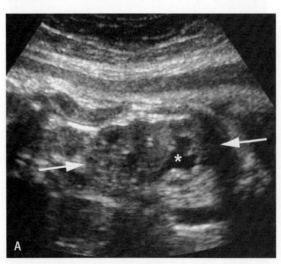
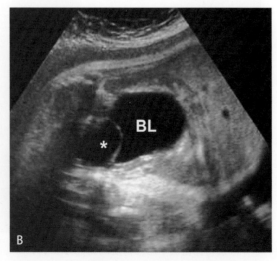

图 12.11.1　**重复肾上极积水合并异位输尿管囊肿。**（A）肾脏（箭头）矢状切面图像显示上极集合系统积水（*）。（B）异位输尿管囊肿呈一囊性结构（*）膨入膀胱（BL）。

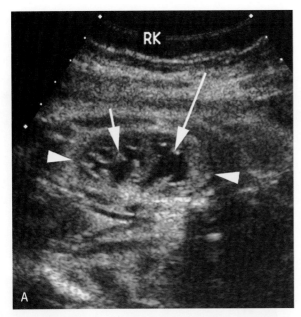
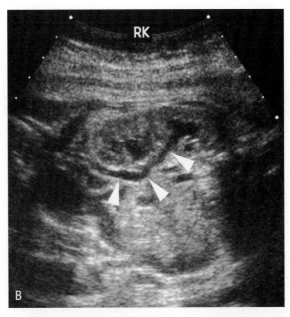

图 12.11.2　**重复肾。**（A）右肾（RK，三角箭头）上极（长箭头）和下极（短箭头）均可见积水。（B）发自上极的输尿管可见扩张（三角箭头）。

12.12　卵巢囊肿和肿块

概述和临床特征

滤泡囊肿偶尔会在女性胎儿卵巢中发育，可能是胎盘和母体激素刺激所致。其他的卵巢病变，包括畸胎瘤和囊腺瘤则非常少见。卵巢囊肿在宫内可引起许多并发症，如出血、扭转和压迫邻近器官。多数囊肿在出生后因来自胎盘和母体的激素水平减低而消退。

超声检查

大多数卵巢囊肿超声表现为胎儿下腹部或盆腔内单纯性或多隔性囊肿（图 12.12.1）。如果一次检查囊肿是单纯性的，而再次检查时内部出现回声，可能是囊肿扭转或出血（图 12.12.2）。如果初次检查时囊肿内部回声复杂，除了考虑囊肿扭转和出血外，还有可能是畸胎瘤或囊腺瘤。

超声在胎儿下腹部或盆腔发现囊肿，并非一定

是卵巢囊肿。其他具有类似声像学表现的还有肠系膜囊肿、网膜囊肿、胃肠道重复囊肿和子宫阴道积水等。

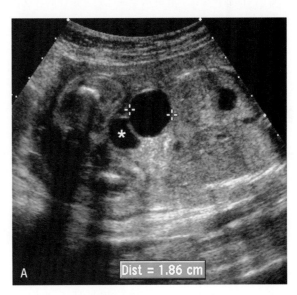

图 12.12.1　**单纯性卵巢囊肿。**（A）胎儿腹部和盆腔纵切面图像显示一囊肿（测量游标）位于膀胱（*）上方。（待续）

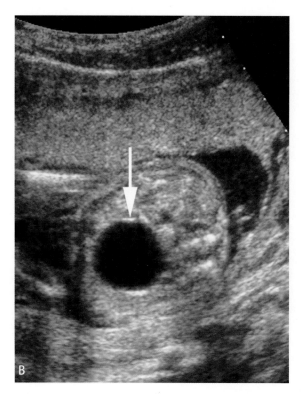

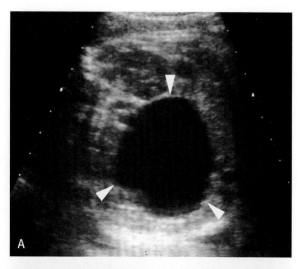

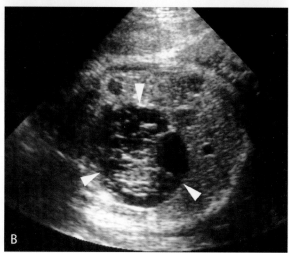

图 12.12.1 （续）（B）盆腔横切面图像显示囊肿（箭头）。

图 12.12.2 **复杂性卵巢囊肿。**（A）妊娠33周胎儿盆腔横切面图像显示一单纯性囊肿（三角箭头）。（B）1周后图像显示囊肿（三角箭头）内部回声杂乱。囊肿从单纯性到复杂性的转变表明囊肿发生了出血或扭转。

12.13 泄殖腔和膀胱外翻

概述和临床特征

泄殖腔和膀胱外翻（cloacal and bladder exstrophy）是脐下腹壁缺损的两种表现形式，该组畸形还包括一些小的异常，如尿道上裂。膀胱外翻时，腹壁缺损涉及下腹前壁和膀胱壁，使膀胱黏膜暴露在外。泄殖腔外翻是一种更严重的畸形，此时腹壁缺损包括腹前壁、膀胱和结肠。该畸形男性比女性多见，

是由于泄殖腔发育不良所致。泄殖腔是早期胚胎结构，与直肠、膀胱和生殖器的发育有关。

膀胱或泄殖腔外翻的一些病例中，脐下腹壁缺损表现为一裂口；另有一些病例，外翻的膀胱和（或）直肠，在下腹部形成一向前方突出的软组织肿块。

超声检查

膀胱和泄殖腔外翻的超声表现取决于畸形的性质和严重程度。当膀胱外翻或合并结肠外翻时，超声可显示前下腹壁软组织肿块（图 12.13.1 和图

12.13.2）。如果膨出组织位于脐带插入点的下方且未发现充盈液体的膀胱，则可与脐膨出和腹裂相鉴别。当存在腹壁裂口而没有膀胱或结肠外翻，唯一的超声异常可能是未见膀胱显示。因此，在正常肾

脏存在和羊水量正常的情况下，膀胱持续不显示，其鉴别诊断应包括膀胱或泄殖腔外翻。在某些外翻的病例，尽管膀胱开放于羊膜腔中，但在膀胱内却能看到液体，因此在产前进行诊断可能是困难的。

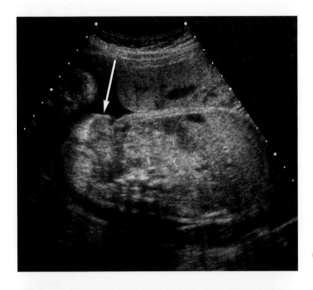

图 12.13.1　**膀胱外翻**。胎儿腹部和盆腔纵切面图像显示一软组织包块（箭头）从盆腔前壁膨出，胎儿膀胱未显示。

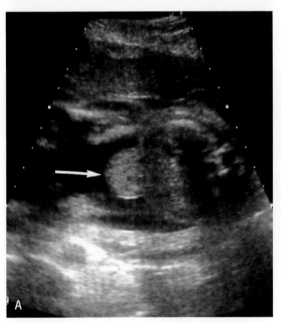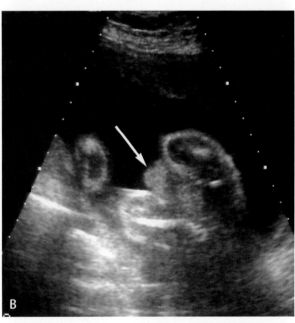

图 12.13.2　**膀胱外翻**。（A）胎儿盆腔横切面图像显示一均质的软组织团块（箭头）从前壁膨出。（B）该团块（箭头）向下延伸至会阴部。

12.14　外生殖器异常

概述及临床特征

外生殖器所发生的各种异常归属于性发育障碍的范畴。性发育障碍可能涉及染色体、性腺或解剖的异常。解剖学异常包括外生殖器异常，缺乏典型男性或女性的外观形态，或者外生殖器表现为一种性别而内生殖器或染色体则是另一种性别。外生殖器异常的例子包括基因是女性（即两条 X 染色体），而阴蒂增大如阴茎或者阴唇融合似阴囊；基因是男性（即有一条 X 染色体和一条 Y 染色体），阴茎短小或阴囊分成两部分形似阴唇。绝大多数患外生殖器异常的男性均伴有睾丸下降不全。

外生殖器异常可能有明确的病因，但是多数是特发性的。病因包括女性先天性肾上腺增生、性染色体异常、各种激素分泌不足、睾丸酮受体缺乏（睾丸女性化）和产妇摄入雄性激素。外生殖器畸形也通常发生于膀胱或泄殖腔外翻的男性胎儿。

超声检查

在妊娠 15～16 周以后，超声能清晰显示男性的阴茎和阴囊以及女性的一对阴唇。当阴囊分裂时（图 12.14.1 和图 12.14.2），可能会与阴唇混淆。在多数情况下，首先是二维超声怀疑存在异常，然后在三维超声下更直观显示异常（图 12.14.1）。在阴囊分裂的病例中，通常睾丸下降不全，少数病例睾丸下降后超声能识别阴囊内的睾丸（图 12.14.2）。

三维超声可准确地评估阴茎的大小和形状，因此该技术非常适合阴茎异常的诊断（图 12.14.3）。

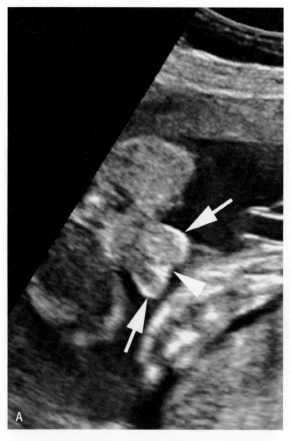
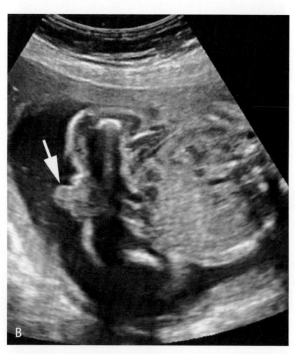

图 12.14.1　**阴囊分裂的超声二维和三维图像。**（A）妊娠 23 周二维图像显示阴囊裂隙（三角箭头），致使阴囊两侧被分开（箭头）。（B）二维图像显示一小阴茎（箭头）。（待续）

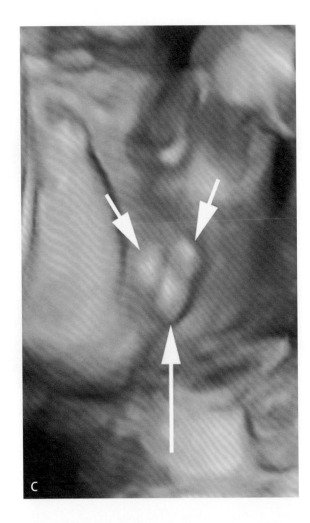

图 12.14.1　（续）（C）三维图像证实为阴囊分裂（短箭头）和相对阴囊位置较低的小阴茎（长箭头）。

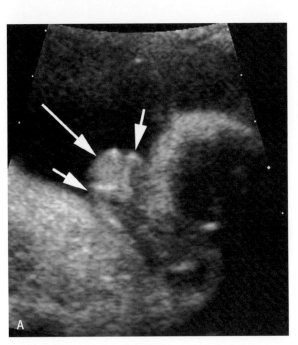

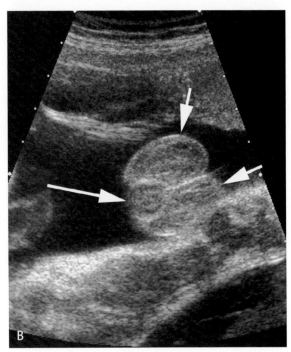

图 12.14.2　**阴囊分裂伴已下降的睾丸。**（A）妊娠 27 周胎儿阴囊分裂（短箭头）、阴茎短而宽（长箭头）。（B）妊娠 33 周时，仍可看到阴囊分裂（短箭头）和小阴茎（长箭头）。（待续）

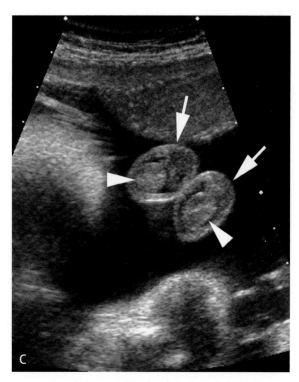

图 12.14.2 （续）（C）妊娠 33 周检查显示睾丸（三角箭头）位于分成两个部分的阴囊内（箭头）。

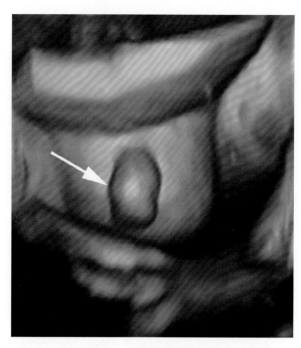

图 12.14.3 **阴茎异常**。三维超声图像显示小阴茎且异常向下弯曲（箭头）。

（张 龙 康 彧译）

第 13 章

四肢

13.1 骨发育不良

概述和临床特征

骨发育不良（skeletal dysplasia），又称骨软骨发育不良（osteochondral dysplasia），由骨骼异常形成和重建引起，常造成全身性骨骼畸形和长骨明显缩短，该病多由遗传缺陷影响软骨和骨的发育所致。骨发育不良往往具有特征性的产前表现，与胎儿畸形严重程度和受累婴儿的存活能力有关。致死性骨发育不良包括致死性侏儒、成骨不全 II 型、软骨发育不全及低磷酸酯酶症等。致死性的骨发育不良常导致新生儿出生后不久死亡，大多数是因为胸廓发育狭小致使发育受限的肺无法满足呼吸需求。这类病例全部骨骼均可受累而出现复合畸形，包括长骨的弯曲、骨折及明显缩短，同时还伴有骨化不良，尤以颅骨和脊柱明显。

较轻的骨发育不良可能会伴随一生，如杂合子软骨发育不全、成骨不全 I 、 III 和 IV 型。受累婴儿可能会出现长骨适度缩短和部分骨性结构骨化不良。

超声检查

骨发育不良的诊断依据是长骨明显缩短，测值低于孕龄平均值的四倍标准差。此外，还可发现以颅骨为主的骨化不良、长骨的骨折及弯曲和胸腔狭小。骨发育不良的类型可通过超声仔细评估长骨缩短程度、颅骨骨化程度和颅骨的形态予以确定。

致死性侏儒（thanatophoric dysplasia）是常见的致死性骨发育不良之一，典型表现为长骨极短、长骨弯曲、胸腔狭窄和"三叶草"形头颅（图 13.1.1）。

成骨不全 II 型（osteogenesis imperfecta type II）是一种常染色体隐性遗传的骨发育不良，以肋骨及长骨的骨折和畸形、胸腔狭小、颅骨骨化不良及颅骨软化为特征（图 13.1.2 和图 13.1.3）。颅骨可能会因超声探头的轻微压力而变形。

软骨发育不全（achondrogenesis）是一种常染色体隐性遗传致死性骨发育不良，其特点是除颅骨外的骨骼几乎都存在骨化不全、椎骨未骨化、长骨显著缩短且骨化极差（图 13.1.4）以及胸腔非常狭小。

低磷酸酯酶症（hypophosphatasia）是一种常染色体显性遗传的代谢紊乱，引起骨化不全和长骨缩短，尤以颅骨骨化不全最具特点。

不太严重、非致死性的骨发育不良的胎儿在中孕期长骨没有出现缩短或畸形，所以此阶段常难以明确诊断。在晚孕期，长骨的测量值常小于预期的胎龄值，但没有达到低于平均胎龄的四倍标准差。晚孕期，有时骨骼弯曲或骨折较明显（图 13.1.5 和图 13.1.6），常发生在非致死性骨发育不良的胎儿。

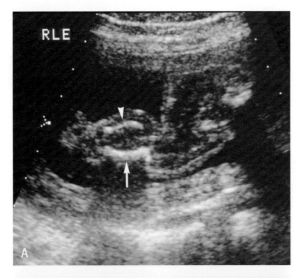

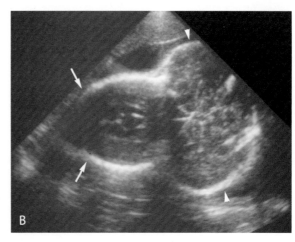

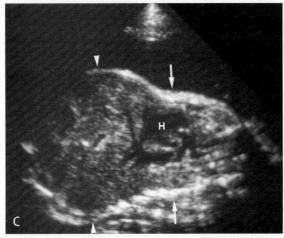

图 13.1.1　**致死性侏儒。**（A）右下肢超声图像显示胫骨（箭头）和腓骨（三角箭头）均弯曲，两个长骨较同孕龄明显缩短。（B）另一致死性侏儒胎儿的颅骨图像显示"三叶草"形颅骨，前额突出（箭头）及颞叶区向两侧突起（三角箭头）。（C）与 B 图为同一胎儿的纵切面图像显示与较大的腹部（三角箭头）相比，胸腔狭小（箭头）。心脏（H）占据大部分的胸腔，仅留下很小的空间供肺发育。

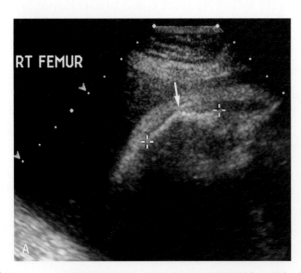

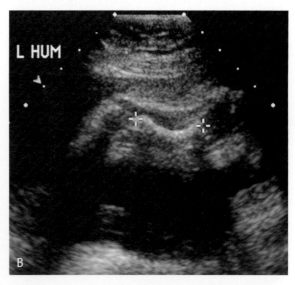

图 13.1.2　**成骨不全 Ⅱ 型。**（A）右股骨（测量游标）骨折变形（箭头）。（B）左肱骨（测量游标）弯曲。（待续）

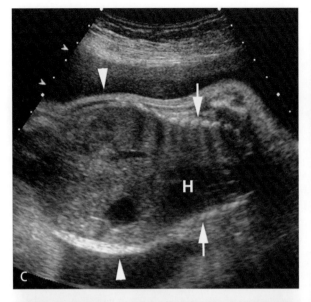

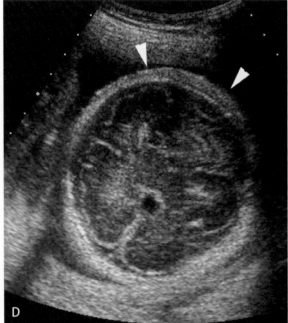

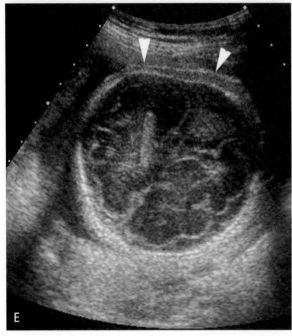

图 13.1.2　（续）（C）与正常的腹部（三角箭头）相比胸廓（箭头）狭小（H = 心脏）。（D、E）图像显示颅骨骨化不良，颅内结构显示清晰。颅骨（三角箭头）非常软，以致受到轻压时（E）颅骨成扁平状。

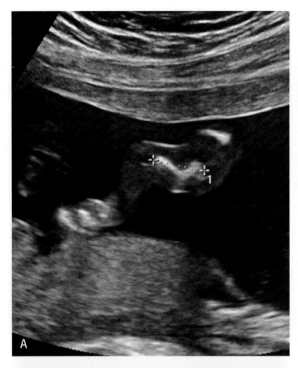

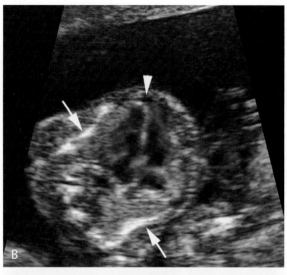

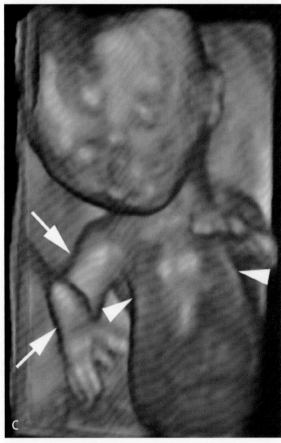

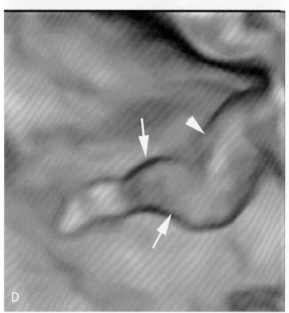

图 13.1.3　成骨不全Ⅱ型。（A）肱骨（测量游标）明显弯曲和缩短。（B）胸部横切面图像显示肋骨（箭头）断裂凹陷致胸廓狭小。心脏（三角箭头）占据大部分胸腔。（C）胎儿的三维图像显示胸廓非常狭小（三角箭头），右上肢畸形（箭头）。（D）右上肢三维图像显示右上臂缩短（三角箭头）和前臂弯曲（箭头）。

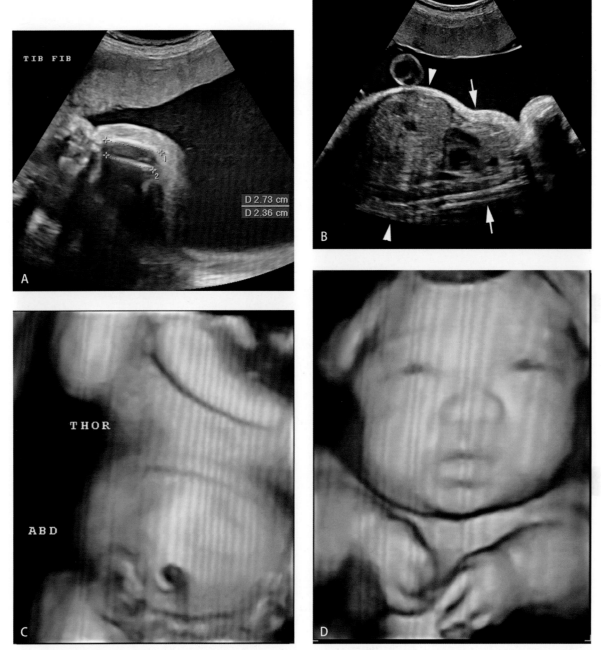

图 13.1.4　**软骨发育不全。**（A）小腿的纵切面图像显示胫骨和腓骨缩短和骨化不良（测量游标）。（B）胎儿的矢状面显示与腹部（三角箭头）相比胸廓极度狭小（箭头）。（C）胎儿躯干三维图像显示与腹部（ABD）相比胸廓极度狭小（THOR）。（D）脸部和躯干上部三维图像显示上肢非常短小。

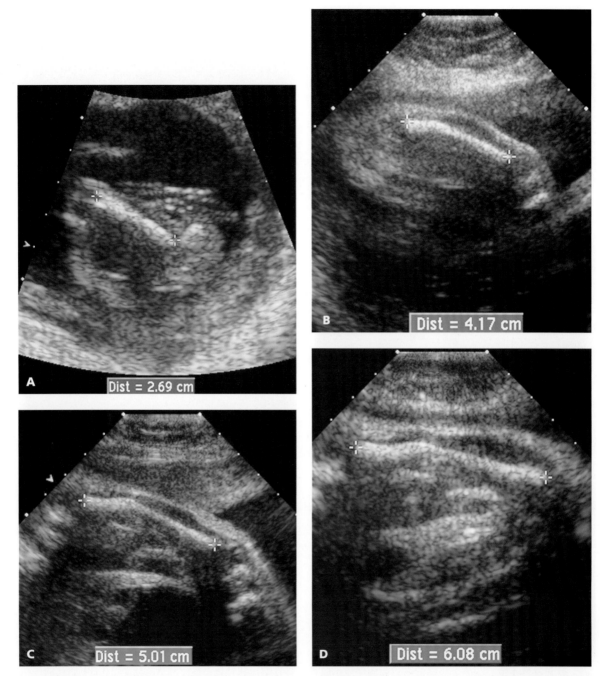

图 13.1.5　**成骨不全 I 型伴弯曲发育**。在不同孕周进行股骨测量（测量游标）：（A）妊娠 17 周是直的；（B）妊娠 25 周稍微弯曲；（C）妊娠 29 周及（D）妊娠 30 周呈中等程度弯曲。妊娠 17 周时股骨长度大于同孕龄胎儿，妊娠 25 周后其长度开始低于同孕龄胎儿的平均值，但是并未低于两倍标准差。

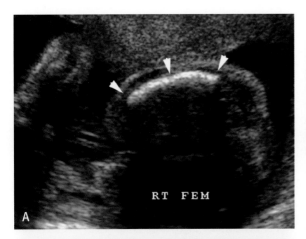

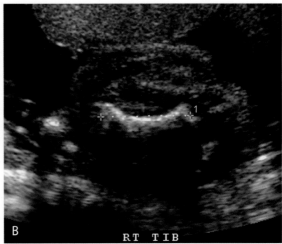

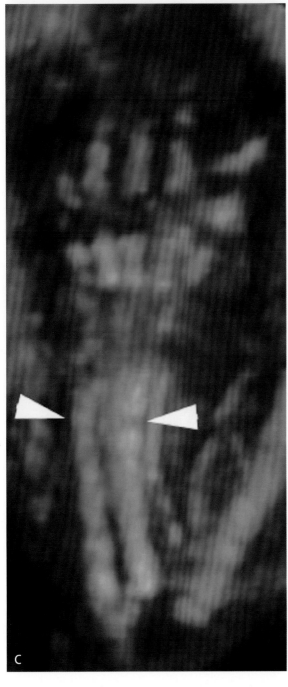

图 13.1.6 **成骨不全 I 型伴长骨弯曲。**（A）右侧股骨
（三角箭头）和（B）右侧胫骨（测量游标）均显示呈
弯曲状。（C）前臂及手部三维骨骼成像模式显示尺、
桡骨远端成角（三角箭头）。

13.2 骨发育不全

概述和临床特征

单个或一组骨的骨化不良称为骨发育不全（skeletal dysostosis）。某些骨发育不全有可识别的畸形表现，也可能是某些已知综合征的表现之一，如纳赫尔面骨发育不全（Nager acrofacial dysostosis）、Poland综合征（胸大肌缺如短指并指综合征）和股骨近端局灶性缺损，这些综合征中也常可见无骨畸形。另一些骨发育不全是孤立存在的畸形，无已知的病因和胎儿其他畸形。该病预后与合并其他畸形的严重程度及骨骼畸形的范围有关，

头部、脊柱及胸部的畸形较孤立的四肢畸形预后差。

超声检查

骨发育不全的超声表现与骨骼受累情况有关。如纳赫尔面骨发育不全综合征，上肢极度缩短，并伴一根或数根长骨缺如，双手存在但结构不完整，还可出现下颌骨发育不全及外耳畸形（图13.2.1）。股骨近端局灶性缺损是以股骨近端缺失为特征，90%的病例都为单侧，当一侧股骨极度缩短、对侧股骨长度正常可诊断此病，还可合并其他骨骼畸形，绝大多数累及下肢（图13.2.2）。

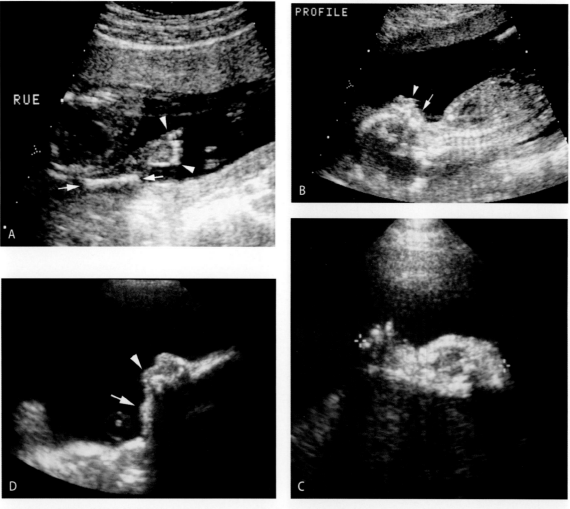

图13.2.1 **纳赫尔面骨发育不全综合征。**（A）右上肢（RUE）形成异常，前臂骨缺失导致手（三角箭头）连于短小的肱骨（箭头）。（B）正常上颌骨（三角箭头）下方是明显发育不全的下颌骨（箭头），脸部轮廓可见。（C）另一纳赫尔面骨发育不全综合征的胎儿图像显示因前臂缺失致上肢极度缩短（测量游标）。（D）与C同一胎儿的脸部轮廓显示下颌骨明显发育不全（箭头），上颌骨正常（三角箭头）。

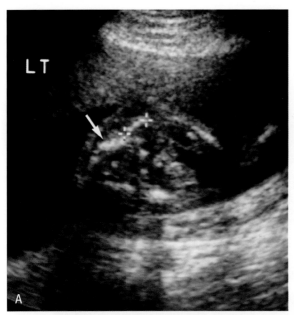

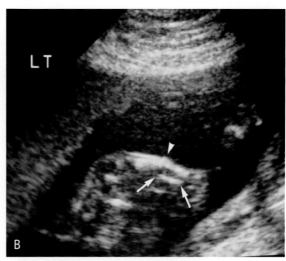

图 13.2.2 **股骨近端局灶性缺损伴下肢长骨畸形。**（A）连于髂嵴（箭头）的股骨显著缩短（测量游标），对侧股骨正常。（B）腓骨（箭头）与缩短的股骨发育不全，胫骨干中部弯曲（三角箭头）。

13.3 截肢和肢体缺失

概述和临床特征

肢体缺失是累及肢体远端部分的畸形，包括手或足的部分或全部缺失。截肢或完全性肢体缺失绝大多数系肢体在宫内受到损伤所致，比如羊膜带综合征或血管意外，该类畸形通常不合并其他异常，预后较好。

在极少情况下，截肢或完全性肢体缺失可能是某些综合征表现的一部分，在这类病例中，其预后主要取决与其他先天畸形的严重程度。

超声检查

完全性肢体缺失的超声表现是胎儿手臂或腿的缺如。二维灰阶图像已能够对肢体缺失作出诊断，但三维超声表面成像有助于显示畸形肢体的外形，三维超声骨骼成像有助于评估畸形肢体内的骨性结构。

当整个手臂缺失时，无肱骨或其他结构与肩部连接。当腿部完全缺失时，无股骨或其他组织与髂嵴连接（图 13.3.1）。

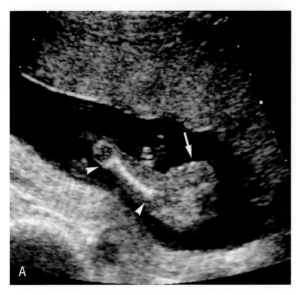

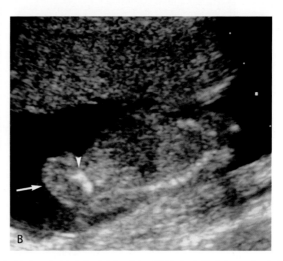

图 13.3.1 **下肢缺失。**（A）低位骨盆横切面图像显示一侧正常股骨（三角箭头）和另一侧下肢缺失（箭头）。（B）纵切面图像显示髂嵴（三角箭头）下方下肢缺失（箭头）。

手臂或腿部的截肢，其缺失部位可发生在肢体的任何水平。比如上肢缺陷的胎儿可能缺失的是部分前臂和整个手（图13.3.2），或是手的一部分（图13.3.3），抑或仅缺失一个或几个手指。下肢部分缺失的胎儿可能缺少的是小腿、足或者一个或几个足趾（图13.3.4）。

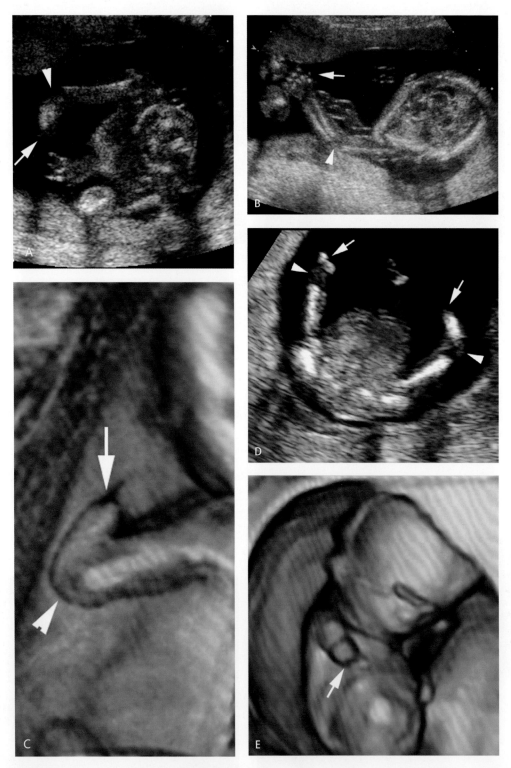

图13.3.2　**上肢部分缺失。**（A）左上肢图像显示前臂远端及手缺失，肘部（三角箭头）以下近端前臂突然中断（箭头）。（B）右上肢正常，在肘关节（三角箭头）远端可见到前臂的尺、桡骨，手部正常（箭头）。（C）三维图像显示肘部（三角箭头）以下前臂的末端（箭头）。（D）另一胎儿横切面图像显示肘部（三角箭头）以下两侧前臂突然中断（箭头）。（E）胎儿三维图像显示右前臂截断（箭头）。

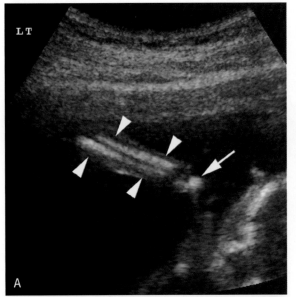

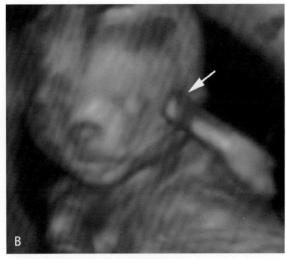

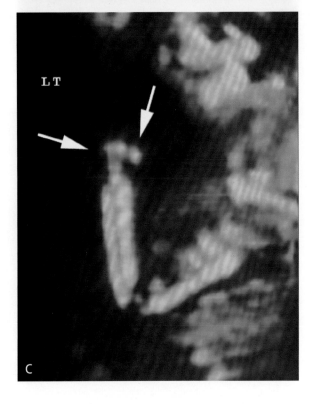

图 13.3.3　**手缺失。**（A）左上肢图像显示完整的桡骨和尺骨（三角箭头），在手部只有少许腕骨（箭头）。（B）胎儿三维图像显示手被小的团状组织（箭头）所取代。（C）左臂三维骨骼成像显示左前臂远端团状组织内几个小的腕骨（箭头）。

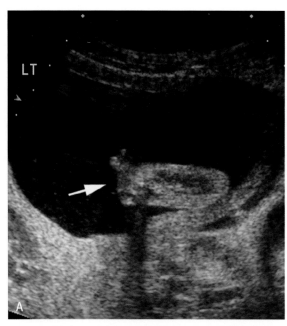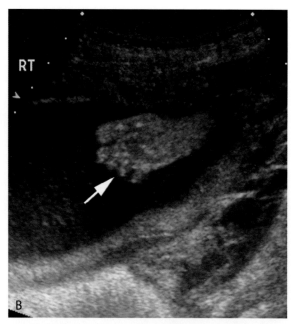

图 13.3.4 **足趾缺失。**（A）左足图像显示足末端截断及几个足趾缺失（箭头）。（B）正常右足显示 5 个足趾（箭头）。

13.4 桡侧列缺陷

概述和临床特征

桡侧列缺陷（radial ray defects）是以桡骨不发育或发育低下为特征，病变可能是单侧或双侧。在一些病例中出现同侧拇指发育不全或缺如，偶有尺骨缩短和畸形出现。桡侧列缺陷常常是某些综合征表现的一部分，如 Cornelia de Lange 综合征、Fanconi 贫血、Holt-Oram 综合征、桡骨缺如 – 血小板减少综合征和 VATER 综合征。上述综合征的绝大部分，其异常表现中都存在先天性心脏病。桡侧列缺陷的胎儿中也可能发现非整倍染色体，尤其是 13、18– 三体。

超声检查

桡侧列缺陷表现为前臂畸形、桡骨缺失或发育不良及手向前臂旋转（图 13.4.1）。桡骨缺失可能合并拇指缺失或发育不全（图 13.4.2），有时也可能合并尺骨短小或弯曲（图 13.4.3）。由于该病常伴发心脏缺陷和非整倍体，所以当诊断为桡侧列缺陷时，

需仔细评估胎儿是否合并其他器官的畸形。

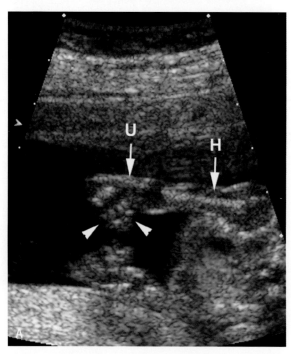

图 13.4.1 **桡骨缺失。**（A、B）手臂图像显示无桡骨与尺骨（U，箭头）毗邻。手（三角箭头）连于尺骨干，肱骨（H，箭头）正常。（待续）

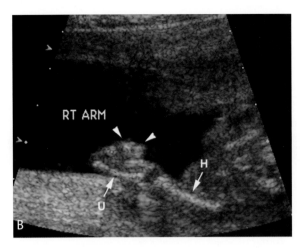

图 13.4.1　（续）

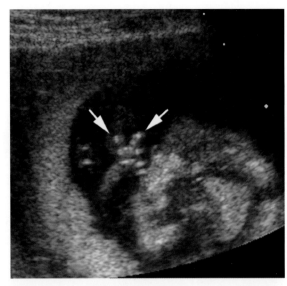

图 13.4.2　**桡骨缺失伴拇指缺失**。桡骨缺失胎儿手部超声图像显示手发育不良（箭头）并拇指和食指缺失。

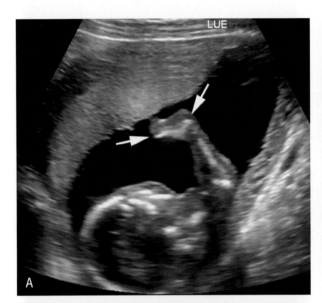

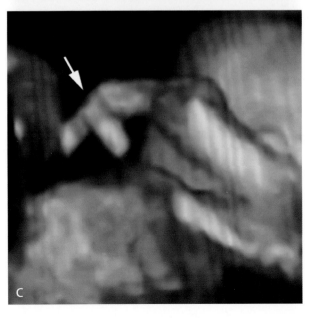

图 13.4.3　**桡骨缺失伴尺骨缩短、弯曲。**（A）左臂超声图像显示前臂尺骨（箭头）缩短、弯曲及桡骨缺失。（B）左手图像显示由于桡骨缺失，左手（箭头）折向前臂。（C）左臂三维图像显示前臂畸形，手（箭头）向前臂旋转。

13.5　多指（趾）畸形

概述和临床特征

多指（趾）畸形（polydactyly）是指手或足有一个或多个额外的指／趾。额外指／趾可靠近大拇指或大脚趾（常称为轴前性），或靠近小拇指或小脚趾（常称为轴后性）。额外指／趾可能有三个、两个或一个，抑或为非骨性指／趾，其大小可能与正常指／趾一样，也可能很小。多指（趾）畸形可能是孤立性表现或者是各种综合征的表现之一，包括短肋多指畸形、软骨外胚层发育不良、窒息性胸廓发育不良、Meckel‑Gruber 综合征，同时也是 13‑ 三体综合征的一项特征。

超声检查

当发现手或足有一个或几个额外指／趾时可诊断多指（趾）畸形（图 13.5.1 和图 13.5.2）。在一些病例中，额外骨化指／趾内可见强回声；而另有一些病例，额外指／趾表现为一软组织结构从手或足的一侧长出，无骨性指／趾存在。

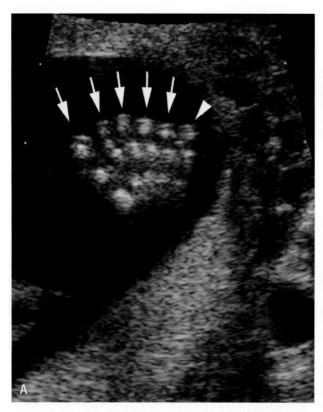
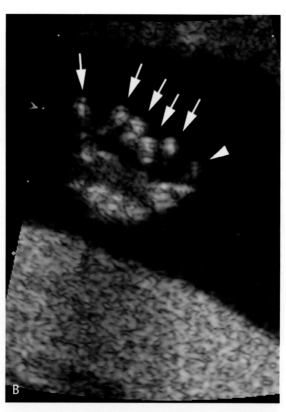

图 13.5.1　**多指（趾）畸形。**Meckel‑Gruber 综合征胎儿足（A）和手（B）显示 5 个正常指／趾（箭头）一个额外指／趾（三角箭头）靠近小手指和小脚趾。

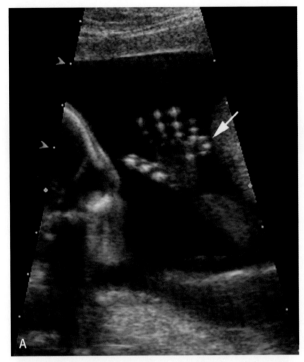
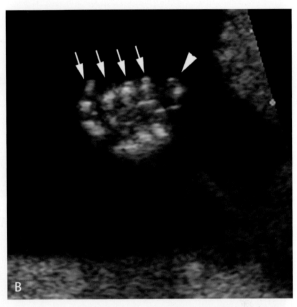

图 13.5.2　**具有三个额外指（趾）畸形。**（A）张开手的图像显示较小的额外指（箭头）位于小手指侧，额外指中三个强回声系小的骨性结构。（B）握拳的手显示了 4 根正常手指紧密排列（箭头），额外指（三角箭头）紧靠小手指向外长出。

13.6　重叠指和指弯曲

概述和临床特征

重叠指（overlapping fingers）是一种手指重叠并呈持续握拳状态的手姿势异常，常伴有非整倍体，特别是 18- 三体。在此类病例中，食指常与中指重叠，有时也可看到小指内旋与无名指重叠。

指弯曲（clinodactyly）是指手指中部异常弯曲，此缺陷最常累及小手指，系第二节指骨畸形所致。小指弯曲常伴发于 21- 三体。

超声检查

通过仔细对胎儿握拳状手进行检查可作出重叠指的超声诊断（图 13.6.1），当二维超声诊断重叠指时，运用三维超声更有助于评价异常握拳状手的形态结构。

指弯曲常表现为小手指向内弯曲，当手张开时最便于观察（图 13.6.2）。由于染色体非整倍体异常与重叠指和指弯曲高度相关，故检查时需仔细评估胎儿解剖结构上有无非整倍体异常征象或其他胎儿畸形。

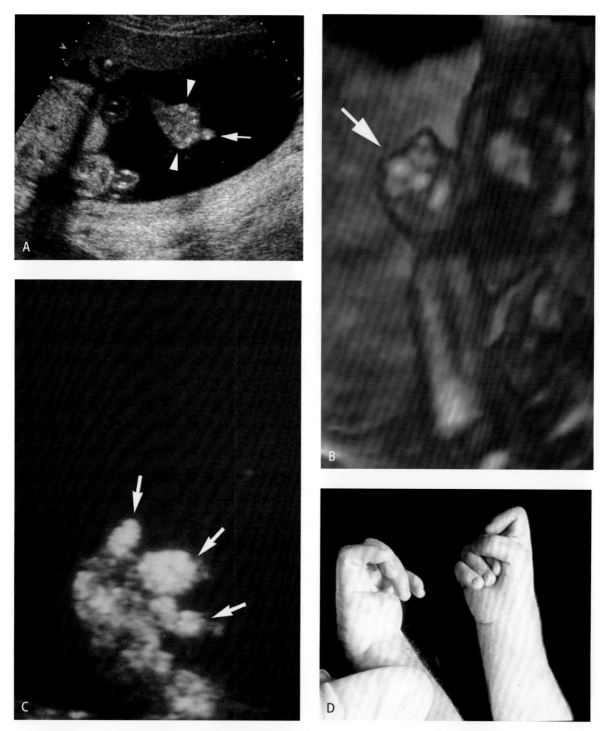

图 13.6.1 **重叠指**。（A）手的图像显示一根手指（箭头）从握拳手（三角箭头）上异常伸出。（B）同一只手的三维图像显示持续握拳手（箭头）上手指异常重叠。（C）18–三体胎儿手被大量羊水包绕，其手指位置异常并弯曲（箭头）。（D、C）胎儿出生后手的图片，显示双手呈握拳状及手指重叠。

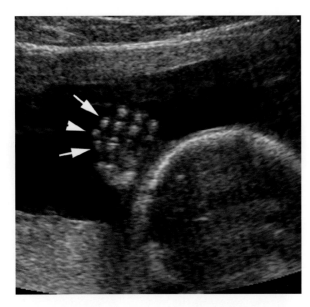

图 13.6.2　**小手指弯曲**。张开手的图像显示小手指（箭头）向内弯曲，系第二节指骨畸形所致（三角箭头）。

13.7　足内翻

概述和临床特征

足内翻（clubfoot）是足部的骨骼畸形。该病表现虽有许多变异，但最常见的是足并向内侧翻转致足背朝内。足内翻可能是一种孤立性畸形，也可能伴随一些综合征和染色体异常出现。此外，足内翻也可由受限制的宫腔环境所引起，如长期羊水过少或子宫异常限制了胎儿的发育空间。

超声检查

超声发现足骨，尤其是距骨与胫、腓骨在同一平面可诊断为足内翻（图 13.7.1）。在某些切面，可显示整个足掌与小腿骨在同一平面，三维超声有助于显示足的位置异常（图 13.7.2）。

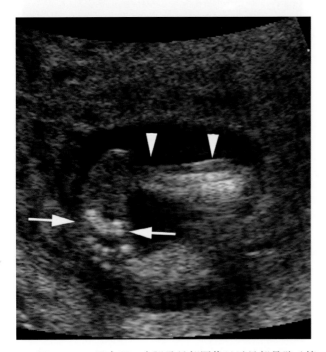

图 13.7.1　**足内翻**。小腿及足部图像显示足部骨骼（箭头）与胫、腓骨（三角箭头）位于同一平面。

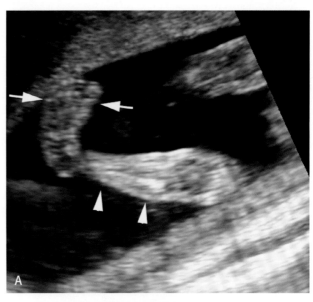

图 13.7.2　**足内翻二维及三维超声图像**。（A）小腿及足的二维图像显示足翻转导致足部骨骼（箭头）与腓骨（三角箭头）位于同一平面。（待续）

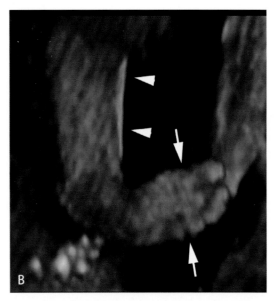

图 13.7.2 （续）（B）同一足的三维图像显示足内翻畸形（箭头）与小腿（三角箭头）的异常关系。

13.8 摇椅底状足

概述和临床特征

摇椅底状足（rocker bottom foot）是一种足底向下凸起的足部畸形。该畸形常为双侧，多伴发其他畸形，尤其是 18- 三体和许多骨发育不良。

超声检查

摇椅底状足表现为足底弯曲并向下凸出（图

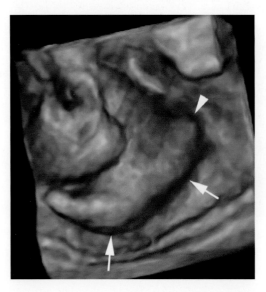

13.8.1），此外还可表现为足后跟向后伸出。三维超声能提供更多关于足的形态和足与小腿位置关系的信息（图 13.8.2）。

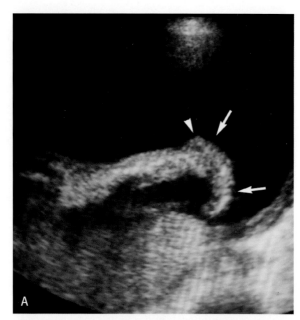

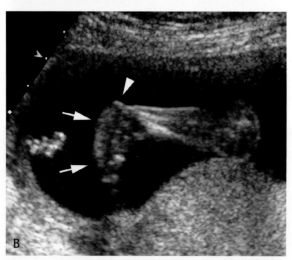

图 13.8.1 摇椅底状足。（A、B）是两个摇椅底状足胎儿小腿和足的图像，显示足底弯曲并向下凸出（箭头）以及足后跟向后伸出（三角箭头）。

图 13.8.2 摇椅底状足三维图像。足部三维超声图像显示足底凸面向下（箭头）以及足后跟向后伸出（三角箭头）。

（刘佳霓　康 彧译）

第14章

染色体异常

14.1　13- 三体（Patau 综合征）

概述和临床特征

13- 三体属染色体异常，是指胎儿有一条额外的 13 号染色体（即有 3 条而不是正常的 2 条 13 号染色体）。13- 三体是一种罕见的先天异常，在新生儿中发生率约为 1/5000，发病率随着母亲年龄的增大而增加。13- 三体的胎儿往往存在涉及多个器官系统的严重结构异常，大多数在新生儿期就死亡，少数长期存活者伴有严重的神经系统损伤。

超声检查

超声能识别 13- 三体胎儿多数常见的结构异常，包括以下内容。

（1）中枢神经系统：前脑无裂畸形、脑室扩张、小头畸形、胼胝体缺失及 Dandy-Walker 畸形。

（2）面部：小眼畸形、眼距过窄、喙鼻及面中线裂。

（3）四肢：多指（趾）畸形、桡骨发育不良及手指屈曲异常。

（4）膈肌缺陷（疝 / 膨出）。

（5）脐膨出。

（6）心脏畸形。

（7）肾回声增强、增大及多囊肾。

当超声检查发现上述一些结构异常时（图 14.1.1 至图 14.1.3），应考虑诊断为 13- 三体，建议行羊膜腔穿刺检查。此外，一些发生于 13- 三体的异常即使是孤立性表现（如前脑无裂畸形、小头畸形、小眼畸形、脐膨出），亦使非整倍体的发生率增加，有必要进行羊膜腔穿刺。

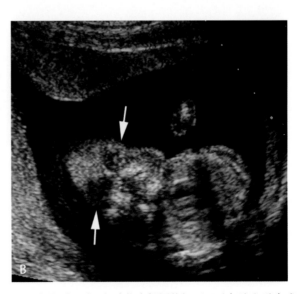

图 14.1.1　13- 三体伴前脑无裂畸形、多囊肾、肾回声增强和面中线裂。（A）胎儿头部冠状切面显示各脑室融合成一大的单一脑室（箭头），大脑镰缺失，系无叶型前脑无裂畸形的特征。（B）面部冠状切面显示眼眶（箭）异常靠近。（待续）

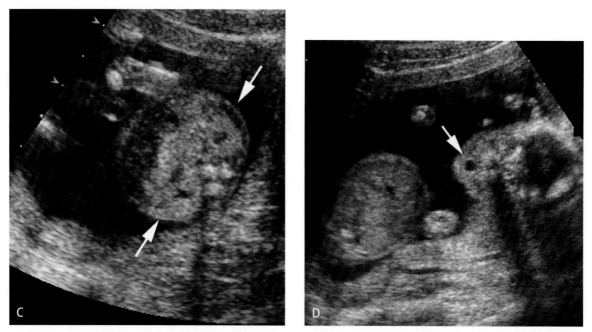

图 14.1.1 （续）（C）胎儿腹部横切面显示肾脏增大、回声增强（箭头）。（D）面部冠状切面显示胎儿面中线裂（箭头）。

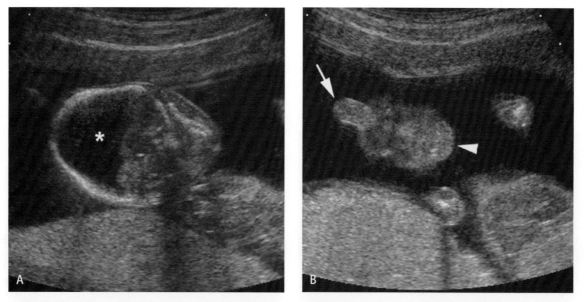

图 14.1.2 13- 三体伴前脑无裂畸形、喙鼻、多指（趾）畸形和心内灶状强回声。（A）胎儿头部冠状切面显示无叶型前脑无裂畸形的单一脑室（＊）。（B）面部冠状切面显示一向上隆起的喙鼻（箭头）代替了正常的鼻子，三角箭头指示的是下颌。（待续）

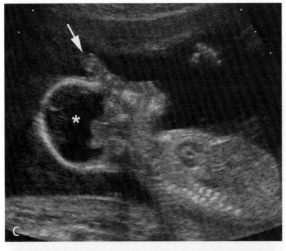

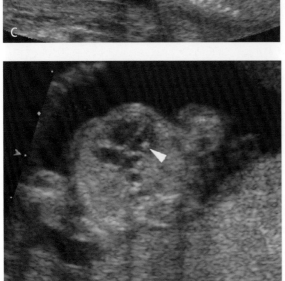

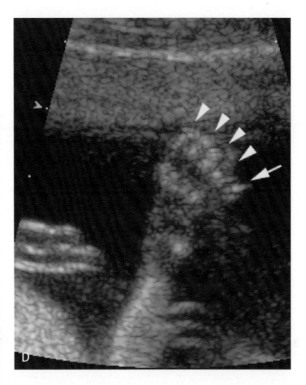

图 14.1.2 （续）（ C ）面部矢状切面显示喙鼻（箭头）的异常外形，其从面部上份向上伸出；头部可见大的单一脑室（＊）。（ D ）握拳手显示四个在一起的手指（三角箭头）和一个邻近小手指的额外手指（箭头），后者从手掌的一侧向外突出。（ E ）胸部心脏四腔心切面显示左心室内一明亮回声（三角箭头），系是心内灶状强回声。

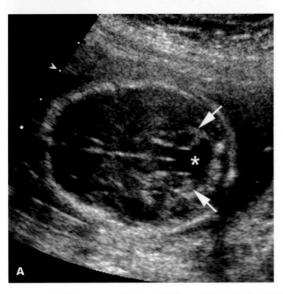

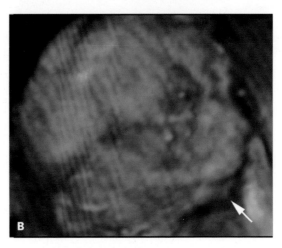

图 14.1.3 **13- 三体伴 Dandy - Walker 畸形、小下颌畸形、面中线裂、房室通道和多指（趾）畸形。**（ A ）胎儿头部横切面显示后颅窝小脑半球（箭头）分开和小脑蚓部缺失，液体（＊）从第四脑室扩展至小脑延髓池，即 Dandy - Walker 囊肿。（ B ）面部三维图像显示下颌很小（箭头）。（待续）

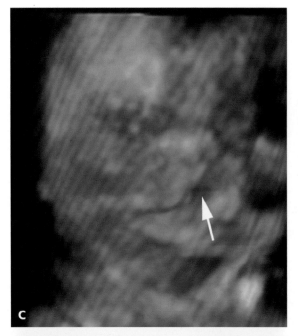

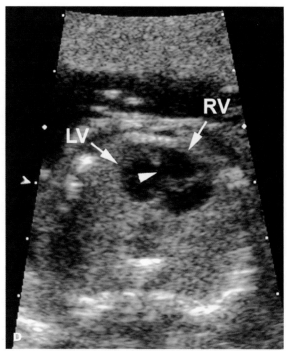

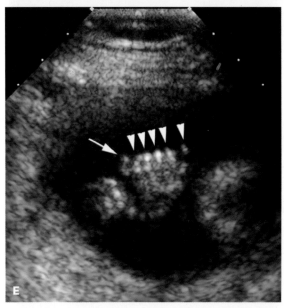

图 14.1.3 （续）（C）面部三维图像显示上唇的中线裂（箭头）。（D）胸部横切面图像显示一大的室间隔缺损（三角箭头）和异常房室瓣，系心脏畸形房室通道的特征性表现（LV 箭头 = 左心室，RV 箭头 = 右心室）。（E）手的图像显示拇指及四个手指（三角箭头），紧邻小手指有一额外的指头（箭头）。

14.2 18-三体（Edwards 综合征）

概述和临床特征

18-三体属染色体异常，是指胎儿有一条额外的 18 号染色体（即有 3 条而不是正常的 2 条 18 号染色体）。18-三体是一种罕见的先天性异常，发生率约为 3/10 000。与其他三体一样，18-三体的发生率随着母亲年龄的增大而增加。18-三体胎儿通常具有涉及多器官系统的严重结构异常，大多数在出生后一年内死亡，少数长期存活者伴有严重的神经系统损伤。

超声检查

超声检查能发现 18-三体胎儿多数的结构异常，包括以下内容。

（1）中枢神经系统：胼胝体发育不全、脉络丛囊肿、小脑发育不全伴后颅窝池增大。

（2）草莓头。

（3）面部：小下颌畸形、眼距过窄和小眼畸形。

（4）颈部：水囊状淋巴管瘤。

（5）四肢：握拳手伴食指重叠、肢体挛缩、足内翻和摇椅底状足。

（6）脐膨出。

（7）膈疝。

（8）心脏畸形。

（9）肾脏异常。

（10）宫内发育迟缓。

当超声检查发现上述中的一些结构异常时（图14.2.1 至图 14.2.3），应考虑 18- 三体的诊断，并建议进行羊膜腔穿刺检查。此外，一些发生于 18-三体的异常即使是孤立性表现（如小眼畸形、握拳手伴食指重叠、摇椅底状足、脐膨出和膈疝），亦会使非整倍体的发生率增加，故有必要进行羊膜腔穿刺。

相比正常染色体的胎儿，18- 三体胎儿在中孕期发生脉络丛囊肿的概率增加（图 14.2.4）。由于脉络丛囊肿除了见于 18- 三体胎儿，还可出现在正常胎儿中，因此脉络丛囊肿可看作是 18- 三体的一个"标记"，而不是一种先天性异常。这个"标记"的出现增加了胎儿患 18- 三体的风险，当发现脉络丛囊肿合并其他异常，尤其是前文列举的之一时（图 14.2.5 和图 14.2.6），胎儿患 18- 三体的风险就更高。

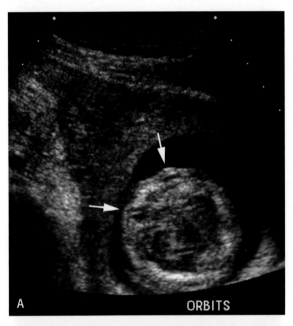

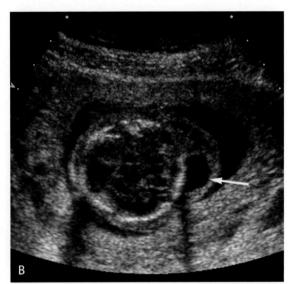

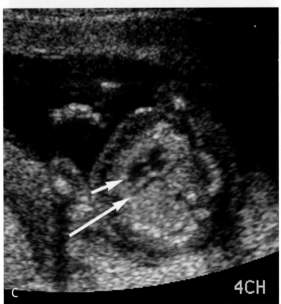

图 14.2.1　18- 三体伴小眼畸形、颈部水囊状淋巴管瘤、左心发育不良、腹水和持续性腕屈曲。（A）经面部上份横切面图像显示眼眶（箭头）发育不全。（B）经头和上颈部图像显示液体积聚于颈部软组织内，系水囊状淋巴管瘤（箭头）。（C）四腔心切面图像显示很小的左心室（长箭头）和正常的右心室（短箭头）。（待续）

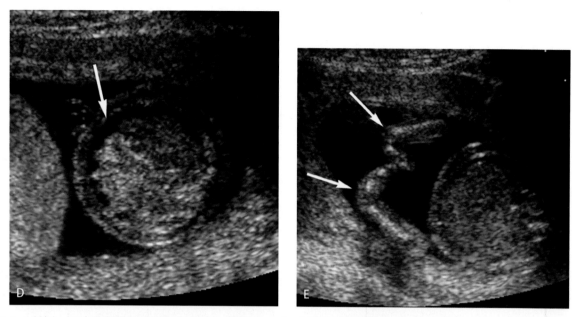

图 14.2.1 （续）（D）腹部横切面图像显示腹水（箭头）。（E）两只手的图像显示两手腕异常屈曲。

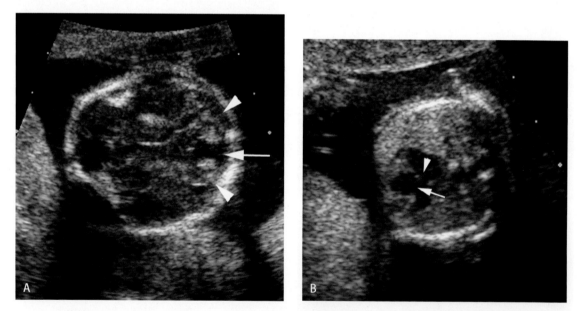

图 14.2.2 18-三体伴 Dandy - Walker 畸形、心脏缺陷、足内翻和单脐动脉。（A）后颅窝显示小脑蚓部的缺失，液体（箭头）位于小脑半球（三角箭头）之间并连接第四脑室与后颅窝池。（B）心脏四腔心切面显示一大的室间隔缺损（箭头）和房室瓣异常（三角箭头）。（待续）

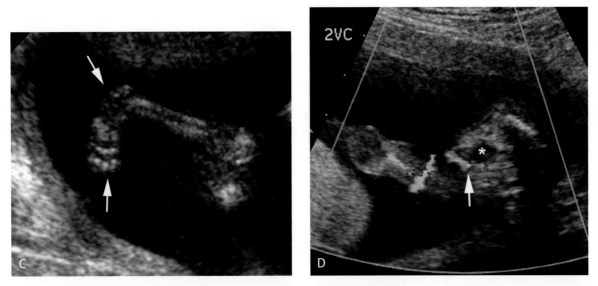

图 14.2.2　（续）（C）下肢显示足内翻（箭头）。（D）盆腔彩色多普勒显示膀胱（＊）一侧单脐动脉（箭头）。

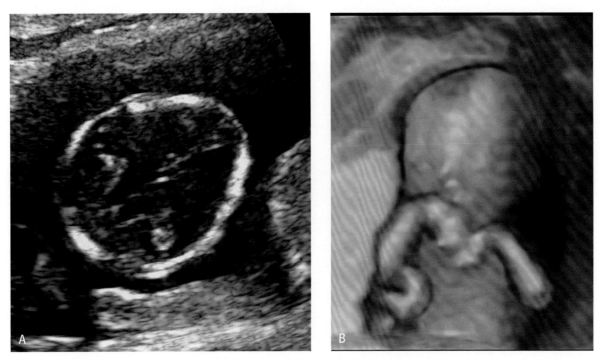

图 14.2.3　18- 三体伴"草莓头"和持续性腕屈曲。（A）胎头横切图像显示草莓形的颅骨。（B）胎儿三维图像显示双侧手腕异常屈曲。

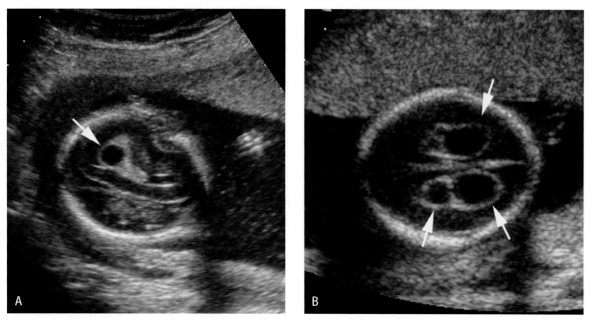

图 14.2.4　**脉络丛囊肿。**（A）胎头斜切面图像显示单个脉络丛囊肿（箭头）。（B）胎头横切面图像显示双侧多个脉络丛囊肿（箭头）。

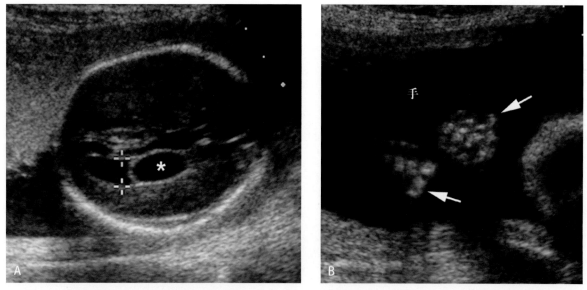

图 14.2.5　**18- 三体伴脉络丛囊肿和握拳手食指重叠。**（A）胎头横切面图像显示侧脑室（测量游标）脉络丛囊肿（*）。（B）双手图像显示两侧食指异常重叠于中指（箭头）之上。

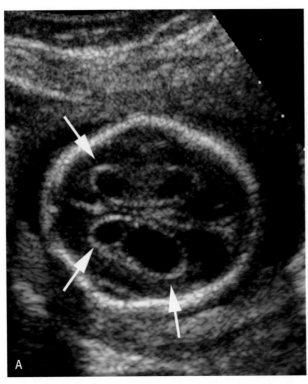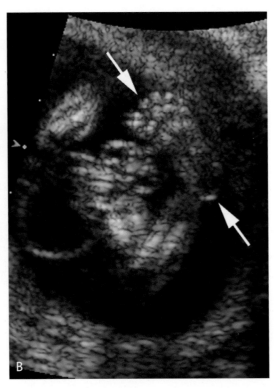

图 14.2.6 **18-三体伴脉络丛囊肿和足内翻。**（A）胎头横切面图像显示双侧脉络丛囊肿（箭头）。（B）足内翻（箭头）。

14.3 21-三体（唐氏综合征）

概述和临床特征

21-三体是指胎儿有一条额外的 21 号染色体（即有 3 条 21 号染色体），为新生儿最常见的一种染色体异常，发生率约 1/700。与其他三体一样，21-三体的发生率随着母亲年龄的增大而增加。

在 21-三体胎儿中，心脏缺陷、十二指肠闭锁和其他结构异常的发生率增加。21-三体通常不会致死，除非存在危及生命的心脏结构异常。患 21-三体的儿童和成人智力低下。

超声检查

超声能诊断 21-三体胎儿多数的结构异常，包括以下内容。

（1）脑室扩张。

（2）巨舌症。

（3）颈部：水囊状淋巴管瘤、妊娠 11 ~ 14 周颈项透明层增厚、妊娠 16 ~ 20 周颈褶增厚（5 ~ 6mm）。

（4）心脏：房室通道、室间隔缺损和法洛四联症。

（5）胸部：胸腔积液、心包积液。

（6）十二指肠闭锁。

当超声发现上述一个或多个结构异常时（图 14.3.1 至图 14.3.3），就应考虑 21-三体的诊断并进行羊膜腔穿刺。

除了上述畸形外，中孕期还有许多超声发现与 21-三体有一定相关性（其中一些亦是其他三体形式的表现）。这些发现被称为"标记"，与畸形不同的是它们同样可在正常胎儿中出现，并非临床诊断这类疾病的重要发现。这些标记出现在 21-三体中的概率要高于正常胎儿，因此一个标记的出现增加了胎儿患 21-三体的风险。与 21-三体相关的标记包括股骨和肱骨短小、肠管回声增强（强度与骨骼相似）、心脏强回声灶、肾盂扩张、鼻骨缺失或发育不全（图 14.3.4 至图 14.3.6）（注：脉络丛囊肿是仅与 18-三体相关的标记）。当一个标记出现时，21-三体风险稍微增高；当多个标记出现或一个标记结合一项重要的胎儿畸形时，其风险增加更多。

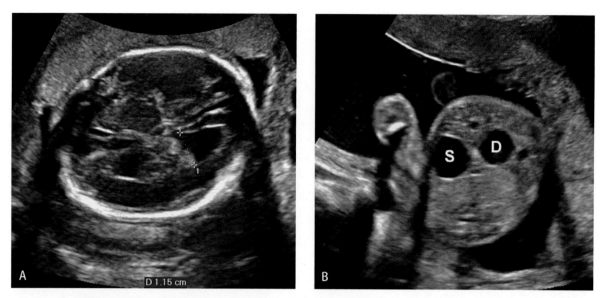

图 14.3.1　21- 三体伴脑积水和十二指肠闭锁。（ A ）胎儿头部横切面显示侧脑室（测量游标）增宽为 1.15cm。（ B ）上腹部横切面显示两个扩张的囊性结构，S 代表扩张的胃泡，D 代表扩张的十二指肠，为十二指肠闭锁的特征性表现。

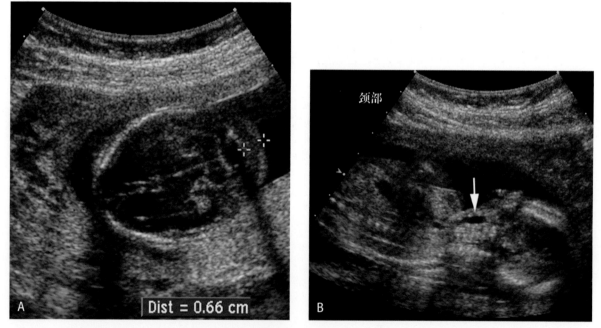

图 14.3.2　21- 三体伴颈褶增厚、颈部水囊状淋巴管瘤和房室通道。(A)胎儿头部横切面图像显示颈褶(测量游标)增厚达 6.6mm。（ B ）胎儿纵切面图像显示颈部软组织内局部液体集聚，系水囊状淋巴管瘤。（待续)

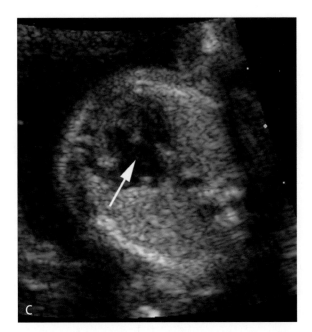

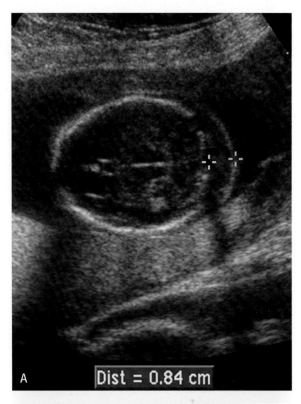

图 14.3.2 （续）(C)四腔心切面图像显示心脏中部大缺损（箭头），系房室通道。

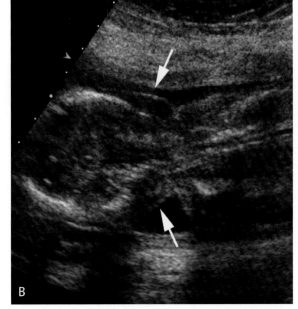

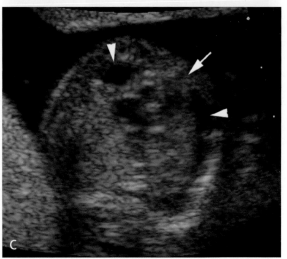

图 14.3.3 21－三体伴颈褶增厚、颈部水囊状淋巴管瘤和胸腔积液。（A）胎儿头部横切面图像显示颈褶（测量游标）增厚达 8.4mm。（B）冠状切面图像显示水囊状淋巴管瘤引起胎儿颈部肿胀（箭头）。（C）胸部横切面图像显示心脏（箭头）两侧出现胸腔积液（三角箭头）。

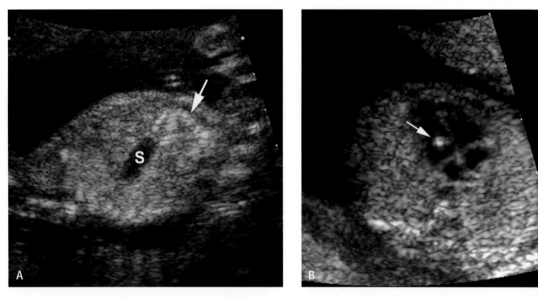

图 14.3.4　**21-三体的"标记"**。（A）21-三体胎儿纵切面图像显示胃泡（S）下方肠管回声增强（箭头）。（B）另一21-三体胎儿心脏四腔心切面图像显示左心室内强回声灶（箭头）。

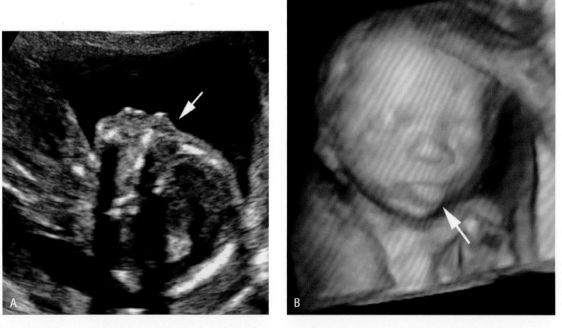

图 14.3.5　**21-三体伴鼻骨缺失、巨舌症和房室通道**。（A）面部矢状切面显示鼻骨缺失（箭头）。（B）面部三维图像显示增大外伸的舌头（箭头）。（待续）

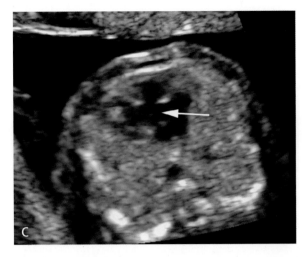

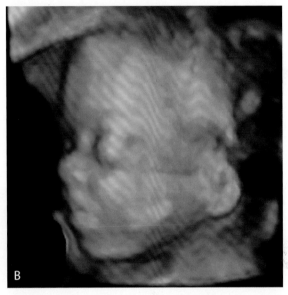

图 14.3.5　（续）（C）四腔心切面图像显示心脏中部大缺损（箭头），系房室通道。

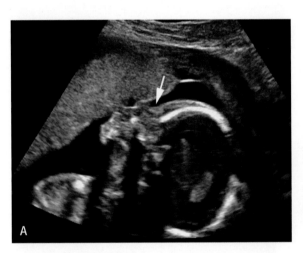

图 14.3.6　**21- 三体伴鼻骨缺失**。（A）面部的矢状切面图像显示鼻骨缺失（箭头）。（B）胎儿面部三维图像显示 21- 三体的特征：小鼻、鼻梁凹陷。

14.4　X 单体（Turner 综合征，45X）

概述和临床特征

X 单体通常称为 Turner 综合征，是一种染色体异常，胎儿仅有一条 X 性染色体，而不是通常的两条性染色体（女性 XX，男性 XY）。Turner 综合征的胎儿往往有水囊状淋巴管瘤和其他异常的液体聚集，包括弥漫性皮下水肿（淋巴管扩张）、胸腔积液和腹腔积液。Turner 综合征可增加胎儿发生主动脉缩窄和马蹄肾的风险。

伴有严重淋巴管扩张的 Turner 综合征胎儿通常在早孕或中孕早期就发生死亡。具有该类综合征的新生儿表型为女性，典型表现为颈蹼（有可能是先前水囊状淋巴管瘤消退的结果）和身材矮小。多数人存在卵巢发育不全，并导致成年后不孕。

超声检查

超声发现 Turner 综合征通常在早孕的中晚期，这一阶段的表现从颈项透明层增厚（图 14.4.1）到平坦的水囊状淋巴管瘤（可识别的囊性区域增厚）（图 14.4.2），或者是全身性皮下水肿（淋巴管扩张）（图 14.4.3）。进入中孕期的存活胎儿通常表现为水肿，包括胸腔积液（图 14.4.4）、心包积液、腹水和皮下水肿（图 14.4.5）。当超声检查到这些征象时，应告知父母胎儿患 Turner 综合征的可能性，并建议做羊膜腔穿刺或绒毛膜活检以检查胎儿染色体核型。

与 Turner 综合征相关的心脏和肾脏异常有时产前超声也能作出诊断。发现心室大小存在差异且右心室大于左心室提示主动脉缩窄可能，但多数缩窄直到生后才能证实。马蹄肾往往在产前得以诊断。

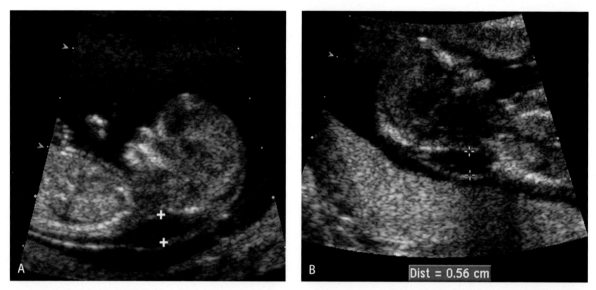

图 14.4.1　**Turner 综合征伴颈项透明层增厚。**同一胎儿妊娠 11 周（A）和妊娠 12 周（B）显示颈项透明层增厚（测量游标），测值 > 5mm。

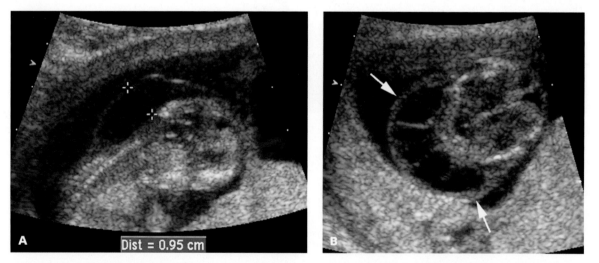

图 14.4.2　**Turner 综合征伴水囊状淋巴管瘤。**（A）胎儿矢状切面图像显示液体在后颈部软组织内扩展（测量游标）。（B）横切面图像显示集聚并包绕后颈部的液体内可见分隔（箭头），系水囊状淋巴管瘤的特征性表现。

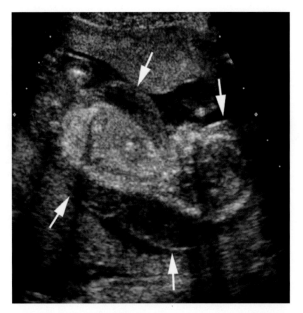

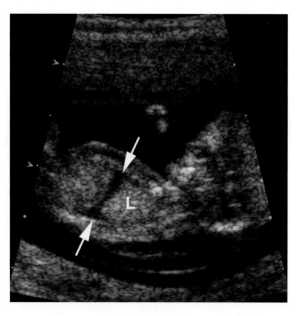

图 14.4.3 Turner 综合征伴全身性水肿（淋巴管扩张）。胎儿矢状切面图像显示后颈部、胸腹部和脸部的全身性水肿（箭头）。

图 14.4.4 Turner 综合征伴胸腔积液。胎儿矢状切面图像显示胸腔内肺（L）周围的积液（箭头）。

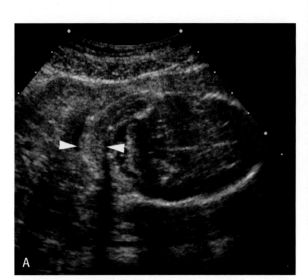

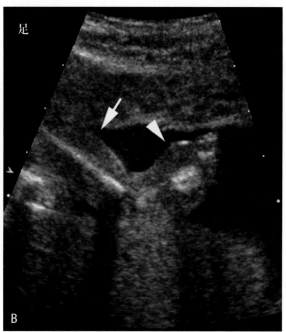

图 14.4.5 Turner 综合征伴颈项增厚和外周性水肿。（A）头颈部横切面图像显示明显增厚的颈褶。（B）胎儿小腿及足部图像显示小腿及足背部水肿。

14.5　三倍体

概述和临床特征

三倍体是一种染色体异常，胎儿有 3 组完整的染色体（而不是正常的 2 组），也就是说有 69 条染色体，而不是正常的 46 条。多数情况下，额外的那组染色体来

源于父亲，由两个精子与一个卵子受精或者是由一个二倍体的精子与一个卵子受精而成。少数情况下，额外的那组染色体来自母亲，由二倍体的卵子受精而成。

典型的三倍体胎儿在妊娠早期即可出现严重的生长受限，还存在涉及多个器官系统的结构异常。多数三倍体妊娠流产发生于早孕期或中孕早期，极少数存活至晚孕期者，要么死于宫内，要么出生后即刻死亡。

当三倍体中有两组染色体来自父亲时，胎盘通常增大并伴有多发性囊肿。具有增大的囊状胎盘和三倍体的胎儿称之为部分型葡萄胎。当三倍体系母亲的两组染色体所致时，胎盘通常很小。

在一些三倍体中，母体卵巢可能发育出卵泡膜黄素化囊肿，系由人绒毛膜促性腺激素水平增高所引起。

超声检查

三倍体最常见的超声表现是：①死胎或者胎儿伴有胎盘增大并多发囊肿；②早孕期存活胎儿颈项透明层增厚和胎盘增大伴多发囊肿（图 14.5.1）；③早期就出现的严重生长发育受限、不相称的小腹部（图 14.5.2），伴或不伴胎盘增大及囊肿。

如果一个三倍体胎儿能存活至 15 ～ 16 周，超声就可发现胎儿的结构异常。

（1）中枢神经系统：前脑无裂畸形、Dandy - Walker 畸形、胼胝体发育不全、神经管缺陷。

（2）面部：小下颌畸形、小眼畸形。

（3）四肢：第三、四指并指畸形、足内翻。

（4）脐膨出。

（5）心脏畸形。

（6）肾脏异常。

如果上述异常发生于孕中晚期生长受限的胎儿，鉴别诊断时应考虑三倍体，尤其是存在胎盘增大伴囊肿者（图 14.5.3）。

除了子宫内表现以外，母亲的卵巢可能增大并出现多发性的卵泡膜黄素化囊肿（图 14.5.4）。

因上述超声表现而怀疑三倍体时，如果胎儿是存活的，应通过羊膜腔穿刺或绒毛膜活检以确诊，此外也可通过检查孕期产物来确诊。

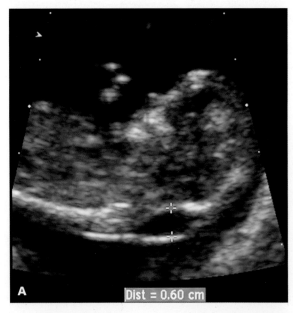
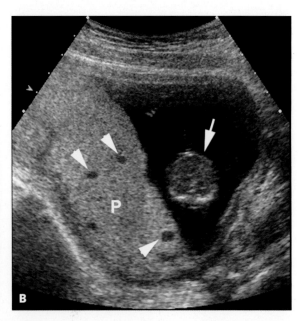

图 14.5.1　**妊娠 13 周三倍体胎儿伴颈项透明层异常和胎盘增厚并囊肿。**（A）胎儿头颈部矢状切面图像显示颈项透明层（测量游标）增厚达 6mm。（B）同一胎儿（箭头）超声图像显示胎盘（P）显著增厚并含多个囊肿（三角箭头）。

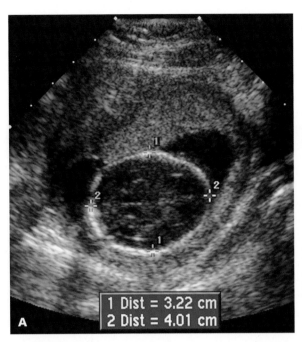

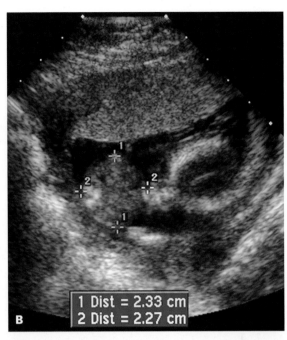

图 14.5.2　妊娠 18 周三倍体胎儿伴生长受限。（A）胎儿头部（测量游标）测量结果显示小于 18 周孕（双顶径 =3.22cm，而该孕龄的预期值为 4.1cm）。（B）胎儿腹径（测量游标）测值结果显示小于 18 周孕（平均腹径 =2.33cm，而该孕龄的预期值为 4.1cm）。

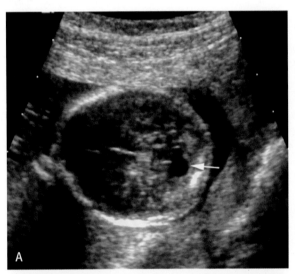

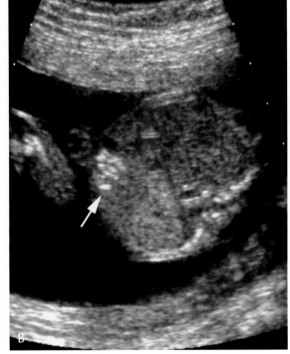

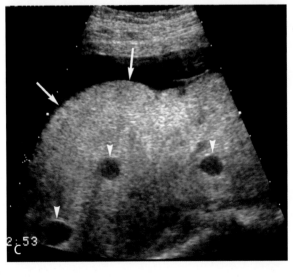

图 14.5.3　妊娠 16 周三倍体胎儿伴 Dandy - Walker 畸形、肠管回声增强和胎盘增厚并囊肿。（A）胎儿头部横切面图像显示后颅窝囊肿（箭头）。（B）胎儿腹部横切面图像显示局部肠管回声明显增强（箭头）。（C）胎盘增厚（箭头）并多发性囊肿（三角箭头）。

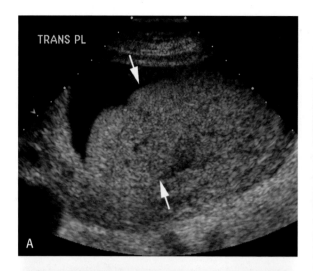

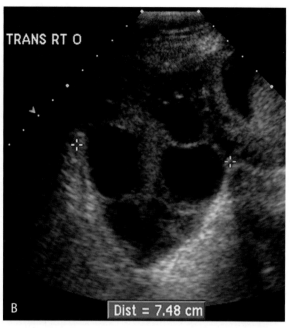

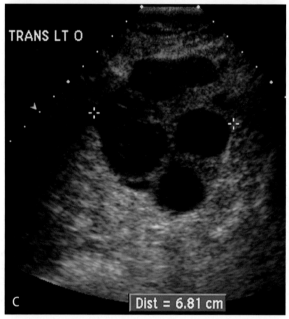

图 14.5.4　妊娠 13 周三倍体胎儿伴胎盘增厚和卵巢多发性卵泡膜黄素化囊肿。（A）横切面超声图像显示胎盘显著增厚。右卵巢（B）和左卵巢（C）横切面图像显示卵巢明显增大（测量游标），内含多个囊肿。

14.6　DiGeorge 综合征

概述和临床特征

　　DiGeorge 综合征又称为 22-q11 缺失，是 22 号染色体中的一条长臂 1 区 1 带缺陷或缺失所致。受累胎儿常出现与心室流出道有关的心脏异常，如法洛四联症、共同动脉干。具有该染色体缺陷的儿童常出现发育延迟，特别是在语言方面。除了心脏及其他结构异常外，还可能存在代谢、内分泌和免疫紊乱。

超声检查

　　超声可发现 22-q11 缺失胎儿的一些结构异常。包括。

　　（1）腭裂。

　　（2）心脏：法洛四联症、共同动脉干、室间隔缺损、主动脉弓离断。

　　（3）肾脏异常。

　　（4）骨骼：关节挛缩、草鞋足。

当超声证实存在心室流出道异常时，应尝试仔细评估胎儿肾脏、手、足和腭（图 14.6.1 和图 14.6.2）。即使缺乏其他异常的超声表现，当胎儿出现心室流出道异常时也应考虑 DiGeorge 综合征。

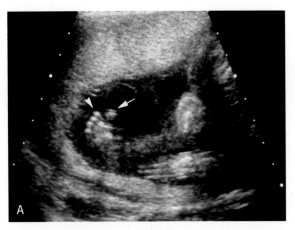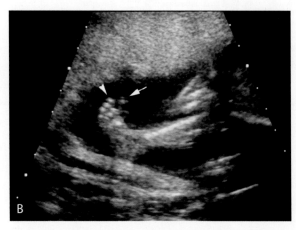

图 14.6.1　DiGeorge 综合征伴草鞋足畸形。（A、B）显示一室间隔缺损胎儿蹈趾（箭头）与第二趾（三角箭头）间隙异常增大。

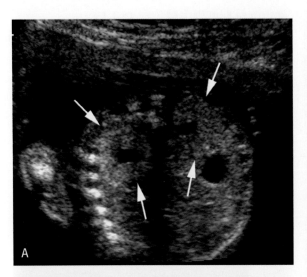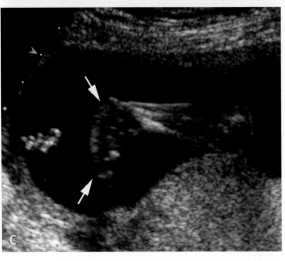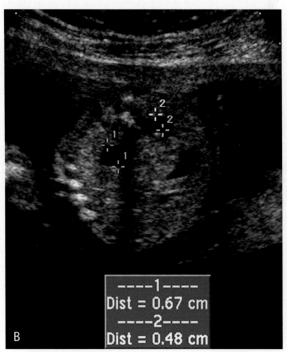

图 14.6.2　DiGeorge 综合征伴肾脏增大、回声增强和摇椅底状足。（A）胎儿横切面图像显示增大、回声增强的肾脏（箭头）。（B）相同肾脏横切面图像显示双侧肾盂轻度扩张（测量游标）。（C）同一个胎儿足部图像显示摇椅底状足（箭头）。

（田　雨译）

早孕期并发症

15.1 妊娠退化

概述和临床特征

妊娠丢失（pregnancy loss）在早孕期发生率最高，尤其是妊娠 8 周以前。早孕期妊娠丢失有许多不同的名称，包括"妊娠退化""早期妊娠失败""枯萎孕卵""自然流产"和"过期流产"，其中前两种名称使用广泛。

早期妊娠失败的临床表现可能有下腹痛和阴道出血（称为"先兆流产"综合征）。部分早期妊娠失败是由于存在染色体异常，还有一些则可能是黄体异常或亚临床宫内感染所致。然而，绝大部分妊娠失败找不到确切原因。

超声检查

当声像图显示胚胎顶臀长 > 5mm 或胎龄确定 > 6.5 周（胎龄由先前的超声决定或基于胚胎移植体外受精时间）时，经阴道超声未显示胚胎心搏，即可确定为早期妊娠失败（图 15.1.1）。

经阴道扫查怀疑为早期妊娠失败的声像图表现有以下情形：①胎儿顶臀长 < 5mm，未发现心搏存在（图 15.1.2）；②胎囊平均直径 > 8mm，未见卵黄囊存在（图 15.1.3）；③胎囊平均直径 > 16mm，未见胚胎显示（图 15.1.4）；④ β-HCG 水平 > 2000mIU/mL，超声未见胎囊；⑤ β-HCG 水

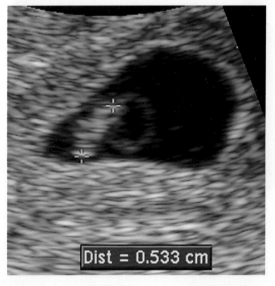

图 15.1.1 **确诊的妊娠失败。** 经阴道超声显示子宫内一胎囊，胚胎（测量游标）的顶臀长测值为 5.33mm，实时超声未见心搏。

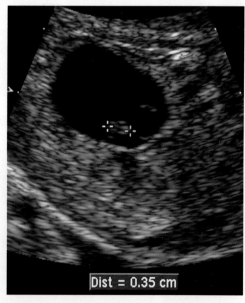

图 15.1.2 **可疑妊娠失败。** 经阴道超声显示子宫内一胎囊，胚胎（测量游标）的顶臀长测值为 3.5mm，实时超声未见心搏。

平 > 10 000mIU/mL，超声未发现胚胎；⑥胎囊在子宫腔内滑动；⑦巨大卵黄囊（直径 > 6mm）。

如果存在上述中的一些表现，则应怀疑妊娠失败，超声随访有助于明确诊断。

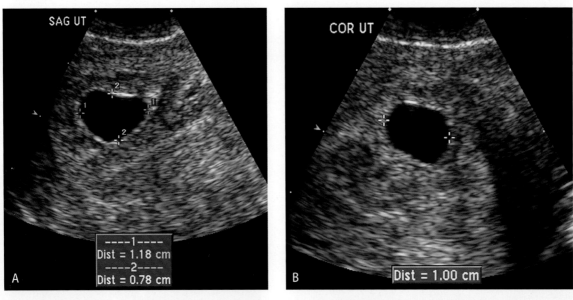

图 15.1.3　**可疑妊娠失败。**子宫（A）冠状切面和（B）矢状切面显示宫内一胎囊（测量游标），其直径为 9.9mm（系 11.8mm、7.8mm 和 10mm 的平均值），由于未发现卵黄囊且胎囊平均直径 > 8mm，故妊娠失败的可能性很大。

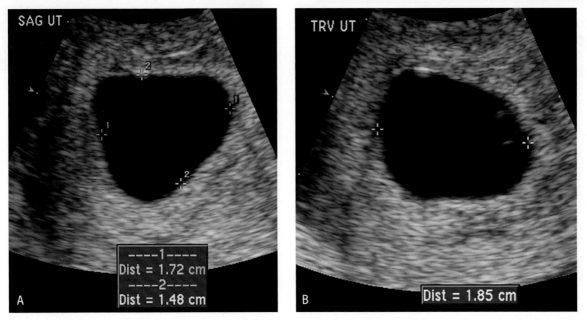

图 15.1.4　**可疑妊娠失败。**子宫冠状切面（A）和矢状切面（B）显示宫内一胎囊（测量游标），其平均直径 16.8mm（系 17.2mm、14.8mm 和 18.5mm 的平均值），内含有卵黄囊，由于未见胚胎而平均胎囊径 > 16mm，故妊娠失败的可能性很大。

15.2　绒毛膜下血肿

概述和临床特征

许多妇女在早孕期可能经历阴道出血，有时血液除通过阴道排出外，还可在发育中的胎囊绒毛膜和子宫壁之间聚集，形成绒毛膜下血肿（subchorionic hematoma）。当存在血肿时，妊娠的预后与血肿大小密切相关，血肿较小则预后较好，而大的血肿会增加妊娠失败的风险。

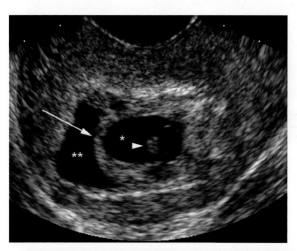

图 15.2.1　绒毛膜下血肿。子宫横切面显示子宫腔内存在两处液体集聚，靠内侧的液性区域（*）位于胎囊内，外周新月形积液（**）为绒毛膜下血肿，上述两处液体聚集由较厚的绒毛膜（箭头）分开。胎囊内可见胚胎（三角箭头）。

超声检查

绒毛膜下血肿超声表现为绒毛膜外环绕部分胎囊的无回声或低回声新月形区域（图 15.2.1）。绒毛膜下血肿应与绒毛膜液相鉴别，后者位于绒毛膜与羊膜之间，系早孕期的正常表现。绒毛膜下血肿表现为两处液体积聚，即血肿和胎囊内液体，二者借相对较厚的绒毛膜分开（图 15.2.1）。另一方面，介于绒毛膜液与羊水之间的是薄而光滑的羊膜（图 15.2.2）。

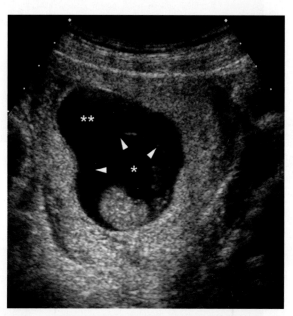

图 15.2.2　正常绒毛膜液。妊娠 9 周时子宫横切面显示绒毛膜液（**）和羊水（*），二者被菲薄的羊膜（三角箭头）分开。

15.3　胚胎心动过缓

概述和临床特征

妊娠 6～7 周的胚胎心动过缓与早孕后期胎儿死亡风险增加有关，且胚胎死亡通常发生在检出心动过缓后的 1～2 周内。尤其是在孕龄 6～6.2 周（相应的顶臀长＜5mm）时，与胎心率≥100bpm 的胎儿相比较，胎心率＜80bpm，发生胚胎死亡的可能性非常高；胎心率在 80～89bpm 之间，胚胎死亡的风险为中危；胎心率在 90～99bpm 之间，则轻度增加胚胎死亡的风险。在妊娠 6.3～7 周（相应顶臀长为 5～9mm）时，与胎心率≥120bpm 的胚胎相比，胎心率＜100bpm 则预示结果不良，胎心率在

100～109bpm 以及 110～119bpm 之间，胚胎死亡的风险分别为中危和低危。

超声检查

使用 M 型超声可轻易测量胚胎的心率。如果在妊娠 6～6.2 周胎心率＜90bpm（图 15.3.1 和图 15.3.2），或在妊娠 6.3～7 周胎心率＜110bpm，则应在 1～2 周内进行超声随访。如果心搏仍然存在，由于在最初发现心率减慢后的几周内有时会发生死亡，故定期超声随访应持续至早孕末期（图 15.3.2）。孕龄＜6.3 周胎心率 90～99bpm 和孕龄在 6.3～7 周胎心率 110～119bpm 者，也应考虑超声随访。尽管超声随访并不能影响预后，但却有助

于及时发现胚胎死亡，以减少死亡胚胎在子宫内停　　留的时间。

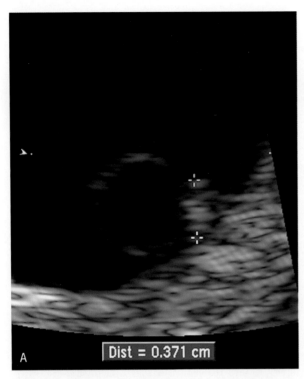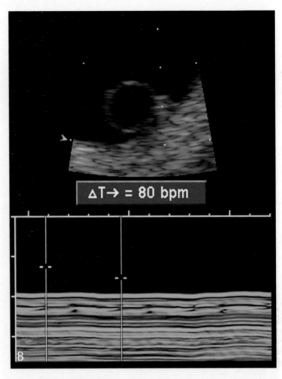

图 15.3.1　妊娠 6 周时心率减慢。（A）经阴道超声放大图像显示胚胎（测量游标）测值 3.7mm。（B）M 型超声显示胎心率 80bpm，在随访中胚胎心搏消失。

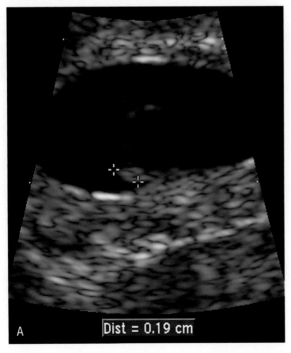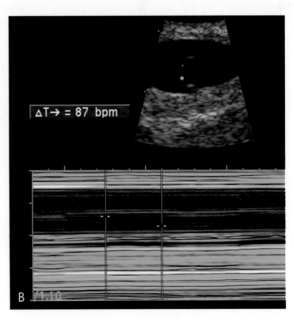

图 15.3.2　妊娠 6 周时心率减慢。（A）经阴道超声显示胚胎（测量游标）测值 1.9mm。（B）M 型超声显示胎心率 87bpm。（待续）

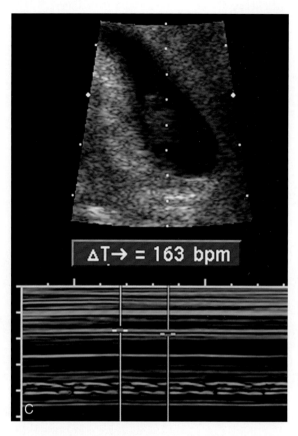

图 15.3.2 （续）（C）11 天后超声随访显示胚胎心搏 163bpm，但随访至妊娠 10 周显示心搏消失。

（王 慧 康 彧译）

第 16 章

胎盘

16.1　前置胎盘

概述和临床特征

前置胎盘（placenta previa）是指胎盘接近或覆盖宫颈内口。完全性前置胎盘系胎盘组织覆盖宫颈内口；边缘性前置胎盘系胎盘组织达宫颈内口边缘，但未覆盖宫颈内口；部分性前置胎盘系胎盘覆盖部分宫颈内口。

边缘性或部分性前置胎盘在中孕期或晚孕早期往往可消失（即不再覆盖部分宫颈内口）。在分娩时若合并前置胎盘，经阴道分娩将存在大出血的风险，进而危及产妇和胎儿的生命，故剖宫产是必要的。

低置胎盘通常是指胎盘没有覆盖宫颈内口，但已延伸至距宫颈内口 2cm 以内。当该情况发生在中孕期或晚孕早期，绝大多数胎盘将在晚孕中后期时从宫颈内口移开，而不会对分娩造成困难。

超声检查

经腹或经阴道超声均可用于前置胎盘的诊断。

无论哪一种扫查技术，当胎盘组织完全覆盖宫颈内口时可诊断为完全性前置胎盘（图 16.1.1）。如果胎盘邻近并覆盖部分宫颈内口，而没有延伸到整个宫颈，则诊断为边缘性前置胎盘（图 16.1.2）。部分性前置胎盘通常不作为超声诊断，这是因为在超声检查时宫颈内口往往呈关闭状态，不可能是部分覆盖。然而，在超声图像上，部分性前置胎盘与边缘性前置胎盘有时作为同义词在使用。

经腹超声是诊断前置胎盘的首选检查手段，检查时膀胱应处于适度充盈状态。膀胱空虚可导致相关检查区域成像困难，膀胱过度充盈使子宫下段前后壁紧贴近似于前置（假性前置胎盘）（图 16.1.3）。若子宫下段被胎儿先露部遮挡，腹部触诊有助于手动推高胎儿（图 16.1.4）。若上述方法无法推高先露部，则可选择经阴道超声诊断或排除前置胎盘（图 16.1.1 和图 16.1.2）。

前置胎盘诊断中的另一个误区是当子宫下段发生收缩时，变形的胎盘和子宫肌层表现为胎盘覆盖于子宫颈。此时需等待 10 ~ 20 分钟，收缩解除后可准确作出是否存在前置胎盘的诊断（图 16.1.5）。

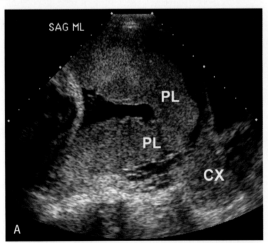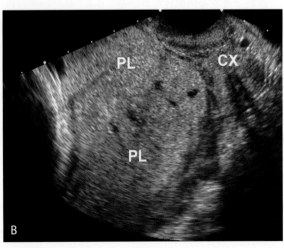

图 16.1.1　**完全性前置胎盘。**（A）经腹超声子宫下段正中矢状切面，显示胎盘（PL）完全覆盖宫颈（CX）内口。（B）另一例经阴道超声子宫下段矢状切面，显示胎盘（PL）完全覆盖宫颈（CX）内口。

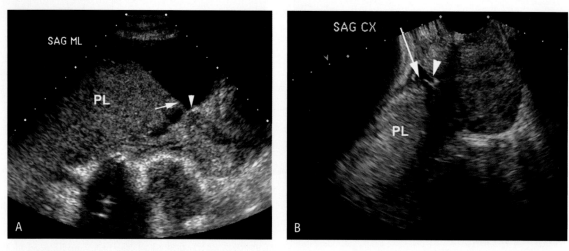

图 16.1.2 **边缘性前置胎盘**。子宫下段及宫颈矢状切面，经腹超声（A）及经阴道超声（B）显示胎盘（PL）边缘（箭头）延伸并越过部分宫颈，止于关闭的宫颈内口（三角箭头）。

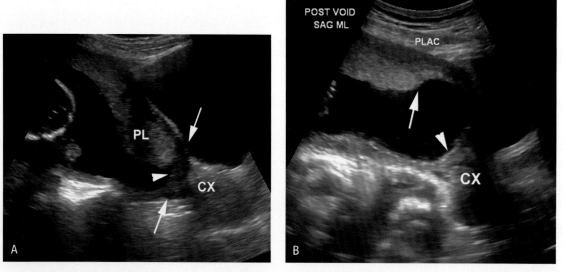

图 16.1.3 **膀胱过度充盈致假性前置胎盘**。（A）母体膀胱过度充盈，子宫矢状切面显示胎盘（PL）下缘紧邻宫颈内口（三角箭头）。（B）部分排空膀胱后，子宫下段矢状切面显示胎盘边缘（箭头）未延伸至宫颈（CX）内口（三角箭头）；先前表现为宫颈的是子宫下段前后壁（A，箭头）受过度充盈的膀胱挤压相互贴合所致。

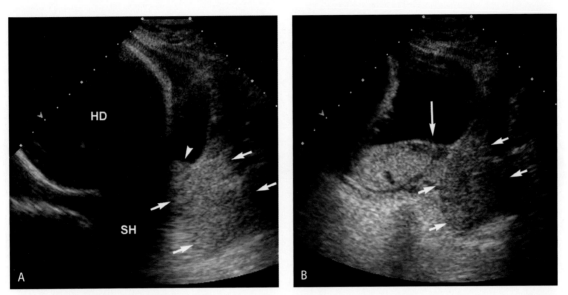

图 16.1.4　**手动推举胎儿头部显示前置胎盘。**（A）子宫下段矢状切面，胎儿头部投射产生的声影（SH）使子宫后壁下段和部分宫颈显示不清（箭头）；一个小的有回声结构（三角箭头）其尾端延伸至阴影区，可疑边缘性前置胎盘。（B）用手向上推举胎儿头部后，子宫下段矢状切面显示为边缘性前置胎盘，胎盘边缘（长箭头）部分覆盖宫颈（短箭头）。

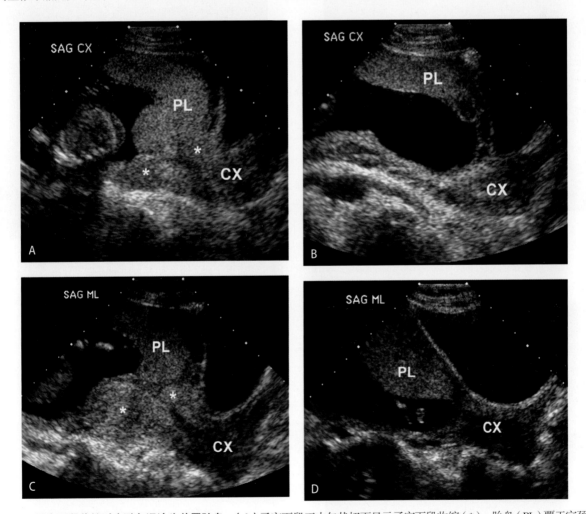

图 16.1.5　**子宫下段收缩时应避免误诊为前置胎盘。**（A）子宫下段正中矢状切面显示子宫下段收缩（*），胎盘（PL）覆于宫颈（CX）之上。（B）收缩解除后显示胎盘（PL）边缘位于宫颈（CX）之上。（C）另一例子宫下段正中矢状切面显示子宫下段收缩（*），胎盘（PL）覆于宫颈（CX）之上，表现与上一病例相似。（D）收缩解除后显示胎盘（PL）边缘覆盖部分宫颈（CX），提示边缘性前置胎盘。

16.2 胎盘早剥

概述和临床特征

胎盘早剥（placental abruption）是指在分娩之前胎盘部分或全部从子宫壁上过早分离。孕妇常见的临床表现为腹痛和阴道流血，但也可能没有症状。胎盘早剥可导致胎儿因缺氧或失血而受到损伤或死亡，因而及时、准确诊断胎盘早剥，对妊娠的处理至关重要。

超声检查

超声本身并不能检出胎盘剥离，但可识别胎盘剥离后形成的血肿。血肿可能位于绒毛膜下（图16.2.1），使胎盘或胎盘后间隙分离（图16.2.2）。少见情况下，血肿在胎盘形成前就已存在（图16.2.3）。血肿的超声表现可能是实性或混合性，实性部分相对于胎盘呈低回声或高回声。若血肿与胎盘相比呈等回声，则彩色多普勒有助于诊断（图16.2.4），二者区别之处在于血肿内无血管分布，而胎盘组织可检测到血流。

值得注意的是，部分病例胎盘剥离后无血肿形成，超声检查可能是正常的。因此，对胎盘后或绒毛膜下血肿的识别有助于胎盘剥离的诊断，但声像图正常不能排除胎盘早剥的诊断。

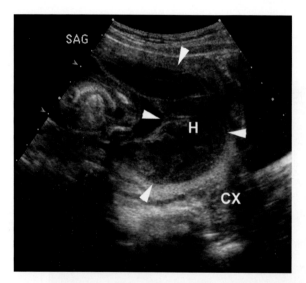

图 16.2.1 **胎盘早剥伴巨大绒毛膜下血肿。**子宫下段和宫颈（CX）矢状切面显示绒毛膜下一巨大低回声血肿（H，三角箭头），延伸并跨越宫颈。

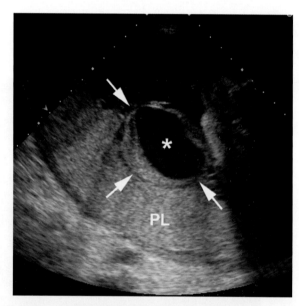

图 16.2.3 **胎盘早剥伴胎盘形成前血肿。**胎盘（PL）羊膜面混合性回声（箭头）系胎盘形成前血肿，其中心区域（*）表现为以囊性为主。

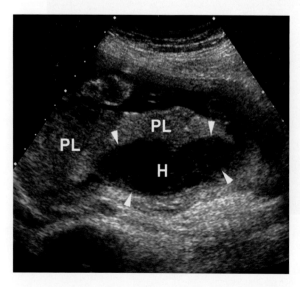

图 16.2.2 **胎盘早剥伴胎盘后血肿。**低回声血肿（H，三角箭头）位于胎盘（PL）与子宫壁之间。

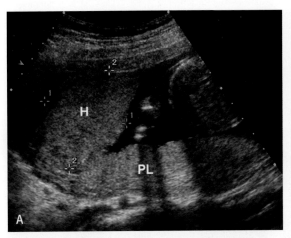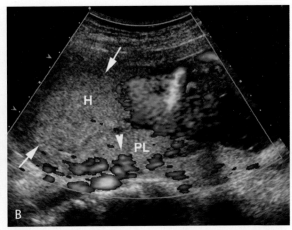

图 16.2.4　**胎盘早剥及等回声血肿。**（A）超声显示胎盘（PL）旁较大的等回声血肿（H，测量游标）。（B）彩色多普勒超声检查显示胎盘（PL）内有散在血流信号（三角箭头），而血肿（H，箭头）内无血流显示。

16.3　胎盘粘连、植入和穿透

概述和临床特征

正常情况下，胎盘不与子宫肌层接触，二者由蜕膜化的子宫内膜分隔。但若胎盘绒毛种植于子宫内膜瘢痕处，其可直接黏附甚至侵入子宫肌层。胎盘与子宫肌层之间这种异常关系，在分娩时可引起胎盘从子宫分离时发生困难。根据侵犯深度可分为三种类型：①胎盘粘连，胎盘直接与子宫肌层黏附，绒毛膜绒毛未侵入肌层；②胎盘植入，绒毛膜绒毛穿入侵犯子宫肌层；③胎盘穿透，绒毛穿过子宫肌层，到达或穿透子宫浆膜层。

胎盘粘连、植入和穿透最常发生于继往剖宫产处，是因为外科操作会导致子宫内膜的瘢痕化。既往曾接受过一次或多次剖宫产分娩者，且再次妊娠时胎盘组织覆于剖宫产瘢痕（如前置胎盘或低位前壁胎盘），是发生胎盘植入的高危人群。接受过一次剖宫产手术分娩者，胎盘植入的发生率约为 25%；接受过两次或多次剖宫产手术者，发生率约为 50%。

胎盘粘连、植入和穿透可能引起许多严重的并发症。分娩时胎盘剥离困难和大出血，可能有必要行子宫切除术；如果系胎盘植入或穿透可能会导致子宫破裂；胎盘穿透还可能导致进入膀胱或腹腔的大出血。

超声检查

正常时被覆胎盘的子宫肌层表现为一低回声带。胎盘粘连、植入和穿透主要超声表现为胎盘下呈低回声的肌层局部变薄，厚度 1 ~ 2mm 或更薄（图 16.3.1），甚至完全消失（图 16.3.2）。胎盘粘连、植入和穿透的次要表现为胎盘内存在一较大的不规则血管区域（图 16.3.3）。

只要具备以下两项中的一项，胎盘粘连和植入的可能性将会增加：①既往曾接受过一次或多次剖宫产手术者，超声显示为前壁前置胎盘；②超声显示胎盘下肌层变薄或消失。当同时具备上述①和②时，可作出肯定性诊断。当胎盘延伸至子宫浆膜层时，超声可诊断为胎盘穿透（图 16.3.4）。当胎盘已穿透入膀胱，则超声表现更为典型。

位于子宫前壁下段的胎盘最常被超声诊断为胎盘粘连、植入和穿透。然而，在子宫其他部位出现胎盘下肌层局部变薄或消失，同样也可考虑该诊断（图 16.3.5）。

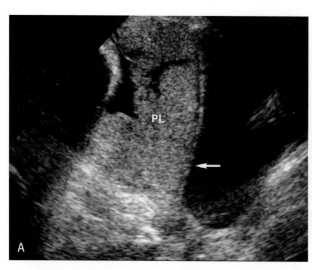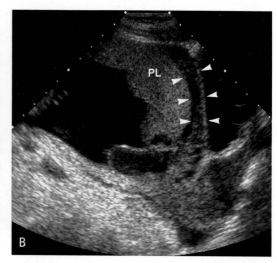

图 16.3.1 **胎盘粘连或植入**。（A）子宫下段矢状切面显示胎盘（PL）下肌层（箭头）显著变薄。（B）以另一正常子宫下段矢状切面做对比，子宫肌层（三角箭头）表现为胎盘（PL）下方的低回声带。

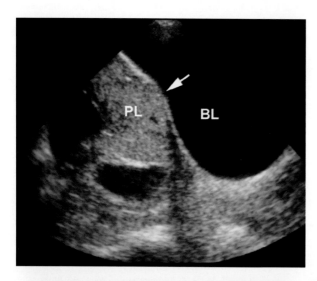

图 16.3.2 **胎盘植入或穿透**。经子宫下段矢状切面显示胎盘（PL）下方局部肌层完全消失（箭头）；在该部位，胎盘组织延伸已非常靠近膀胱，亦可能已侵入母体膀胱（BL）。

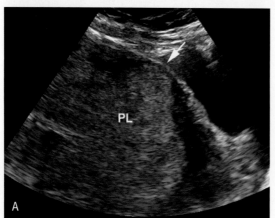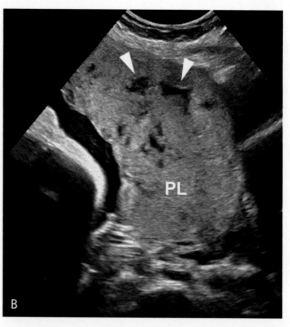

图 16.3.3 **胎盘植入伴不规则血管区**。（A）子宫下段矢状切面显示胎盘（PL）局部膨出（箭头），且异常胎盘植入下方的肌层显著变薄。（B）同一胎盘（PL）另一切面显示胎盘内多个不规则无回声区（三角箭头），系血管区域。（待续）

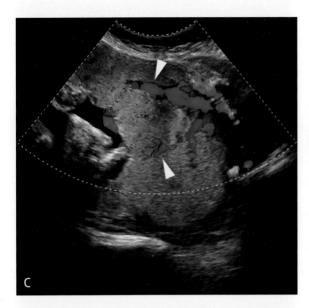

图 16.3.3　（续）（C）彩色多普勒显示不规则血管区域内的血流（三角箭头）。

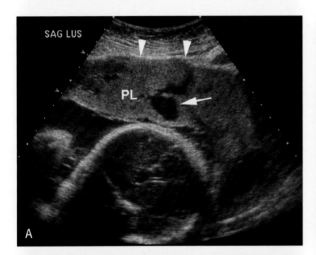

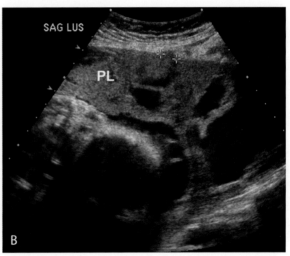

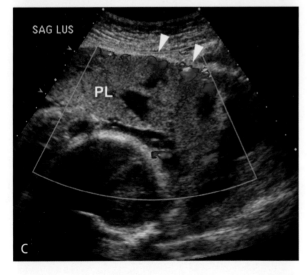

图 16.3.4　**胎盘穿透**。（A）子宫下段矢状切面显示胎盘（PL）下肌层（三角箭头）完全消失，胎盘内可见血管区域（箭头）。（B）胎盘（PL）矢状切面显示局部胎盘组织膨出（测量游标），且已侵出子宫浆膜层。（C）彩色多普勒显示胎盘（PL）边缘的血管区域（三角箭头）下方未见子宫肌层。

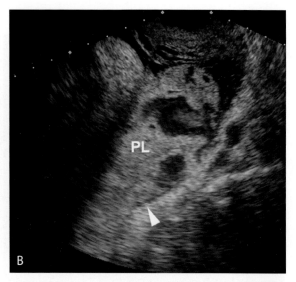

图 16.3.5   **子宫后壁胎盘穿透。**（A）阴道超声显示子宫颈（测量游标）和子宫后壁下段，宫颈后方胎盘（PL）膨出（箭头）。（B）另一后壁胎盘穿透经阴道超声显示胎盘（PL）内血管区域和胎盘下肌层消失（三角箭头）。

16.4   绒毛膜血管瘤

概述和临床特征

绒毛膜血管瘤（chorioangioma）是胎盘的良性肿瘤，源于绒毛组织并广泛分布着大量血管。

巨大的绒毛膜血管瘤可引起许多临床问题，如胎儿生长受限和水肿。水肿很可能是由于血液经肿瘤分流导致胎儿高输出量心力衰竭所致。然而，大多数绒毛膜血管瘤不会引起妊娠并发症，仅在超声检查或分娩时偶然被发现。

超声检查

绒毛膜血管瘤的超声表现为胎盘组织内实质性团块（图 16.4.1），或从胎盘突出（图 16.4.2）。绒毛膜血管瘤在妊娠晚期诊断较为困难，此时胎盘往往变得不均匀或局部因绒毛栓塞而发生梗死。若胎盘组织中发现局灶性病变且彩色多普勒显示血供非常丰富，则应考虑诊断为绒毛膜血管瘤（图 16.4.1 和图 16.4.2）。

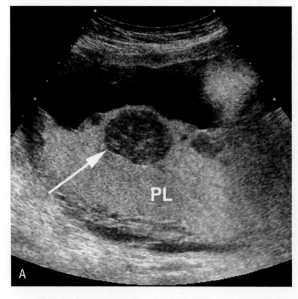
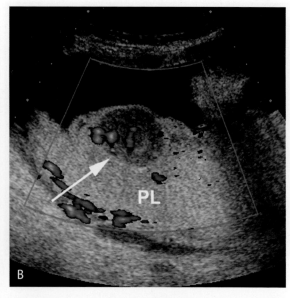

图 16.4.1   **胎盘内绒毛膜血管瘤。**（A）胎盘（PL）内一低回声团块（箭头）。（B）能量多普勒显示团块（箭头）内血流丰富。

　　一旦诊断为绒毛膜血管瘤，则应对胎儿进行仔细扫查，以寻找高输出量心力衰竭的证据。早期可能发现脐静脉或右心房扩张（图 16.4.2），继续进展胎儿可表现为胸腔积液、心包积液、腹水或皮下水肿。

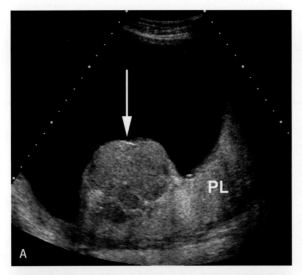

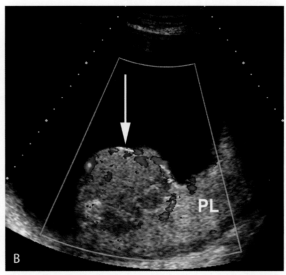

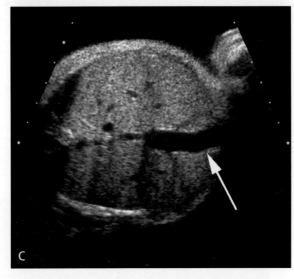

图 16.4.2　**突出胎盘的绒毛膜血管瘤，致脐静脉扩张。**（A）一较大的实性团块（箭头）从胎盘（PL）表面突出。（B）彩色多普勒显示团块（箭头）内的血流。（C）肝内脐静脉（箭头）扩张。

（王　慧　孔令秋译）

第 17 章

子宫和宫颈

17.1　宫颈功能不全

概述和临床特征

宫颈功能不全（cervical incompetence）是指在中孕或晚孕早期无明显宫缩时的宫颈扩张。如不及时处理可引起早产，娩出无法存活的不成熟胎儿或有严重并发症的早产儿。

在应用超声检查之前，如果孕妇反复发生中孕期流产，则可诊断为宫颈功能不全。为保证继续妊娠，治疗采用内置缝线紧紧环扎宫颈即"环扎术"，以保持宫颈呈关闭状态，直到妊娠晚期分娩时再解除环扎。随着超声的应用，宫颈功能不全可在孕妇经历流产之前就作出诊断，并制定治疗方案。

超声检查

孕期宫颈的超声检查要点是宫颈长度及是否呈"漏斗状"。漏斗状是指宫颈内口扩张，且扩张向宫颈外口延伸，可呈"V"或"U"形结构。宫颈长度是测量宫颈闭合部分的长度，即没有漏斗状时测量宫颈内口到宫颈外口的距离，有漏斗状时测量漏斗闭合端到宫颈外口的距离（图 17.1.1）。

在使用超声以前，宫颈功能被描述为两个独立的类型，即宫颈正常和宫颈功能不全。现在已明确，宫颈功能在本质上是连续的，即宫颈越短早产的可能性越大。尽管这样，依据宫颈长度进行分类仍然是有用的，但目前还没有能被普遍接受的方法。有一种分类方法如下：宫颈长度 > 3cm 时宫颈正常，2.5 ~ 3cm 为临界，< 2.5cm 时宫颈缩短。以此为依据，在没有漏斗状时宫颈长度 < 2.5cm，或有漏斗状时闭合部分宫颈长度 < 2.5cm，就可诊断宫颈功能不全（图 17.1.2）。

宫颈长度可经腹或经阴道超声测量。由于受直肠气体声影的遮蔽，宫颈外面的部分显示模糊，因此经会阴超声在测量宫颈长度方面不够准确。经腹超声检查最为常用，但如果经腹扫查怀疑宫颈变短或孕妇存在宫颈功能不全的高危因素时应选用经阴道检查。经阴道超声能提供更加细致宫颈图像，但检查时必须小心，避免施加于宫颈的压力过大。探头压力过大，扩张的宫颈可能因受压而关闭，造成对宫颈功能不全的漏诊（图 17.1.3）。

在超声检查过程中，宫颈长度和形状可能发生变化。这种变化可能是自发性的（图 17.1.4），也可能是由手法压迫子宫底所引发（图 17.1.5）。无论哪种原因，早产的可能性与检查中最短的宫颈长度有关。

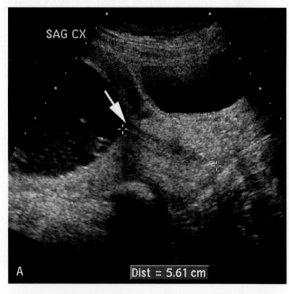

图 17.1.1　**宫颈长度的测量。**（A）经腹测量（测量游标），宫颈内口（箭头）闭合（即无漏斗状）。（待续）

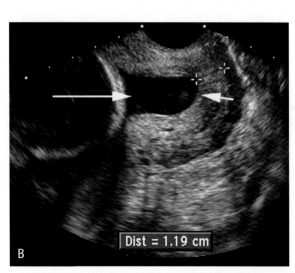

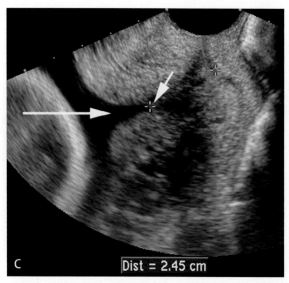

图 17.1.1　（续）（B）经阴道测量（测量游标），宫颈内口（长箭头）开放，呈"U"形漏斗状（短箭头）。（C）经阴道测量（测量游标），宫颈内口（长箭头）开放，呈"V"形漏斗状（短箭头）。

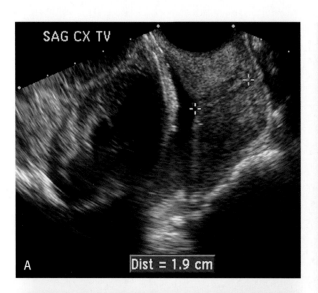

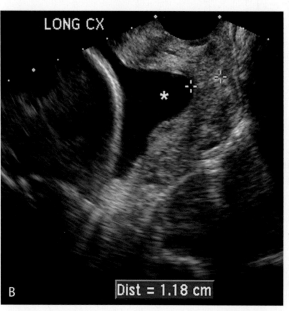

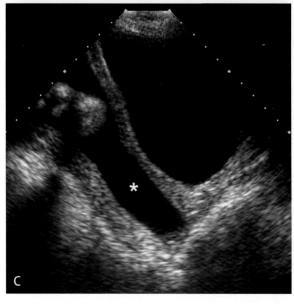

图 17.1.2　**宫颈功能不全。**（A）经阴道扫查显示宫颈缩短，测量长度 1.9cm，无漏斗状。（B）另一病例，经阴道扫查显示宫颈呈漏斗状（*），残留闭合部分宫颈长度测值 1.18cm（测量游标）。（C）第 3 个病例，经腹扫查显示整个宫颈管扩张（*），无闭合宫颈残留。

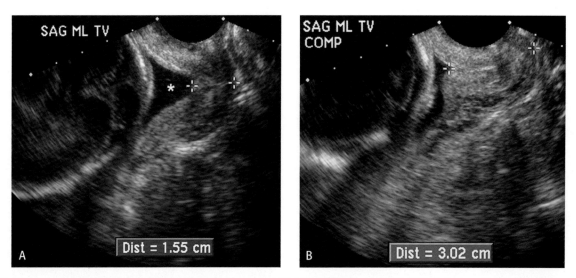

图 17.1.3 **经阴道探头加压使开放的宫颈关闭。**（A）经阴道超声图像显示宫颈呈漏斗状（*），残余闭合宫颈长度 1.55cm（测量游标）。（B）宫颈被经阴道探头压扁，漏斗状消失，显示的闭合宫颈长度增加至 3.02cm（测量游标）。

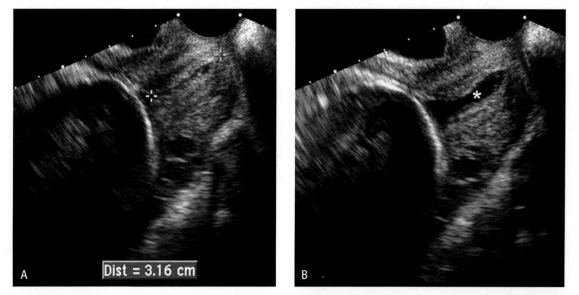

图 17.1.4 **宫颈自发性改变。**（A）经阴道宫颈矢状切面显示宫颈正常，测量长度 3.16cm。（B）大约 20 秒后，整个宫颈管（*）中度扩张。（待续）

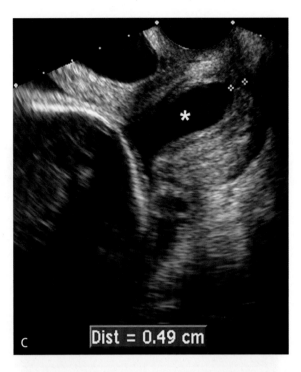

图 17.1.4　（续）（C）再过 20 秒后，宫颈进一步扩张，残余闭合长度测值仅 0.49cm。

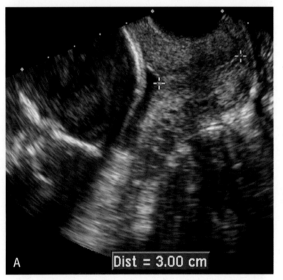

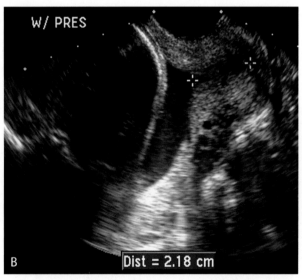

图 17.1.5　**宫底加压引起宫颈扩张。**（A）经阴道宫颈矢状切面显示宫颈正常，测量长度 3.0cm。（B）子宫底手法加压，宫颈长度缩短至 2.18cm。

17.2　妊娠期子宫肌瘤

概述和临床特征

　　子宫肌瘤是常见的良性平滑肌瘤，在孕期常无症状，但在某些病例，可引起以下并发症。①流产：子宫肌瘤存在时，妊娠流产的风险增加；②疼痛：子宫肌瘤在孕期有时可引起剧烈疼痛，这可能与激素依赖性的子宫肌瘤在孕期生长过快有关，当肌瘤生长超过其血供时中心就会发生坏死（这一过程称

为变性），疼痛尤为剧烈；③阻塞产道：子宫下段大肌瘤或宫颈肌瘤可阻塞产道；④胎盘问题：当胎盘位于肌瘤部位，可增加胎盘早剥和宫内生长受限的风险。

超声检查

　　子宫肌瘤常表现为子宫局部肿块，可向子宫外突起（图 17.2.1）和（或）突向胎囊（图 17.2.2）。位于子宫下段的大肌瘤可阻碍经阴道分娩（图

17.2.3）。肌瘤内部有无回声区存在，提示已发生了变性（图 17.2.4）。

在某些病例，子宫收缩的声图像表现与肌瘤有一定相似性，二者鉴别如下：①肌瘤通常边界清楚，而子宫收缩表现为局部肌层增厚，并融入邻近肌层之中（图 17.2.5）；②肌瘤可向子宫轮廓外突起，而子宫收缩常常不会；③肌瘤在整个超声检查过程中形态不会发生改变，而子宫收缩常会在 5 ~ 10 分钟内消失。

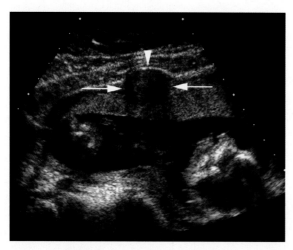

图 17.2.1　**子宫肌瘤使妊娠子宫外部轮廓变形。**子宫肌瘤（箭头）表现为边界清楚的低回声团块，凸出于子宫前壁（三角箭头），没有向内挤压胎囊。

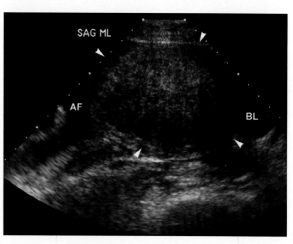

图 17.2.3　**子宫下段肌瘤。**子宫下段正中矢状切面显示一巨大子宫肌瘤（三角箭头）位于胎囊内羊水（AF）与母体膀胱（BL）之间。

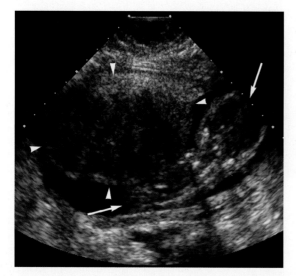

图 17.2.2　**子宫肌瘤突向胎囊。**较大的前壁子宫肌瘤（三角箭头）突向胎囊压迫胎儿（箭头）。

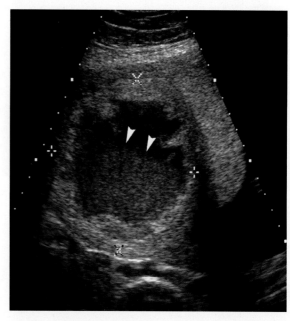

图 17.2.4　**妊娠期子宫肌瘤坏死。**子宫右侧壁横切面显示肌瘤（测量游标）内部有一不规则囊腔，腔内可见液体 – 碎屑平面（三角箭头）。

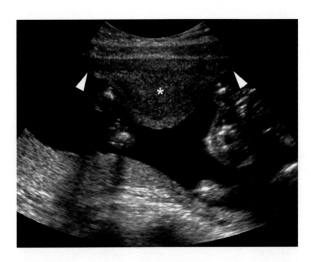

图 17.2.5　**子宫收缩**。子宫肌层内一局限性突起（*），没有明显边界，并融入邻近肌层（三角箭头）。

17.3　子宫粘连和羊膜片

概述和临床特征

当胎囊生长在子宫内膜粘连（uterine synechia）的宫腔，粘连牵拉羊膜和绒毛膜朝向胎囊中央，导致一片样结构（羊膜片，amniotic sheet）伸入羊膜腔，其具有四层结构，即两层绒毛膜和两层羊膜。与羊膜带不同，羊膜片的出现源于粘连，不会黏附胎儿并引起胎儿结构异常。然而，含有羊膜片的妊娠易发生胎位不正，多数可能需要剖宫产。

超声检查

当存在粘连时，羊膜片在超声下表现为光滑、中等厚度并凸入胎囊的组织（图 17.3.1 和图 17.3.2）。羊膜片与胎儿完全分开，常有一个小的球状末端。在某些扫描切面，羊膜片表现为将胎囊分成两部分，但事实上并非如此（图 17.3.1）。胎盘可能部分附着在羊膜片上（图 17.3.3）。

区分羊膜片和羊膜带十分重要，因为前者通常不会造成损害，而后者可引起各种胎儿结构异常。主要鉴别点如下：①羊膜带黏附胎儿，而羊膜片不会；

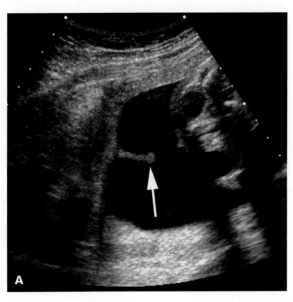

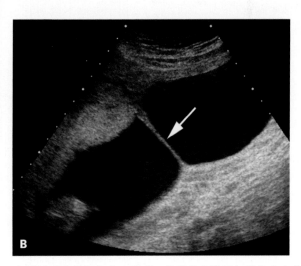

图 17.3.1　**羊膜片**。（A）羊膜片（箭头）表现为薄的、伸长的、末端呈球状的组织凸入胎囊，羊膜片光滑且与胎儿完全分开。（B）另一切面，羊膜片（箭头）表现为把胎囊分为两个部分，但与（A）共同分析，事实上并非如此。

②羊膜带通常有肢体和体壁的异常，而羊膜片时胎儿通常是正常的；③羊膜片往往比羊膜带厚；④羊膜片有一宽基底附着于子宫壁，而羊膜带没有。

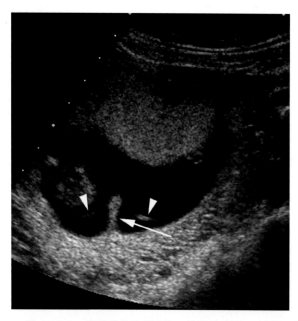

图 17.3.2 **羊膜覆盖的羊膜片**。羊膜片光滑，末端呈球状凸入胎囊（箭头），与胎儿完全分开；羊膜（三角箭头）覆盖在羊膜片之上。

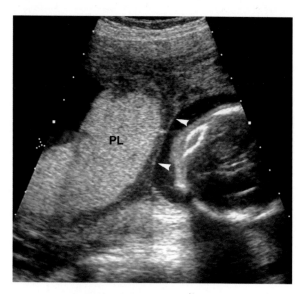

图 17.3.3 **胎盘附着在羊膜片上**。胎盘（PL）的一部分附着在羊膜片上（三角箭头）。

17.4 子宫破裂

概述和临床特征

　　子宫破裂（uterine rupture）是指子宫壁全层裂开。与子宫瘢痕裂开有区别，后者不太严重，子宫从先前存在的瘢痕处裂开但浆膜层仍保持完整。

　　子宫破裂是孕期少见的突发性事件，胎儿和母体的死亡率很高。最常发生在既往剖宫产瘢痕部位，也可见于既往子宫肌瘤切除术部位。子宫破裂常发生在分娩过程中，主要症状包括孕妇腹痛、休克以及胎儿心动过缓。一旦诊断子宫破裂，应立即手术娩出胎儿，并修补子宫。如果破裂发生后未迅速进行手术，胎儿和母体死亡的风险很高。

超声检查

　　既往有过剖宫产史的孕妇，当超声发现子宫前壁下段肌层变薄 < 2mm，应高度关注瘢痕裂开，

而子宫破裂的可能性较小。当超声发现子宫壁全层开放，并见妊娠内容物通过裂口延伸至子宫外（图17.4.1），就可诊断子宫破裂。

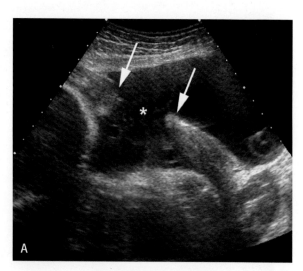

图 17.4.1 **双胎妊娠 31 周子宫破裂**。（A）超声显示子宫壁全层破裂，两个断端（箭头）间可见一缺口（*）。（待续）

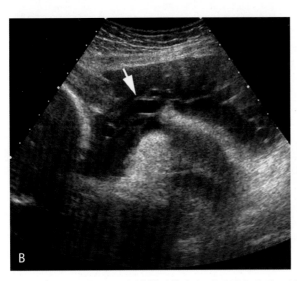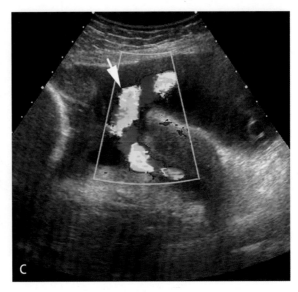

图 17.4.1　（续）（B）脐带（箭头）通过子宫壁破口延伸至子宫外。（C）彩色多普勒显示脐带（箭头）通过子宫壁破口向外延伸。

17.5　子宫嵌顿

概述和临床特征

在早孕期后倾子宫并非很少见，据报道妊娠期发生率大约有 15%。多数病例在早孕末期，子宫展开呈前倾位，宫体和宫底向上长出母体骨盆进入腹腔。极少数病例子宫形态没有展开，宫体和宫底蜷缩在盆腔耻骨和骶骨之间，这种情形叫子宫嵌顿（uterine incarceration）。

子宫嵌顿的常见症状是疼痛和尿潴留，后者是由于孕妇的膀胱和尿道受压和移位而引起。体格检查发现宫颈前移，子宫直肠陷窝扪及包块，宫底高度落后于孕周。

上述情况往往可通过膀胱减压和手法复位子宫进行纠正。如果失败，现提倡使用结肠镜复位子宫。如果子宫一直处于嵌顿状态，需外科手术展开子宫至母体盆腔以上。

超声检查

子宫嵌顿时，宫体和宫底位于宫颈后下方（图 17.5.1 和图 17.5.2），宫颈变得细长。当在早孕期以后发现上述征象，应该考虑子宫嵌顿的诊断，尤其是有症状出现时。早孕期出现这些表现可是暂时的，可能会自行消失，但是如果持续出现腹痛和（或）尿潴留等症状时就应进行随访。

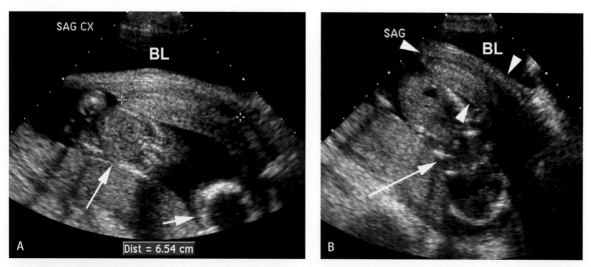

图 17.5.1　**妊娠 17 周子宫嵌顿。**（A）经腹宫颈（测量游标）矢状切面，显示宫颈向前朝向母体膀胱（BL）移位，妊娠子宫内可见胎头（短箭头）和胎体（长箭头），位于宫颈后下方的位置。（B）另一正中矢状切面显示妊娠子宫的子宫颈（三角箭头）向前移位，宫腔内可见胎儿（箭头）。

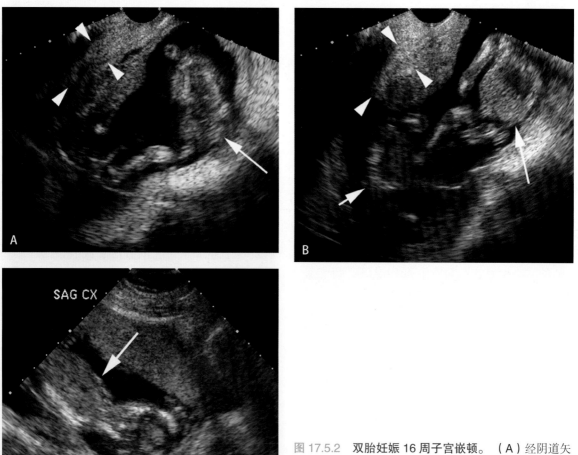

图 17.5.2　**双胎妊娠 16 周子宫嵌顿。**（A）经阴道矢状切面显示妊娠子宫，双胎之一（箭头）可见，并仰躺于宫颈（三角箭头）后方近尾部处。（B）宫颈（三角箭头）后方可见双胎（长箭头和短箭头）。（C）通过手法复位纠正嵌顿，宫颈（CX）相对于妊娠子宫位于正常的解剖位置，并可看见双胎中的一个（箭头）。

（庞厚清 译）

第 18 章

羊水

18.1 羊水过少

概述和临床特征

羊水过少（oligohydramnios）是指羊水量异常减少，在中孕中期以后发生的原因主要包括以下几个方面：①胎膜早破；②胎儿排尿减少的泌尿道畸形，羊水过少由尿量排出减少或无尿引起，包括双肾实质异常（如双侧肾缺如、常染色体隐性遗传性多囊肾）和双侧尿路梗阻（如尿道梗阻）；③胎盘功能不全和胎儿宫内生长迟缓，由于胎盘功能不全、肾血流量减少，导致尿量减少；④过期妊娠，羊水过少可能发生在妊娠 40 周以后。

如果是严重且持续存在的羊水过少，子宫压迫发育中的胎儿可引起变形，包括肺发育不良、面部异常和足内翻。上述异常出现在双侧肾缺如称为 Potter 综合征。由其他原因所致的严重且持续的羊水过少，有时也被称为"Potter 序列"。

超声检查

羊水过少可出现在妊娠的各个阶段，早孕期相对比较少见。早孕期羊水过少可通过主观评价或定量方法予以诊断。主观评价是根据典型图像或实时扫查目测胎囊内的羊水，进而判断羊水量是否少于预期胎龄（图 18.1.1）。早孕期羊水过少的定量标准是用胎囊的平均径线减去头臀径，二者的差值 < 5mm，即可诊断为羊水过少。

中晚孕期，羊水过少的超声诊断可通过主观评价羊水量（图 18.1.2）或采用定量指标予以实现。在中晚孕期羊水过少的定量指标是测量子宫羊膜腔内羊水的最大平面深度或羊水指数（AFI；图 18.1.3）。以母体脐部为中心将羊膜腔分成四个象限，通常最大平面深度 < 1~2cm 或 AFI < 5cm 即可诊断为羊水过少。一旦诊断了羊水过少，就应尽力查找其原因，需对胎儿的泌尿道、胎儿的生长发育等情况进行评价。如果羊水过少是严重而持续的，测量胎儿胸腔径线有助于评价肺发育不良。

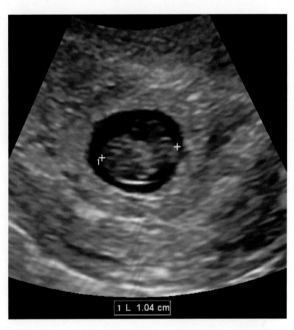

1 L 1.04 cm

图 18.1.1 **早孕期羊水过少。** 妊娠 7 周，胎囊内仅有少量羊水包绕胚胎，3 周后该胚胎死亡。

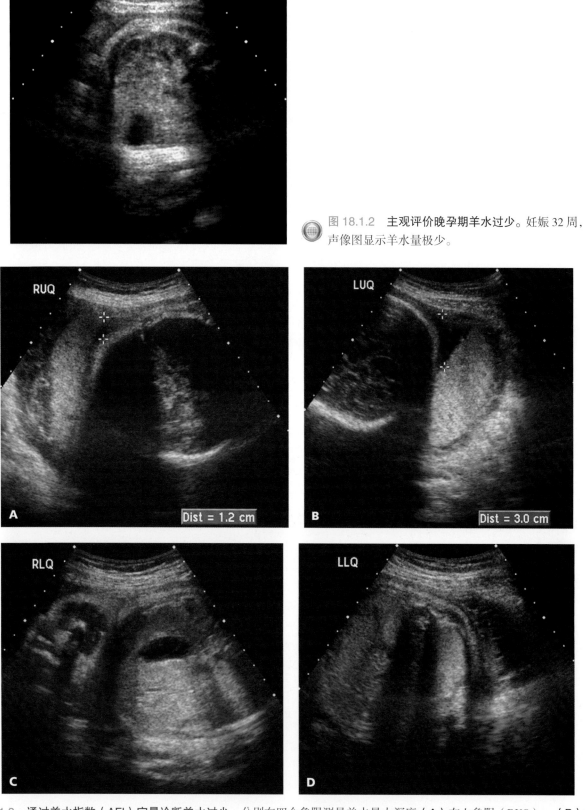

图 18.1.2　**主观评价晚孕期羊水过少。**妊娠 32 周，声像图显示羊水量极少。

图 18.1.3　**通过羊水指数（AFI）定量诊断羊水过少。**分别在四个象限测量羊水最大深度（A）右上象限（RUQ）、（B）左上象限（LUQ）、（C）右下象限（RLQ）和（D）左下象限（LLQ）。将上述四个象限羊水测量值相加即得到 AFI 为 4.2（1.2+3.0+0+0），根据 AFI < 5cm 的诊断标准，提示羊水过少。

18.2 羊水过多

概述和临床特征

羊水容量过多或称羊水过多（polyhydramnios），可发生于许多母体因素或胎儿发育异常。患糖尿病的孕妇较非糖尿病者有更高的发生率。吞咽受损或羊水在消化道吸收减少的胎儿畸形均可导致羊水过多。这些异常包括食管、十二指肠和邻近小肠的梗阻；严重的脑部异常如无脑畸形；面裂和肿瘤，颈部和胸腔内的肿块。水肿的胎儿往往被过多的羊水环绕。羊水过多也可能是原发的，没有明确的母体或胎儿方面的原因。

羊水过多，无论由何种原因所致，均可导致孕妇出现各种症状。子宫过度拉伸可能引起孕妇疼痛或子宫过早收缩；增大的子宫压迫邻近结构可引起肾积水、下肢水肿和呼吸困难。

超声检查

在中晚孕期，羊水过多的超声诊断可通过主观评价羊水量、测量羊水最大深度和羊水指数来明确（图 18.2.1 和图 18.2.2）。羊水最大深度 > 8 ~ 10cm 或 AFI > 18 ~ 20cm 时，通常可诊断为羊水过多。

一旦诊断了羊水过多，详细的胎儿系统检查有助于寻找其原因，尤其是应对胎儿头部、面部、颈部、胸腔和消化道情况进行全面评价。

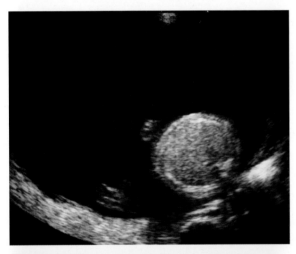

图 18.2.1 **羊水过多：主观评价。** 羊水量显著增多，由于胎儿存在食管闭锁，胎儿腹部未见胃泡显示。

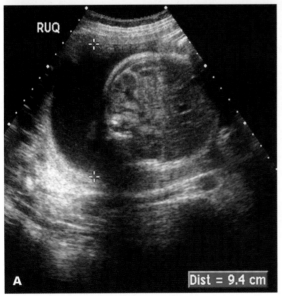

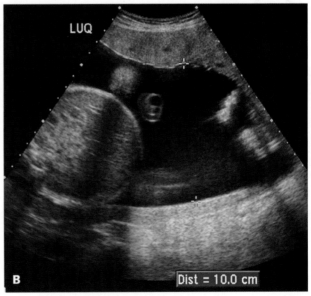

图 18.2.2 **羊水过多：羊水指数。** 在妊娠 31 周超声图像中测量羊水最大深度，该胎儿系颈部肿块影响吞咽。（A）右上象限、（B）左上象限。（待续）

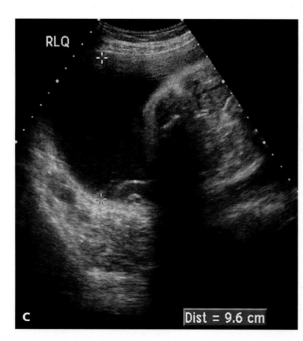

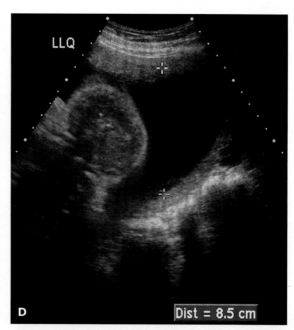

图 18.2.2　（续）（C）右下象限和（D）左下象限。在上述区域测量羊水指数为 37.5（9.4+10.0+9.6+8.5）。

18.3　羊膜内出血

概述和临床特征

　　血性羊水可自发产生，往往合并有绒毛膜下血肿或分离，也可系医源性羊膜腔穿刺术所致（尤其当针尖穿过胎盘）或给予抗凝治疗的住院患者。对绝大多数病例而言，在临床上不会引起严重的不良结局，随着胎儿不断吞咽羊水，出血会逐渐被吸收。

超声检查

　　当发生羊膜内出血（intra - amniotic hemorrhage）时，羊水暗区内出现回声反射，与通常情况下比较，脐带中的血管与周围羊水对比显示更为清晰，实时超声检查可发现羊水中有颗粒状回声漂浮。

　　血性羊水的超声诊断较为复杂，其与羊水中的胎脂和胎粪有相似的声像图表现，因此对声像图的解释有赖于此时妊娠所处阶段。在早中孕期，羊水中出现颗粒状回声反射，可能提示血性羊水（图 18.3.1），而相似声像图若出现在妊娠晚期（尤其是晚孕的中后期），则可能系胎脂。

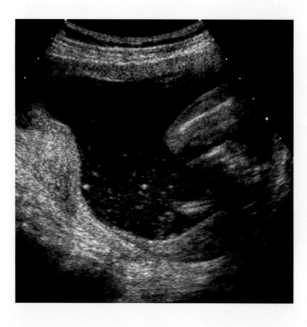

图 18.3.1　**羊膜内出血**。妊娠 18 周，有阴道流血史，声像图显示羊水内充满密集的颗粒状回声。结合其病史和中孕期羊水的声像图表现，考虑为羊膜内出血。

18.4 绒毛膜羊膜炎

概述和临床特征

绒毛膜羊膜炎（chorioamnionitis）是羊膜、绒毛膜和羊水的感染，通常是由细菌感染所引起。典型者常发生于胎膜破裂之后，细菌经阴道上行进入宫腔，但偶尔也会自发引起。其临床症状包括孕妇发热、子宫压痛，当怀疑为绒毛膜羊膜炎时，确诊需行羊膜腔穿刺并做羊水细菌学培养鉴定。

绒毛膜羊膜炎可能导致孕妇及胎儿出现严重的并发症。治疗措施包括立即分娩，同时对产妇和已证实存在感染的新生儿使用抗生素。

超声检查

对疑似绒毛膜羊膜炎的病例，超声的主要作用是引导行羊膜腔穿刺术。尽管在一些病例中羊水内可能出现异常回声，但超声在诊断绒毛膜羊膜炎中价值并不大（图 18.4.1）。

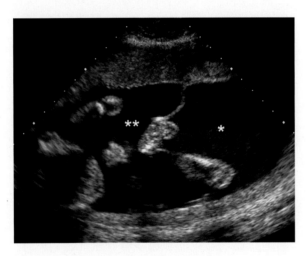

图 18.4.1　**双胎妊娠患绒毛膜羊膜炎。**妊娠 22 周，孕妇出现发热和子宫压痛，双胎之一羊水内出现密集点状回声（*），另一羊膜腔内羊水呈无回声暗区（**）。在超声引导下进行羊膜腔穿刺，从含有密集光点侧羊膜腔中抽出脓性羊水，证实为感染。

（康 彧 唐 红译）

第 19 章

脐带

19.1 单脐动脉

概述和临床特征

正常的脐带内包含三根血管：2 根脐动脉和 1 根脐静脉。单脐动脉（single umbilical artery）指脐带内仅含有两根血管：1 根脐动脉和 1 根脐静脉。单脐动脉在妊娠妇女中的发生率为 0.2% ~ 1%，在多胎妊娠中的发生率高于单胎妊娠，单卵双胎高于异卵双胎。

约 30% 的单脐动脉胎儿存在结构异常，4% 的单脐动脉胎儿为非整倍体。结构异常可能涉及多个系统，但以心血管系统、胃肠道系统、泌尿生殖道和中枢神经系统的发生频率最高。产前超声往往能够检出合并结构异常的单脐动脉。单脐动脉胎儿发生宫内生长迟缓（IUGR）的风险增加。

偶尔还能看到单脐动脉的一些罕见变异。例如，在脐带的一部分为两根脐动脉，而余下的部分仅有一根脐动脉；另一些病例，两根动脉都存在，但一根动脉的直径明显小于另一根。

超声检查

单脐动脉的诊断可通过羊水内脐带的横切面，或是运用彩色多普勒证实胎儿盆腔内只有一根脐动脉。单脐动脉的脐带横切面仅见两根血管：较大的是脐静脉，较小的是脐动脉（图 19.1.1）。彩色多普勒显示脐带内两条血管的血流方向相反，血流流向胎盘的脐动脉和流向胎儿的脐静脉。单脐动脉也可通过胎儿盆腔的彩色多普勒来证实，单脐动脉胎儿可见一根脐动脉紧邻一侧膀胱，而膀胱的另一侧没有脐动脉血管显示（图 19.1.2）。

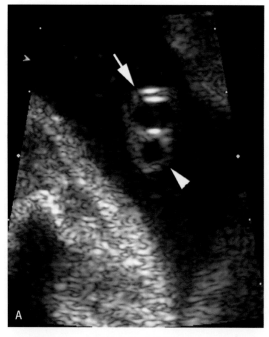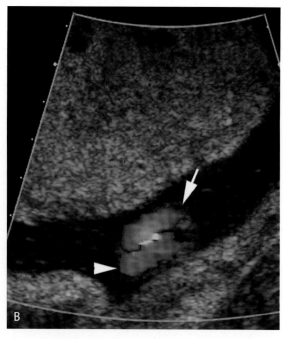

图 19.1.1 **单脐动脉。**（A）羊水中的脐带横切面显示两根血管，较大的一根是脐静脉（箭头），较小的一根是脐动脉（三角箭头）。（B）彩色多普勒显示脐静脉内呈红色（箭头），脐动脉内呈蓝色（三角箭头），表明脐带内两根血管的血流方向相反。

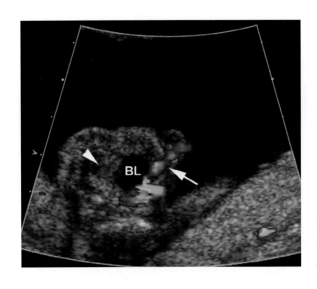

图 19.1.2　**单脐动脉**。胎儿盆腔彩色多普勒显示一根脐动脉（箭头）紧邻膀胱（BL），而另一侧未见起自髂动脉（三角箭头）的脐动脉。

19.2　脐带胎盘入口异常和血管前置

概述和临床特征

边缘性和帆状脐带胎盘入口都是异常脐带胎盘入口（abnormal placental cord insertions），会增加胎儿的风险。脐带的边缘性入口是指脐带附着胎盘的位置距离胎盘边缘不足 1cm。帆状入口是指脐带终止于距胎盘有一定距离的子宫壁内，脐血管在进入胎盘边缘前走行于胎膜下方。脐带胎盘入口异常的影响因素包括多胎妊娠、低置胎盘、前置胎盘、子宫畸形和子宫瘢痕，可能的风险包括脐血管破裂和血栓形成。

边缘性脐带胎盘入口被认为是在妊娠胎盘演变发育过程中形成的。尤其是当脐带入口处一侧胎盘萎缩，而另一侧胎盘组织生长良好，那么脐带胎盘入口部位将更接近胎盘萎缩侧的边缘。

帆状脐带胎盘入口被认为是胎盘发育过程中脐带入口处下方的胎盘萎缩，脐血管暴露于胎膜下方并向剩余胎盘处行进。如果帆状入口的脐带在胎膜的下方行进时穿越宫颈内口上方，则称为血管前置（vasa previa）。

当副胎盘存在时也可能发生血管前置。副胎盘通过血管与其余部分的胎盘相连，当连接血管经过宫颈内口就可发生血管前置。

血管前置显著增加围产期死亡率，是由于经过宫颈内口的胎儿脐带血管易发生出血，尤其是当产前没有诊断的血管前置在尝试阴道分娩时。

超声检查

彩色多普勒和灰阶超声都可用于检测和发现脐带胎盘入口异常。对于边缘性脐带胎盘入口，可见脐带插入胎盘的位置位于胎盘边缘附近（图 19.2.1）。帆状脐带胎盘入口可见羊膜腔内的脐带终止于远离胎盘实质的子宫壁，脐血管在胎膜下方进入胎盘（图 19.2.2）。

当发现帆状脐带胎盘入口的血管（图 19.2.3）或连接主、副胎盘的血管经过子宫颈内口时，就可以诊断为血管前置。若胎头遮挡使子宫颈内口显示不清时，有必要采用经阴道超声扫查显示异常血管（图 19.2.4）。须仔细区别血管前置和宫颈内口上方的脐带，前者位于宫颈内口处胎膜后方，后者受胎头影响呈游离漂浮状而非固定于宫颈内口上方。当二者鉴别困难时，可以试图用手推举胎头，或连续随访观察血管是否始终位于子宫颈内口上方。

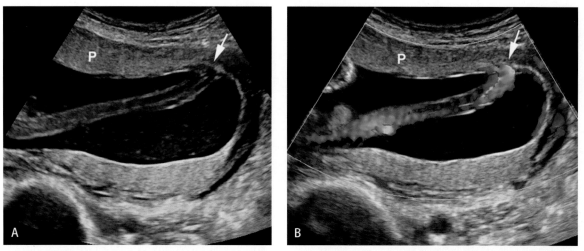

图19.2.1　**边缘性脐带入口。**（A）超声显示脐带插入胎盘（P）边缘（箭头）。（B）彩色多普勒显示脐带胎盘入口处（箭头）紧邻胎盘（P）边缘。

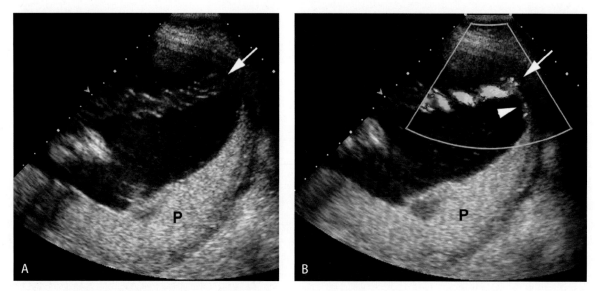

图19.2.2　**双胎之一帆状脐带入口。**（A）超声显示双胎之一的脐带插入（箭头）远离胎盘实质（P）的宫壁。（B）彩色多普勒显示帆状脐带胎盘入口（箭头）的脐血管（三角箭头）在胎膜下方进入胎盘（P）。

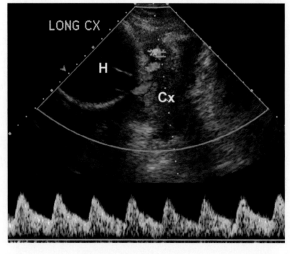

图19.2.3　**经腹部扫查血管前置。**子宫下段矢状切面，彩色多普勒和频谱多普勒显示胎头（H）和宫颈（Cx）间的血管有血流信号。频谱多普勒显示为脐动脉血流波形，提示血管前置。

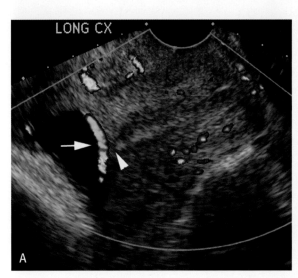

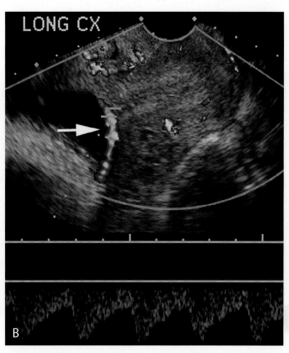

图 19.2.4　**经阴道扫查血管前置。**（A）宫颈矢状切面彩色多普勒显示一血管（箭头）经过宫颈内口（三角箭头）。（B）矢状切面彩色多普勒和频谱多普勒显示经过宫颈内口的血管频谱为脐动脉血流波形。

19.3　脐尿管囊肿

概述和临床特征

　　脐尿管囊肿（allantoic duct cyst）是一种脐带的囊肿，可孤立存在，或合并有其他胎儿畸形，尤其是脐膨出和非整倍体。如果宫内发现脐带内的囊肿，有必要对胎儿进行仔细的超声检查。

超声检查

　　在脐带内发现与脐血管毗邻的囊肿就可诊断为脐尿管囊肿（图 19.3.1）。该囊肿表现为边界清楚的薄壁无回声暗区。应注意与脐带内局部华通氏胶过多相区别，后者既不是无回声，也不是边界清晰的薄壁囊肿。

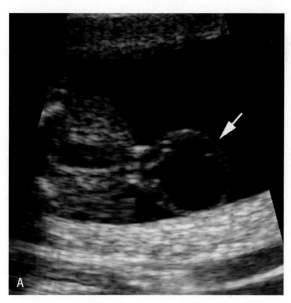

图 19.3.1　**脐尿管囊肿。**（A）妊娠 17 周胎儿，骨盆和脐带插入处横切面，显示脐带内较大的囊肿（箭头）。（待续）

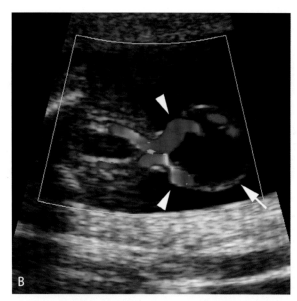

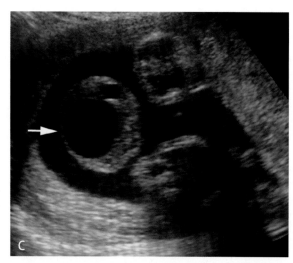

图 19.3.1 （续）（B）与 A 同一切面彩色多普勒显示脐血管（三角箭头）包绕脐带内囊肿（箭头）。（C）妊娠 30 周，脐带内囊肿（箭头）仍然存在。

19.4 脐动脉多普勒

概述和临床特征

脐动脉多普勒可用来评估晚孕期胎儿宫内的安全状况。通过脐动脉频谱波形可测量收缩期与舒张期流速的比值（S/D 比值），该比值可反映位于脐动脉下游的胎盘血管阻力信息：胎盘血管阻力越高，S/D 比值越高。正常的 S/D 比值随孕周增加而减小，在 26 ~ 30 周，S/D 比值大于 4.0 则认为 S/D 值升高；在 30 ~ 34 周，S/D 比值大于 3.5 则认为 S/D 值升高；34 周后，S/D 比值大于 3.0 则认为 S/D 值升高。相应孕周 S/D 比值升高提示胎儿围生期发病率和死亡率的风险增加。多普勒测量可用来监控高风险胎儿的安全状况，以确定最佳分娩时间。

脐动脉舒张末期血流消失或反向比 S/D 比值升高的预后更差，提示胎盘血管阻力非常高。胎儿出现此种多普勒频谱提示围生期发病率和死亡率的风险非常高。

超声检查

脐动脉多普勒波形可以在脐带的羊水游离段获

得。当胎盘血管阻力增大时，脐动脉舒张期血流速度减低，S/D 比值升高（图 19.4.1）。舒张期血流消失说明收缩期峰值血流在舒张期回到基线，在舒张晚期检测不到血流（图 19.4.2）。舒张期血流反向时，收缩期血流位于基线以上，而舒张期血流位于基线以下（图 19.4.3）。

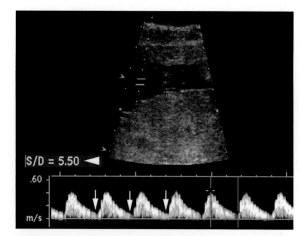

图 19.4.1 **脐动脉舒张期血流速度减低**。妊娠 28 周胎儿，脐动脉多普勒频谱显示舒张期血流速度降低（箭头），S/D 比值升高达 5.50（三角箭头，测量游标）。

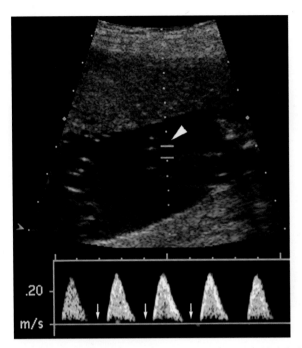

图 19.4.2 **脐动脉舒张期血流消失。** 脐动脉（三角箭头）频谱多普勒显示舒张期血流消失（箭头）。

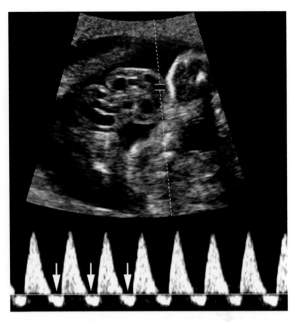

图 19.4.3 **脐动脉舒张期血流反向。** 脐动脉频谱多普勒显示收缩期血流位于基线以上，反向的舒张期血流位于基线以下（箭头）。

19.5 脐静脉曲张

概述和临床特征

脐静脉的局部扩张被称为脐静脉曲张（umbilical venous varix）。最常发生在脐静脉邻近脐带插入处的腹内部分，位于腹前壁和肝脏之间。腹内脐静脉曲张可能是一个孤立的超声发现，也可伴有胎儿发育异常，包括胎儿畸形和胎儿贫血。脐静脉局部扩张可能是胎儿水肿的早期信号。

发生于胎儿体外羊膜腔内的脐静脉曲张极少见，这类胎儿因脐带血栓，可能存在胎死宫内的风险。

超声检查

腹内段脐静脉曲张的特征是脐静脉扩张，通常表现为局部呈囊状且突向脐带插入处（图 19.5.1）。彩色多普勒可用于确定该类圆形囊性病变的血管性质并显示其与肝内脐静脉相通。在极少数情况下，脐静脉曲张呈梭形延伸到脐静脉肝内部分（图 19.5.2）。

脐带羊膜腔内部分的脐静脉曲张，彩色多普勒表现为充满血流信号的脐静脉局部增粗（图 19.5.3）。

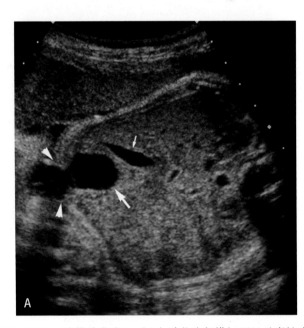

图 19.5.1 **脐静脉曲张。**（A）胎儿腹部横切面显示囊性病变（箭头）位于脐带腹壁插入处（三角箭头）的腹内侧，毗邻胆囊（短箭头）。（待续）

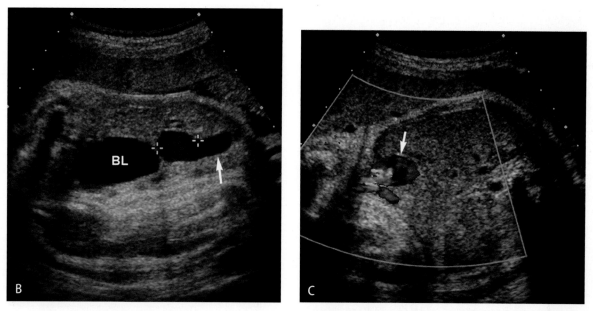

图 19.5.1　（续）（B）冠状切面显示膀胱（BL）上方脐静脉（箭头）局部扩张（测量游标）。（C）彩色多普勒显示胎儿腹内脐静脉（箭头）局部扩张部分内的血流。

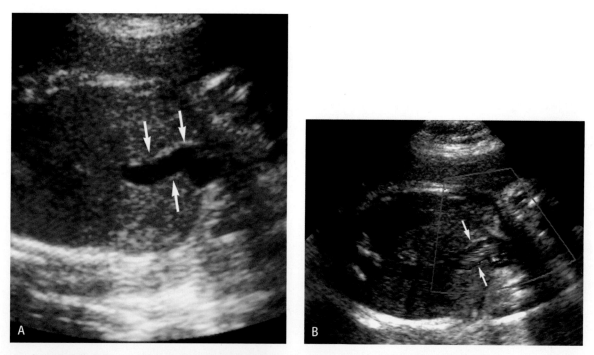

图 19.5.2　**梭形脐静脉曲张**。（A）胎儿腹部横切面显示脐静脉（箭头）腹内部分均扩张。（B）彩色多普勒证实为扩张的脐静脉（箭头）腹内部分。

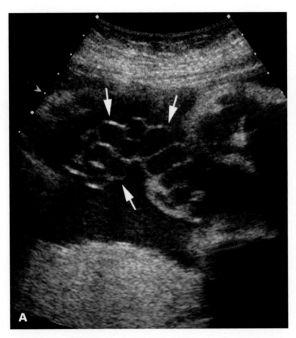
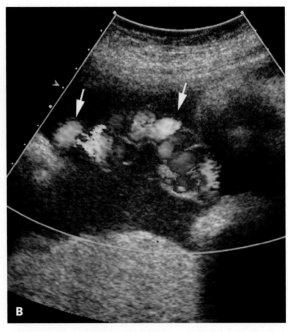

图 19.5.3　**羊膜腔内脐带脐静脉曲张。**（A）羊水内一段脐带声像图显示扭曲扩张的脐静脉（箭头）。（B）彩色多普勒显示脐带内扩张脐静脉（箭头）的血流信号。

19.6　脐带绕颈

概述和临床特征

　　脐带绕颈（nuchal cord）是指脐带环绕胎儿颈部。脐带可绕颈一圈或多圈，最常见的类型是绕颈一圈，占整个脐带绕颈的 80% ～ 90% 以上。脐带绕颈两圈少见，三圈或以上则更为罕见。脐带绕颈的发生率占分娩人群的 20% ～ 25%。其发病率随着孕龄而增加，在足月分娩中发生率接近 30%，在早产中发生率 < 20%。

　　已证明脐带绕颈一圈或两圈对临床结局没有影响。如果产前超声检查时发现胎儿脐带绕颈一圈或两圈，可视为是一个正常的现象，不需要增加对胎儿的监护。脐带绕颈三圈（或以上）则胎儿的风险增加，与无脐带绕颈和绕颈一圈或两圈比较，应持续加强对产前胎儿安全性的评估。

超声检查

　　当彩色多普勒发现脐带环绕胎儿颈部时就可诊断脐带绕颈（图 19.6.1）。当脐带绕颈一圈时，有 3 根血管环绕胎儿颈部；绕颈两圈时有 6 根血管（图 19.6.2），绕颈三圈时有 9 根血管（图 19.6.3）。

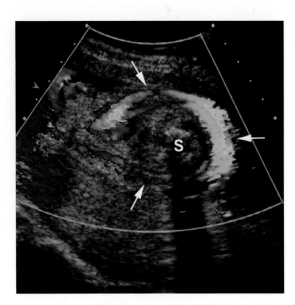

图 19.6.1　**脐带绕颈一圈。**胎儿颈部横切面，彩色多普勒图像显示脐带（箭头）环绕胎儿颈部一圈（S = 颈椎）。

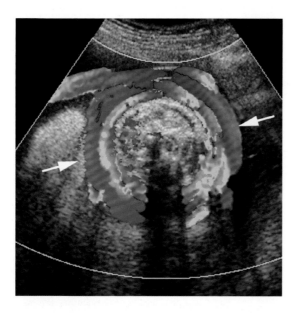

图 19.6.2 **脐带绕颈两圈**。胎儿颈部横切面，彩色多普勒图像显示多根（3 根以上）脐带血管（箭头）环绕胎儿颈部，提示脐带绕颈两圈。

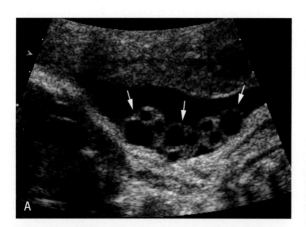

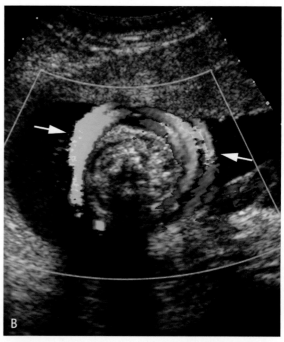

图 19.6.3 **脐带绕颈三圈**。（A）胎儿颈部长轴切面，显示三根脐带（箭头）横断面，每根代表脐带绕颈一圈。（B）胎儿颈部短轴切面，彩色多普勒显示多根脐血管（箭头）环绕胎儿颈部。

（杨　帆译）

多胎妊娠的诊断和特征

20.1 胎儿数目

概述和临床特征

在受精几天后，单个受精卵分裂成两个独立的胚胎，或者两个卵细胞分别受精成为双胎妊娠。前者胚胎发育成同卵双胎（单受精卵），而后者发育成异卵双胎（双受精卵）。大约 2/3 自然发生的双胎妊娠都是双受精卵，另外 1/3 则是单受精卵。多胎妊娠的受精卵个数有多种形式，例如三胞胎可由三个受精卵、两个受精卵（一个受精卵分裂形成同卵双胎，另一受精卵与前者则是异卵双胎关系）、单个受精卵（非常少见，由单受精卵分裂成为同卵三胞胎）发育而来。

双卵双胎发生的概率受多种因素影响，尤其是以下情况更容易发生：①应用促排卵药物人工受精（例如体外受精）；②母亲有双卵双胎家族史；③母亲年龄 > 35 岁；④母亲的人种和种族：非洲人多发于欧洲人，欧洲人多发于亚洲人。另一方面，单卵双胎在所有人群中的发生率则相当恒定。

多胎妊娠早期，发育中的一个或多个胎儿可能无法存活。多胎妊娠在早孕期发生完全或不完全流产的概率最高。

超声检查

妊娠 6 周前，胚胎和胎心搏动不容易辨认，胚胎的数目可以通过计数胎囊（图 20.1.1）和卵黄囊（图 20.1.2）的数量来评估。在大多数病例中，胚胎数量与妊娠囊和卵黄囊的数目一致。妊娠 6 周后，胎儿数目则通过计数胚胎或胎儿的数量来确定（图 20.1.3 和图 20.1.4）。

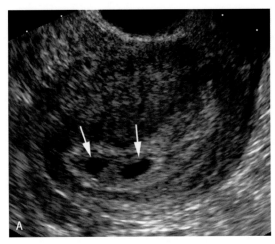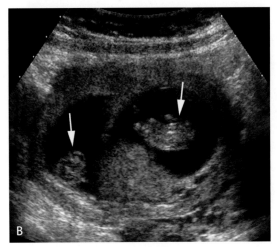

图 20.1.1　妊娠 5 周时通过计数胎囊诊断双胎妊娠。 （A）子宫矢状切面图像显示宫内有两个胎囊（箭头），每个胎囊内没有可辨认的卵黄囊或胚胎。（B）4 周后，可见两个胚胎（箭头），在各自胎囊内。

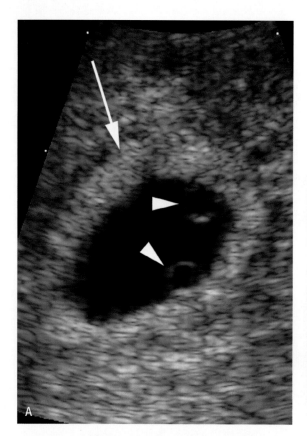

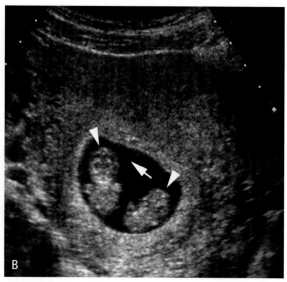

图 20.1.2　**妊娠 5.5 周时通过计数卵黄囊诊断双胎妊娠。**（A）宫腔放大图像显示单个胎囊（箭头）内有两个卵黄囊（三角箭头）。（B）随访至妊娠 10 周显示两个胎儿（三角箭头）被一纤细隔膜（箭头）分开。

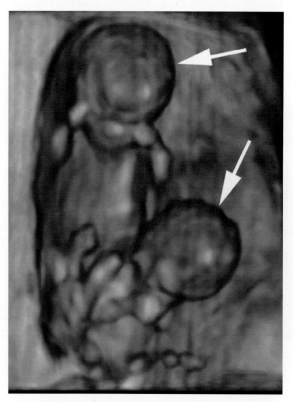

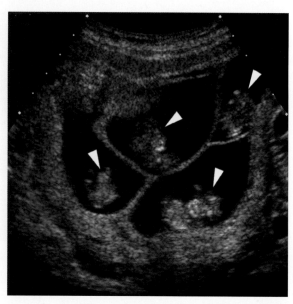

图 20.1.3　**妊娠 11 周时通过计数胎儿数目诊断双胎妊娠。**三维超声显示宫腔内有两个胎儿（箭头）。

图 20.1.4　**妊娠 10 周时通过计数胎儿数目诊断四胞胎。**子宫横切面图像显示四个胎儿（三角箭头），在其各自的胎囊内。

超声随访检查发现，6 周前对胎儿数目的计数可能偏少或偏多。如果后期有一个或几个胚胎停止发育，则早期超声对胎儿数目的计数偏多，发育失败的胚胎和其胎囊一起被完全吸收（"消失的双胞胎"，图 20.1.5）。另一方面，如果早期胎囊大小存在差异，超声检查有的可见，有的则不可见，导致

早期超声计数胎儿数目偏少（"出现的双胞胎"，图 20.1.6）。另一种少计数胎儿数目的情况出现在单绒毛膜囊双胎妊娠 5 周超声扫描时（图 20.1.7），在这类情形中，超声仅能显示单个胎囊，卵黄囊却不能显示，因此不能提供存在多胎妊娠的证据。

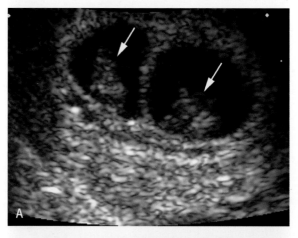

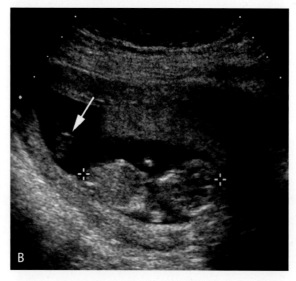

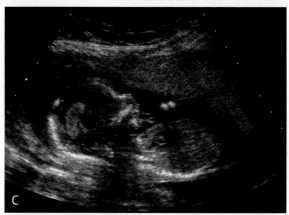

图 20.1.5 "消失"的双胎。（A）妊娠 8 周时，宫内可见两个胚胎（箭头），位于各自胎囊内，均可探及胎心搏动。（B）在 12 周时，一个胎儿（箭头）较小且未见胎心搏动；另一胎儿（测量游标）发育正常，显示有胎心搏动。（C）在 16 周时，超声检查显示单胎妊娠，没有先前双胎的证据。

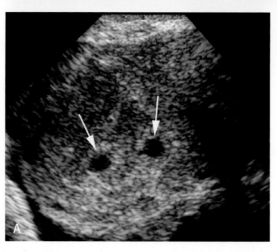

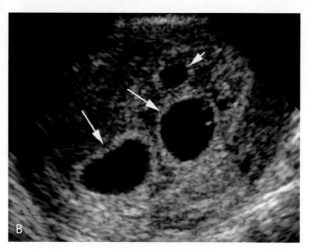

图 20.1.6 "出现"的三胎。（A）妊娠 5 周时，超声显示宫内两个胎囊（箭头），未见卵黄囊或胚胎。（B）10 天后，先前的两个胎囊（长箭头）可见，另外发现第三个较小的胎囊（短箭头），三个胎囊内均可探及胚胎和胎心搏动。在随后的超声检查中，三个胎儿生长发育正常，出生后均正常。

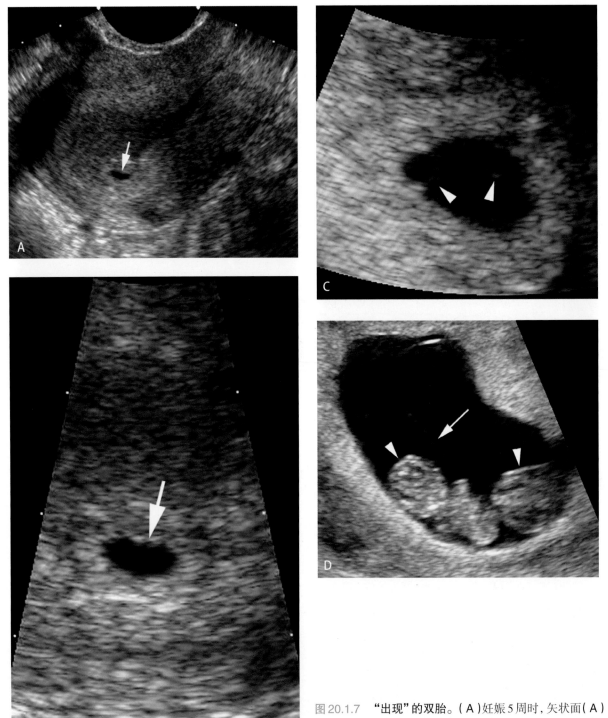

图 20.1.7 "出现"的双胎。(A)妊娠 5 周时,矢状面(A)和放大图像(B),显示宫内单个胎囊(箭头)。(C)4 天后,胎囊内可见两个卵黄囊(三角箭头)。(D)在 10 周时,两个胎儿(三角箭头)被分隔开(箭头)。

20.2　胎盘形成：绒毛膜性和羊膜性

概述和临床特征

双胎妊娠可以根据胎盘形成的类型（例如根据绒毛膜和羊膜的数量）分类。双绒毛膜囊 – 双羊膜囊双胎妊娠，即每个胎儿都有自己的绒毛膜和羊膜；单绒毛膜囊 – 双羊膜囊双胎妊娠，每个胎儿在各自的羊膜腔内发育，单一绒毛膜包绕两个羊膜囊；单绒毛膜囊 – 单羊膜囊双胎妊娠，双胎在一个羊膜囊内，被同一羊膜和绒毛膜包绕。

由于胎盘由绒毛膜形成，因此胎盘的数量直接与绒毛膜性相关。即单绒毛膜囊双胎共用一个胎盘，而双绒毛膜囊双胎有各自的胎盘。

所有双卵双胎（异卵）都是双绒毛膜囊 – 双羊膜囊妊娠，原因是双卵受精时间不同并且各自在子宫不同位置植入。单卵双胎（同卵）胎盘形成的类型依赖于受精卵的分裂时间：①双绒毛膜囊 – 双羊膜囊双胎：分裂发生在输卵管（例如受精后 4 天内）；②单绒毛膜囊 – 双羊膜囊双胎：分裂发生在受精后 4 ~ 8 天内；③单绒毛膜囊 – 单羊膜囊双胎：分裂发生在受精 8 天后。

大约 1/3 单卵双胎是双绒毛膜囊 – 双羊膜囊，2/3 是单绒毛膜囊 – 双羊膜囊，1% ~ 3% 是单绒毛膜囊 – 单羊膜囊。

多胎妊娠有多种胎盘形成方式，如三胞胎可以是三绒毛膜囊 – 三羊膜囊，即每个胚胎有各自的绒毛膜和羊膜，或者双绒毛膜囊 – 三羊膜囊，即一个胎儿有自己的绒毛膜和羊膜，另外两个胎儿有共用绒毛膜，但有各自的羊膜。

超声检查

在早孕期，可直接区别是单绒毛膜囊双胎还是双绒毛膜囊双胎。双绒毛膜囊双胎被较厚隔膜或较厚组织带分隔，而单绒毛膜囊双胎之间没有隔膜或者仅被菲薄的隔膜分隔（图 20.2.1）。

早孕期，羊膜性质的鉴别在胎儿是双绒毛膜囊性质时较容易，因为所有双绒毛膜囊双胎妊娠都是双羊膜囊性质的。如果双胎妊娠是单绒毛膜囊性质的，羊膜囊性质的鉴别主要依赖于孕龄。

妊娠 7 ~ 8 周以前，单绒毛膜囊双胎妊娠羊膜囊的性质由卵黄囊的数量决定：如果仅有单个卵黄囊，妊娠可能是单羊膜囊性的，而两个羊膜囊的存在就提示妊娠可能是双羊膜囊性质的。在此孕期，羊膜囊性质不由羊膜囊的数量决定，原因是羊膜紧贴于胚胎表面，因此不易被超声发现（图 20.2.2）。

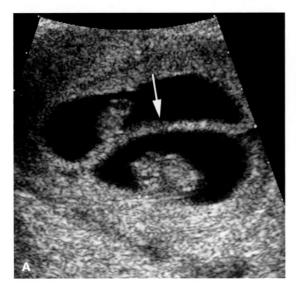
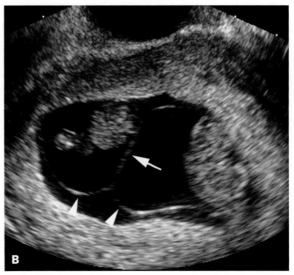

图 20.2.1　**早孕期绒毛膜囊性质的确定基于膜的厚度。**（A）双绒毛膜囊双胎妊娠：超声显示双胎被一较厚的隔膜分开（箭头），提示妊娠是双绒毛膜囊性质的。（B）单绒毛膜囊双胎妊娠：超声显示双胎有两个羊膜（三角箭头），在两个胎儿间接触并形成菲薄的隔膜（箭头）。

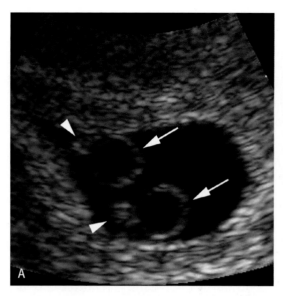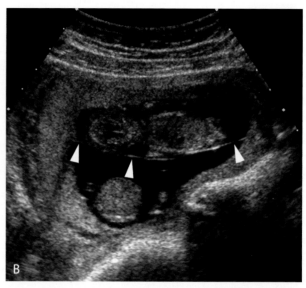

🌐 图 20.2.2　**妊娠 6 周时双羊膜囊性质的确定基于两个卵黄囊。**（A）在 6 周时，单个胎囊内有两个卵黄囊（箭头）和两个胚胎（三角箭头）。在此孕期，羊膜囊性质不能由直接见到羊膜数量决定，但两个卵黄囊的存在提示单绒毛膜囊双胎妊娠是双羊膜囊性质的。（B）超声随访至 12 周，显示胎儿间一菲薄的隔膜（三角箭头），提示单绒毛膜 – 双羊膜囊妊娠。

　　随着妊娠进展，羊膜腔被羊水充盈，羊膜在妊娠 7 ~ 8 周时可见，所以双羊膜囊性质时双胎周围都有羊膜，单羊膜囊性质时双胎周围仅有一个羊膜（图 20.2.3）。见不到隔膜并不能说明胎儿是单羊膜囊性的，只有发现以下情况时才能确定妊娠的单羊膜囊性质：不见分隔膜的同时，双胎被一个羊膜包绕（图 20.2.3），或者双胎脐带缠绕。

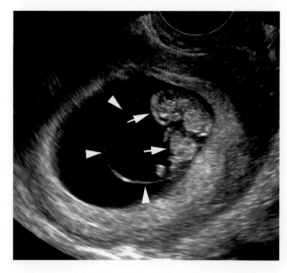

🌐 图 20.2.3　**早孕期诊断单羊膜囊双胎妊娠。**妊娠 9 周时，超声检查显示两个胚胎（箭头），双胎周围仅有单个羊膜（三角箭头）。

在中孕期和晚孕期，绒毛膜性质的鉴别比早孕期更难，原因是双绒毛膜囊和单绒毛膜囊妊娠隔膜厚度的区别很小（图 20.2.4）。如果双胎性别不同（图 20.2.5），则可确定妊娠为双绒毛膜性，因为胎儿性别不同则一定由双卵发育而成，所有的双卵双胎都是双绒毛膜囊性质的。如果双胎有各自的胎盘（图 20.2.6）同样可　确定为双绒毛膜性。如果胎盘有三角形的延伸突入分隔膜（"△"征或"双胎峰"征；图 20.2.7）的基底部，则妊娠可能是双绒毛膜性的。如果同时存在以下超声表现：单个胎盘、双胎性别相同以及在胎儿之间有菲薄隔膜，则妊娠可能是单绒毛膜性的。

中、晚孕期，如果根据以上标准判断双胎为双绒毛膜性，或者双胎之间确实有隔膜（厚或薄）存在，妊娠则是双羊膜性的。如果超声检查同时存在以下四项条件，则可诊断妊娠的单羊膜性：①胎儿性别相同（或者双胎或其中一胎性别不能判断）；②仅见单个胎盘，提示单绒毛膜囊性；③胎儿之间证实没有隔膜存在；④双胎脐带缠绕（图 20.2.8）。如果没有发现隔膜，同时双胎妊娠不满足以上所有条件，无法准确判断双胎的羊膜性。

对于三胞胎及以上多胎妊娠，应用超声判断胎盘类型的方法与双胎妊娠（图 20.2.9 和图 20.2.10）类似。

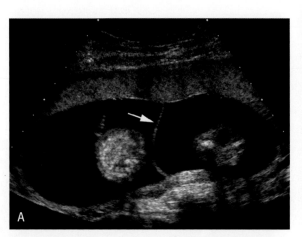
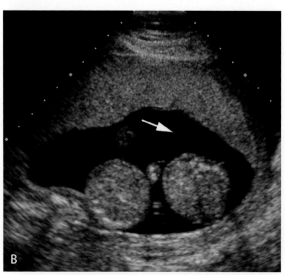

图 20.2.4 **中孕期通过隔膜厚度判断绒毛膜性质。**两次超声扫描显示（A）一较厚的隔膜（箭头）将双绒毛膜囊双胎分隔，（B）一菲薄隔膜（箭头）将单绒毛膜囊双胎分隔。此期单绒毛膜囊和双绒毛膜囊双胎之间隔膜的厚度差异没有早孕期明显。

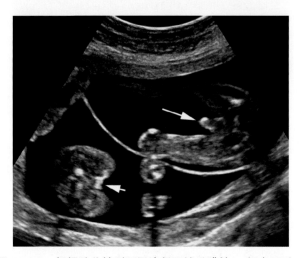
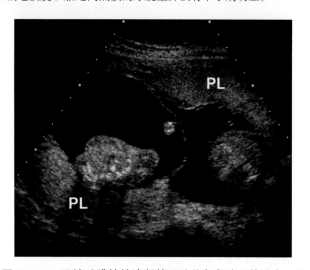

图 20.2.5 **根据胎儿性别不同诊断双绒毛膜性。**超声显示一胎儿为男性（长箭头），另一胎儿为女性（短箭头）。由于性别存在差异，妊娠一定是双卵双胎，为双绒毛膜囊 – 双羊膜囊性。

图 20.2.6 **双绒毛膜性的诊断基于胎儿各自独立的胎盘。**双胎有各自的胎盘（PL），提示妊娠是双绒毛膜性。

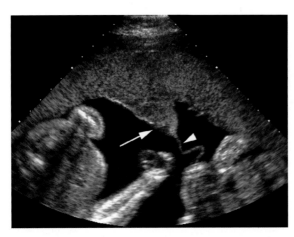

图 20.2.7　根据"△"征（Delta）诊断妊娠的双绒毛膜性。胎盘组织（箭头）呈三角楔形突入隔膜（三角箭头）。这种发现被称作"Delta"（或"双胎峰"）征，提示双绒毛膜性的可能性很大。

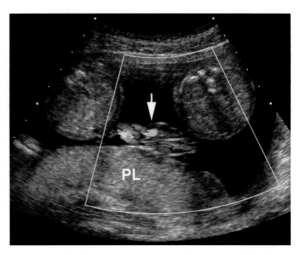

图 20.2.8　中孕期单羊膜囊双胎妊娠。双胎妊娠胎儿之间未见隔膜，仅见一个胎盘（PL），双胎脐带缠绕（箭头），提示单羊膜囊双胎妊娠。

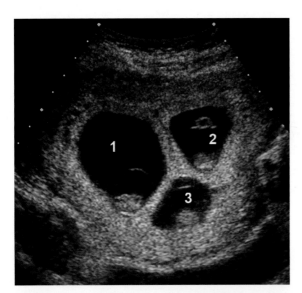

图 20.2.9　三绒毛膜囊-三羊膜囊三胞胎。妊娠8周超声显示三个胎囊（1、2和3），被较厚组织带分隔。

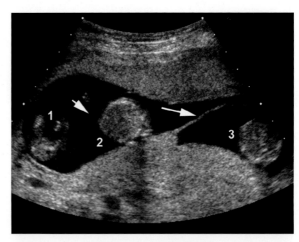

图 20.2.10　双绒毛膜囊-三羊膜囊三胞胎。妊娠13周超声显示三个胎儿（1、2和3）。胎儿1和胎儿2之间有菲薄的隔膜（短箭头）分隔，胎儿3和胎儿1、2之间有较厚隔膜（长箭头）分隔。

（罗　红译）

第21章

多胎妊娠并发症

21.1 双胎输血综合征

概述和临床特征

双胎输血综合征（twin–twin transfusion syndrome）是单绒毛膜囊双胎的一种并发症，通过共用胎盘内的动静脉吻合，不平衡的血液分流从其中一个胎儿（供血胎）至另一个胎儿（受血胎）。供血胎出现贫血和生长受限，受血胎则出现红细胞增多。在严重时，受血胎可以出现水肿。

双胎输血综合征在单绒毛膜囊双胎妊娠中发生率约为10%。在供血胎可能出现的并发症是贫血和生长受限，受血胎儿则是高输出量充血性心力衰竭。多个研究表明，供血胎和受血胎的死亡率都很高，从40%～87%。治疗方法包括受血胎囊的治疗性羊膜腔穿刺术和胎儿镜下胎盘交通血管激光凝固术。前者主要应用于轻到中度双胎输血综合征，后者应用于严重病例，以期增加至少使一个胎儿存活的可能性。

超声检查

当出现以下三种情况时通常可以作出双胎输血综合征的诊断。

1. 羊水量的差异：较小胎儿（供血胎）羊水过少，较大胎儿（受血胎）羊水过多（图21.1.1）。在重症病例，羊水严重过少导致双胎间的羊膜将供血胎儿固定于子宫壁上，称之为"贴附儿"（图21.1.2）。

2. 双胎大小不一致：双胎儿的估计体重差异＞25%（24周及以后）。

3. 单绒毛膜胎盘形成（注：双绒毛膜囊双胎妊娠的胎儿大小有差异时，首先考虑的诊断是较小胎儿存在宫内发育迟缓）。

在双胎输血综合征中，大约10%的受血胎儿会出现水肿（图21.1.3）。

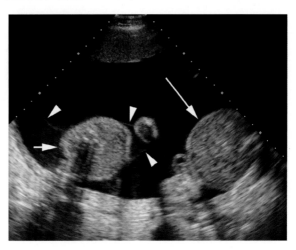

图21.1.1 **双胎输血综合征**。两个胎儿腹部大小不同，一个胎儿（短箭头）小于另一个胎儿（长箭头），提示胎儿大小不一致。由于较小胎儿侧羊水过少，而另一胎儿侧羊水过多，纤薄的羊膜（三角箭头）紧贴着较小胎儿。

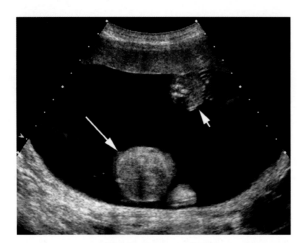

图 21.1.2　**双胎输血综合征"贴附儿"**。两个胎儿的腹部大小有差异，一个胎儿（短箭头）小于另一个胎儿（长箭头），提示生长不一致。可见大量羊水，双胎间未见分隔的羊膜，但较小胎儿所在位置很特别，附着于子宫前壁，提示较小胎儿被羊膜分隔固定。由于羊膜分隔的存在和另一胎儿羊水过多，较小胎儿受挤压至子宫壁，称"贴附儿"。

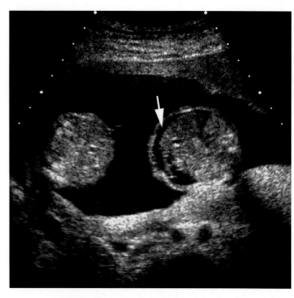

图 21.1.3　**双胎输血综合征受血胎儿水肿**。该例单绒毛膜囊双胎妊娠，两胎儿腹部大小存在差异，较大胎儿可见腹水（箭头）。

21.2　无心畸胎

概述和临床特征

　　无心畸胎（acardiac twinning）是单绒毛膜囊妊娠的少见并发症，系共用胎盘内存在较大的动脉 – 动脉吻合和静脉 – 静脉吻合的结果，异常吻合破坏了双胎间血流平衡，致使一个胎儿的心血管系统接管了另一胎儿的心血管系统。接管者称为"泵血胎"，另一胎儿心脏通常未能发育，称之为"无心胎"。泵血胎推动血流从脐动脉流向胎盘并进入胎盘上的动脉 – 动脉吻合，随后该动脉血流反向灌注，由胎盘经无心胎脐动脉流入无心胎，实质上无心胎接受了源于泵血胎动脉血的营养和氧。动脉血流被动流经无心胎后，通过其脐静脉回流至胎盘，又通过胎盘上的静脉 – 静脉吻合口回流至泵血胎。

　　血流动力学改变导致无心胎的心脏缺如或者发育不全，此外还可合并头部异常或缺如、上肢短小或形成不良以及两血管脐带。无心胎身体下半部分趋向于正常形成，脊柱、肾、膀胱和下肢都表现正常。整个无心胎往往都有广泛的皮下水肿，尤其是身体上半部分。在妊娠期间，无心胎持续生长。

　　泵血胎的预后取决于其是否在宫内出现了充血性心力衰竭以及无心胎的大小。较大无心胎接受大量血液，导致泵血胎心输出量明显增加，导致泵血胎水肿或死亡。总体来说，泵血胎的存活率接近50%，在泵血胎出现高输出量心力衰竭前应用激光结扎或闭塞无心胎脐血管可改善其预后。

　　无心胎妊娠的羊膜性可是单羊膜囊或双羊膜囊。

超声检查

　　无心畸胎的超声特征是可见单绒毛膜囊双胎妊娠，其泵血胎形态正常，无心胎形态明显异常。其无心胎常常未完全发育，出现躯体上半部、上肢或者头部的缺失（图 21.2.1）。无心胎亦常常有广泛皮下水肿。无心胎脐动脉和脐静脉的血液反向灌注是无心畸胎的共同表现，脐动脉血流向无心胎，无心胎的血液再经脐静脉流向胎盘（图 21.2.2）。

　　如果泵血胎还未从高输出量充血性心力衰竭发展至水肿，其表现往往正常。

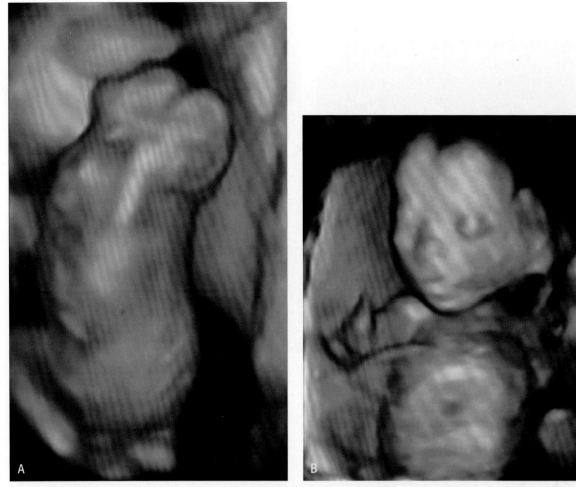

图 21.2.1　**无心畸胎。**（A）三维超声显示无心胎上肢及头部缺如。（B）三维超声显示"泵血胎"形态正常。

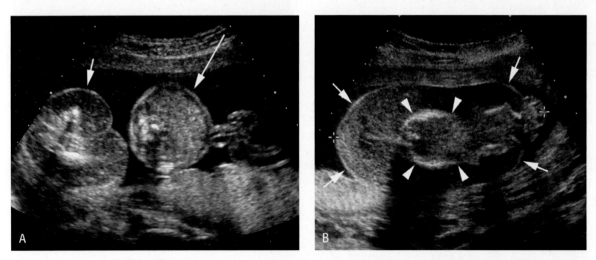

图 21.2.2　**无心畸胎脐血管的反向血流灌注。**（A）躯体水肿的无心胎（短箭头）紧邻腹部正常的泵血胎（长箭头）。（B）另一切面显示无心胎广泛性皮下水肿（箭头）包绕躯体（三角箭头）。（待续）

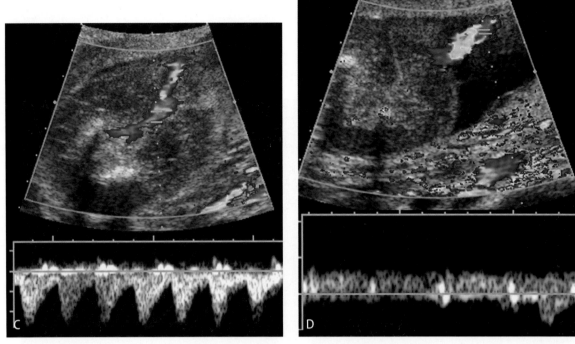

图21.2.2　（续）（C）频谱多普勒显示血流通过脐动脉流向无心胎，与正常血流方向相反。（D）频谱多普勒显示血流通过脐静脉从无心胎流出，与正常血流方向相反。

21.3　单羊膜囊双胎脐带缠绕

概述和临床特征

单羊膜囊双胎之间没有相互分开的隔膜，因此双胎之间的脐带可以在共用的羊膜腔内缠绕。如果脐带缠绕（cord entanglement）过紧，供应双胎或者其中之一的血液减少，导致缺血胎儿的损害或者死亡。

由于单羊膜囊双胎是单绒毛膜性的，所以同样存在与共用一个胎盘有关的并发症风险，即双胎输血综合征和无心畸胎。多种潜在的并发症导致单羊膜囊双胎的高死亡率，估计单胎或双胎死亡的可能性大约在50%。

超声检查

单羊膜囊双胎间常常可见脐带缠绕，实际上这也是中、晚孕期诊断双胎单羊膜性的主要超声表现之一。严重脐带缠绕潜在的征象包括在胎盘插入点附近的脐带缠绕（图21.3.1和图21.3.2）以及脐带走行区任何部位的脐带扭曲（图21.3.3），后者提示脐带打结。上述发现提示胎儿存在因血流受限引起缺血的高风险，应加强严密监视或者分娩。

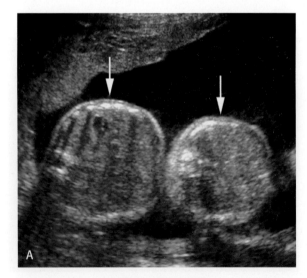

图21.3.1　**单羊膜囊双胎脐带缠绕。**（A）两个胎儿的腹部（箭头），两者之间没有隔膜将其分开。（待续）

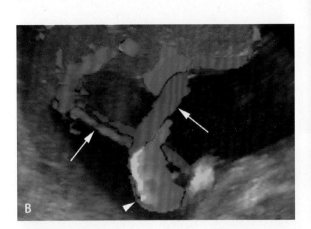
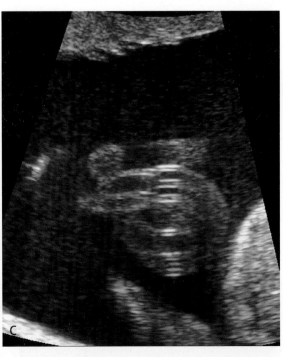

图 21.3.1　（续）（B）三维彩色多普勒超声显示两根脐带（箭头）相互扭结在一起（三角箭头）。（C）另一个切面显示脐带扭结在一起。

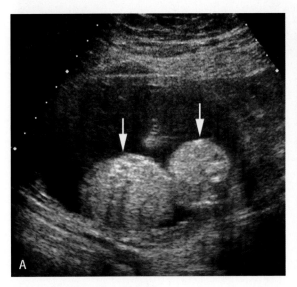
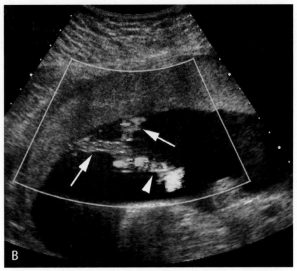

图 21.3.2　**单羊膜囊双胎脐带缠绕。**（A）两个胎儿的腹部（箭头），两者之间没有隔膜将其分开。（B）彩色多普勒显示两根脐带（箭头）相互扭结在一起（三角箭头）。

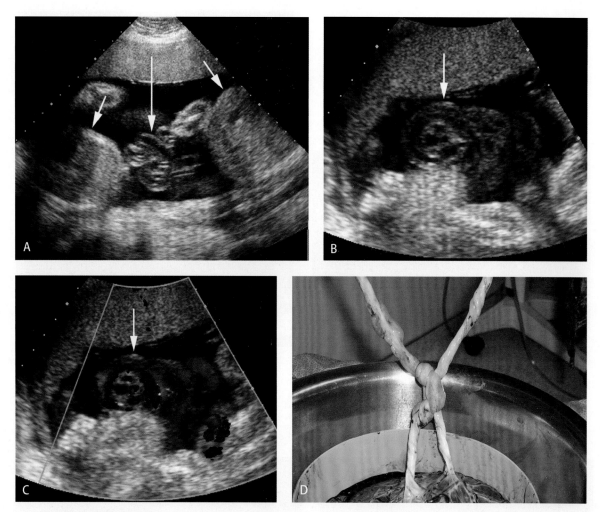

图 21.3.3　**单羊膜囊双胎脐带打结**。（A）双个胎儿的腹部（短箭头），两者之间没有隔膜，有脐带缠绕（长箭头），提示单羊膜性。（B）显示部分脐带（箭头）紧密缠绕，提示打结。（C）彩色多普勒显示脐带打结的部分。（D）胎儿出生后打结的脐带。

21.4　联体双胎

概述和临床特征

　　联体双胎（conjoined twins）是由于单受精卵分裂过晚引起的，通常分裂发生于受孕 12 天以后。可以出现各种部位的融合，包括：①胸部联胎：胸部融合；②脐部联胎：前腹壁融合；③头颅联胎：颅骨融合；④坐骨联胎：骨盆融合。

　　联体双胎的预后取决于共用器官的类型和程度。

超声检查

　　超声显示胎儿之间有连接即可诊断为联体双胎，同时也需要仔细辨认联体双胎在单羊膜囊内相连的部分和分开的部分。超声的一个重要作用在于评估联体双胎内脏器官共用的程度。

　　联体双胎可以在妊娠早期（图 21.4.1）诊断，但准确判定器官共用常常是在中孕期（图 21.4.2 和图 21.4.3）以后。这些信息对分娩方式的选择、判断预后以及尽早计划联体双胎分离手术都有重要作用。

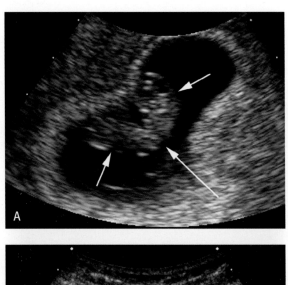

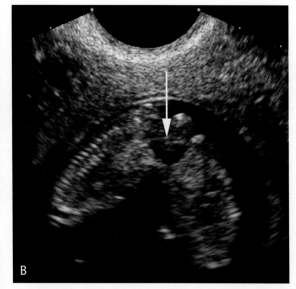

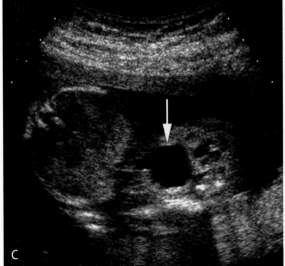

图 21.4.1 **妊娠 8 周时诊断联体双胎。** （A）妊娠 8 周，可见双胎（短箭头）臀部（长箭头）相连。（B）妊娠 12 周，可见双胎膀胱（箭头）共用。（C）妊娠 19 周，横切面可见相连的腹部，双胎共有的膀胱（箭头）扩张。

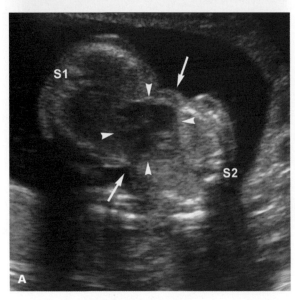

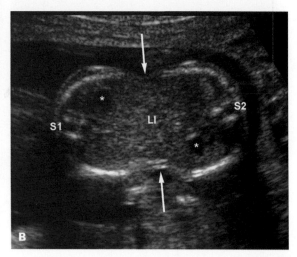

图 21.4.2 **联体双胎共用心脏和肝脏。** （A）双胎胸部横切面显示两者（S1= 胎儿 1 的脊柱，S2= 胎儿 2 的脊柱）前胸部相连（箭头），共用一个心脏（三角箭头）。（B）双胎腹部（*= 胃）横切面显示两者腹前部相连（长箭头），共用一个肝脏（LI）。（待续）

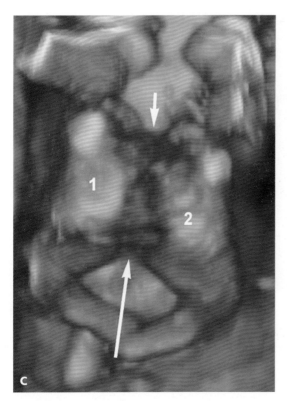

图 21.4.2　（续）（ C ）三维超声的表面模式显示胎儿 1 和胎儿 2 从胸前部（短箭头）到腹前部（长箭头）相连（ 3D courtesy of Dr.Beryl Benacerraf ）。

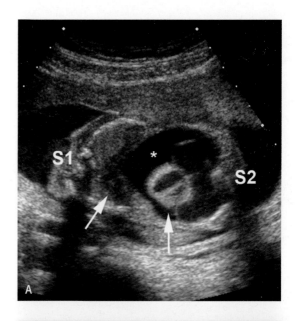

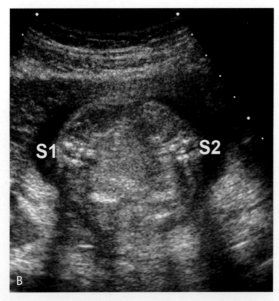

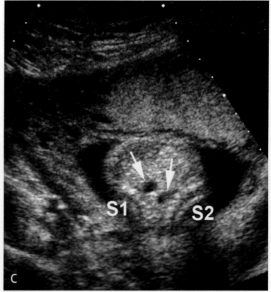

图 21.4.3　**双胎从胸部到骨盆相连。**（ A ）联体双胎的胸部（ S1= 胎儿 1 的脊柱，S2= 胎儿 2 的脊柱）横切面，实时超声显示胎儿各自的心脏（箭头）搏动。心脏周围有大量心包积液（ * ）。（ B ）两胎儿相连的下腹部横切面。（ C ）两胎儿相连的骨盆横切面显示胎儿各自有独立的膀胱（箭头）。

21.5 宫内双胎之一死亡

概述和临床特征

当宫内双胎妊娠发生一胎死亡时，另一活胎的预后取决于双胎妊娠的绒毛膜性和胎儿死亡时的孕龄。当双绒毛膜囊双胎之一死亡时，通常不会对另一存活胎儿产生后遗症。如果死亡发生在大约妊娠 10 周时，死胎会被完全重吸收（"胎儿的自然减灭"）；若死亡发生在 10 周以后，则只有部分被重吸收。

如果双胎是单绒毛膜囊性的，活胎的预后则很差，其原因是在两者共用的胎盘内常常有血管吻合。早孕期发生的单绒毛膜囊双胎的单胎死亡，常常导致另一活胎的死亡。中孕期发生的单绒毛膜囊双胎的单胎死亡，可导致活胎的大脑、胃肠道或者其他器官的缺血损害，这种并发症被称为"双胎血管栓塞综合征"。这种命名有可能是误称，因为活胎的缺血损伤可能是由于胎儿死亡时的血压过低造成的，并不是所说的由死胎血管栓塞引起的。

超声检查

超声可诊断胎儿死亡，在临床上也用于监控另一活胎的状况。在早孕期发生的双绒毛膜囊双胎之一死亡时，超声在几周之内仍可发现死胎，但在 1～2 周之后死胎大小则明显小于活胎，并且周围羊水更少（图 21.5.1）。在随后的超声检查中几乎没有或

者仅有少量死胎的证据。中孕期发生的双绒毛膜囊双胎之一死亡（图 21.5.2），在整个妊娠期超声检查均可见到又薄又小的死胎残留物。

当中孕期发生单绒毛膜囊双胎之一死亡时，活胎多个器官都可发生缺血损害，超声可探查到包括大脑、胃肠道、肝脏或其他结构的局灶性或弥漫性损害（图 21.5.3）。

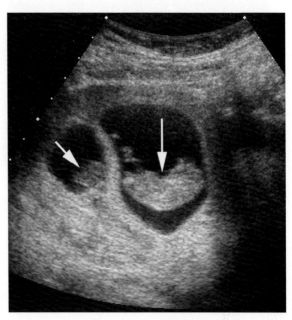

图 21.5.1 **早孕期双胎之一死亡。**妊娠 10 周双胎妊娠，可见活胎（长箭头）和较小的死胎（短箭头）。

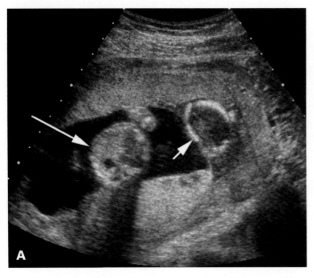
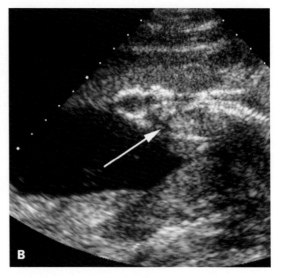

图 21.5.2 **中孕期双胎之一死亡。**（A）妊娠 16 周双胎妊娠，可见活胎（长箭头）和死胎的颅骨（短箭头）。在死胎的羊膜囊内呈现羊水过少，以及颅骨重叠。（B）2 周以后，死胎仅见较薄的骨骼残留（箭头）。

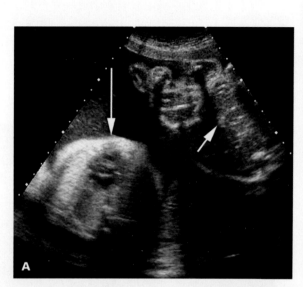
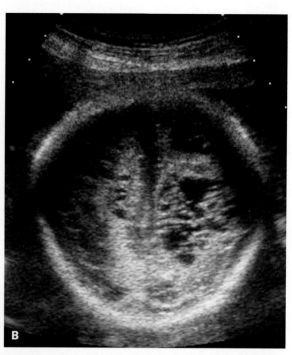

图 21.5.3 **双胎血管栓塞综合征。**（A）单绒毛膜囊双胎妊娠，妊娠 32 周时可见一活胎（长箭头）和一死胎（短箭头），胎儿死亡发生在 1 个月以前。（B）在活胎颅内可见多发囊性表现，提示严重的脑缺血损伤。

（罗　红译）

产科诊断性操作

22.1 羊膜腔穿刺

概述和临床特征

羊膜腔穿刺（amniocentesis）是穿刺针经皮插入羊膜腔抽吸羊水的一项技术。该操作应用于早、中孕期可确定胎儿的染色体组成。通过对羊水中脱落的胎儿细胞进行培养，可对染色体组进行评价。羊膜腔穿刺还可在晚孕期用于检测胎儿肺成熟度和实现许多其他诊断目的。有时该操作在治疗上也可用于减少羊水量（如减轻妊娠合并羊水过多的母体症状或减少受血者胎儿的羊水量以治疗双胎输血综合征）。

羊膜腔穿刺的风险包括羊水渗漏、绒毛膜羊膜炎和无法解释的术后胎儿死亡。中孕期行羊膜腔穿刺后的流产率约为 0.4%，高于自然流产率。

超声检查

尽管在没有超声引导的情况下也能完成羊膜腔穿刺（事实上，在没有可借助的超声手段以前是这样做的），但超声有助于穿刺部位的选择、引导穿刺针的插入和实时监测整个操作过程。在穿刺之前，超声可以选择一个能够安全进入羊水的穿刺部位，以避开胎儿、脐带和子宫上的大血管，如果可能还应尽量避开胎盘。扇形、线阵或凸阵探头均可实时引导穿刺针到达目标区域（图 22.1.1）。在整个操作过程中，超声可实时、持续监测，当发现胎儿向穿刺针运动（图 22.1.2）或子宫收缩时（图 22.1.3），可及时调整针的位置。

如果穿刺针经过了胎盘，在拔出针时往往可看见血液从胎盘流入羊水（图 22.1.4）。这种胎盘出血通常在短时间内就会停止，并且不会带来后遗症，尤其是在晚孕期以前施行的羊膜腔穿刺。

如果在羊膜腔穿刺后，孕妇发生经阴道的液体渗漏，超声通常显示绒毛膜羊膜分离（图 22.1.5）。如果位于羊膜上的孔洞闭合，渗漏将消退，超声随访会发现羊膜和绒毛膜间的液体逐渐消失。

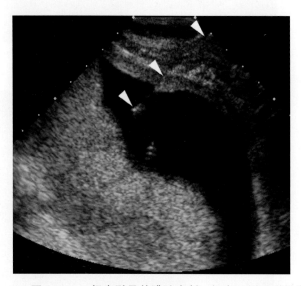

图 22.1.1 **超声引导羊膜腔穿刺。**超声已用于引导穿刺针（三角箭头）进入羊膜腔。

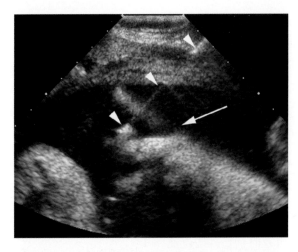

图 22.1.2 **超声持续监测羊膜腔穿刺过程中的胎动**。在羊膜腔穿刺中，胎儿的一只手（箭头）正接近穿刺针（三角箭头）。

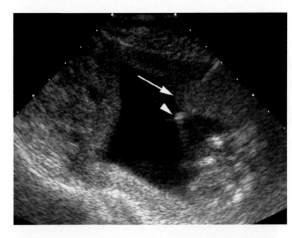

图 22.1.3 **超声持续监测观察子宫收缩**。在羊膜腔穿刺过程中，子宫收缩（箭头）几乎堵住针尖（三角箭头）。如果收缩使距离增加，穿刺针需继续前进以确保留在羊水内。

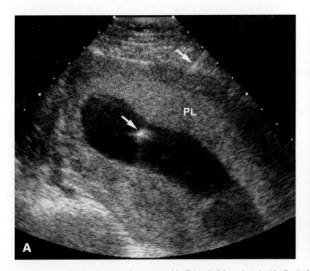
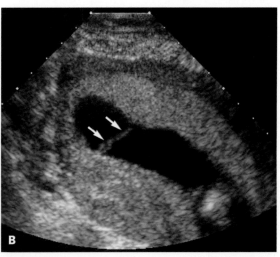

图 22.1.4 **超声引导经前壁胎盘羊膜腔穿刺**。（A）羊膜腔穿刺针（箭头）经过前壁胎盘（PL）。（B）穿刺针退出后，在胎盘的穿刺部位可以看到血液流入羊膜腔内（箭头）。出血大约在 30 秒后停止。

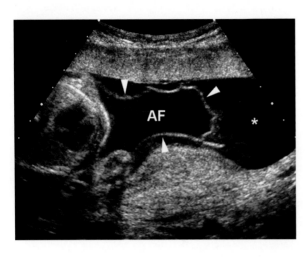

图 22.1.5　**羊膜腔穿刺后绒毛膜羊膜分离**。妊娠 22 周，羊膜（三角箭头）与绒毛膜分离，可见羊膜囊内的羊水（AF）和位于羊膜与绒毛膜之间的渗漏液体（＊）。

22.2　绒膜绒毛取样

概述和临床特征

在早孕中期，绒毛膜绒毛在植入部位增殖形成叶状绒毛膜，并与母体的底蜕膜相互交错形成胎盘。由于绒毛膜绒毛系受精卵发育而来，这部分细胞与胎儿具有相同的遗传学组成。对绒毛进行取样并检测，通过直接分析分裂活跃的滋养层细胞和间质细胞培养物，能够提供关于胎儿染色体和生物化学方面的信息。

绒膜绒毛取样（chorionic villus sampling，CVS）通常在妊娠 10 ~ 12 周进行，染色体核型的结果在 1 ~ 7 天之内就能得到。因而 CVS 在妊娠早期就能得到染色体信息，比羊膜腔穿刺更为迅速。CVS 潜在的缺点包括以下几个方面。

1. 流产：一些研究表明，CVS 术后的流产率略高于羊膜腔穿刺。然而二者的背景风险很难进行比较，因为 CVS 施行于妊娠早期，此期自然流产率本身就比较高。

2. 染色体核型不正确：胎盘与胎儿偶尔有不同的染色体核型，当出现这种情况，CVS 将提供错误胎儿染色体信息。另外，所采样品被母体蜕膜细胞污染可能也是出现误差的原因。

3. 胎儿畸形：已有关于 CVS 术后肢体缺失的发生率增高的报道，但这种风险常发生于妊娠 10 周以前进行的 CVS。

超声检查

CVS 需在超声持续引导下进行，该操作有两种路径可供选择。经腹途径（图 22.2.1）：穿刺针经皮穿过母体的腹壁直接进入胎盘，取样装置在胎盘中来回运动并进行抽吸；经子宫颈途径（图 22.2.2）：一根导管在经腹超声的引导下，从宫颈插入并直接进入胎盘，导管在胎盘中来回运动时进行抽吸。

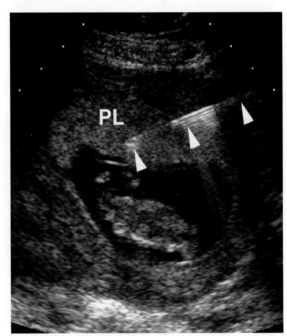

图 22.2.1　**经腹绒膜绒毛取样**。穿刺针（三角箭头）经母体前腹壁插入到胎盘（PL）。

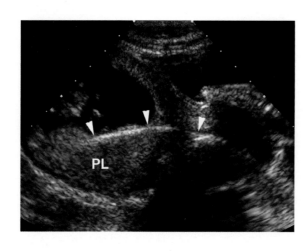

图 22.2.2 **经子宫颈绒膜绒毛取样。**导管（三角箭头）经母体子宫颈进入胎盘（PL）内。

22.3 经皮脐带血穿刺

概述和临床特征

经皮脐带血穿刺（percutaneous umbilical blood sampling，PUBS），又简称为脐穿刺，即在超声引导下，从脐带中抽取胎儿血液样本的一项操作技术。该操作实现一些诊断目的，包括当怀疑胎儿贫血时确定胎儿的红细胞压积、在必要时能比羊膜腔穿刺更早获取胎儿的染色体核型信息等。

经皮脐带血穿刺带来的风险比羊膜腔穿刺稍高，这是因为脐带血穿刺不仅包含羊膜腔穿刺的所有并发症，还包括其自身特有的并发症，如脐带穿刺部位出血和胎心缓慢（可能系脐动脉痉挛所致）。出血和痉挛通常是短暂的，但如果其中任何一种并发症持续存在，可能有必要紧急娩出胎儿。

超声检查

超声实时持续引导穿刺针进入脐带和监测整个操作过程都是必需的。无论是徒手还是使用穿刺架，扇形、线阵或凸阵探头均可提供引导。

如果胎盘位于前壁，穿刺针插入时先经过胎盘再进入连于胎盘处的脐静脉（图 22.3.1）。由于穿刺针没有刺破脐静脉的游离壁，当针退出后，不会发生羊膜内的出血。

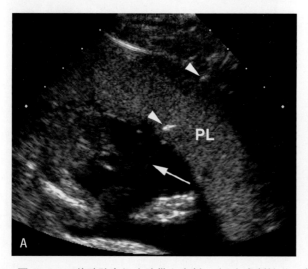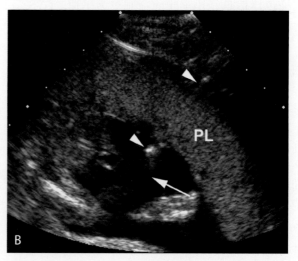

图 22.3.1 **前壁胎盘经皮脐带血穿刺。**（A）穿刺针（三角箭头）在胎盘（PL）内，已接近脐静脉（箭头）。（B）穿刺针进入脐静脉内。

如果胎盘位于侧壁、宫底部或后壁，穿刺针直接穿过脐静脉壁。如有可能，刺入点最好距离脐带插入胎盘处 1 ~ 2cm（图 22.3.2），因为此处脐带相对固定。如果胎盘与脐带连接部位被胎儿遮挡，可尝试将针刺入呈游离环状的脐带区（图 22.3.3）。

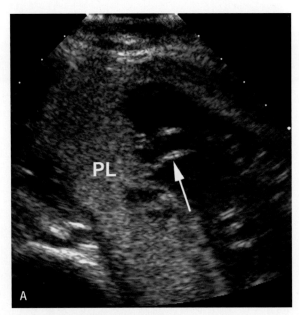 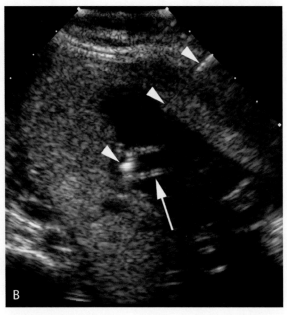

图 22.3.2　**侧壁胎盘经皮脐带血穿刺。**（A）显示与胎盘（PL）连接部的脐静脉（箭头）。（B）穿刺针（三角箭头）经过羊水进入与胎盘邻近的脐静脉。

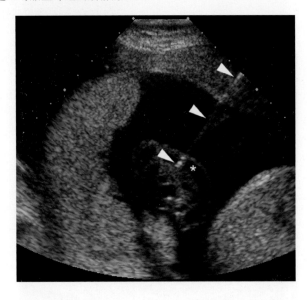

图 22.3.3　**从游离环状脐带区经皮脐带血穿刺。**穿刺针（三角箭头）经过羊水进入呈游离环状的脐带内（＊）。

（李　珍　马　钦　康　彧　译）

第23章

产科治疗性操作

23.1 胎儿输血

概述和临床特征

如果经脐带血穿刺发现胎儿贫血，可采用胎儿输血（fetal blood transfusion）进行治疗。最直接的方法是把红细胞输入脐静脉。如果脐静脉通路无法建立，也可选择把血液注入腹腔的方法，红细胞再被吸收进入胎儿血液循环。

超声检查

胎儿输血操作是在超声持续实时引导下进行。最常选用的输血部位是脐带内的脐静脉（图23.1.1），如果该通路无法建立，也可选择肝内的脐静脉（图23.1.2）。当上述两个部位都受到影响时，可把血液注入胎儿腹腔（图23.1.3）。超声监测血管内输血时，当在脐静脉内观察到血液流动的声像，即可确定输血正在顺利进行（图23.1.1和图23.1.2）；超声监测腹膜腔内输血时，在血液注射后，腹膜腔内可看见游离液体聚集。

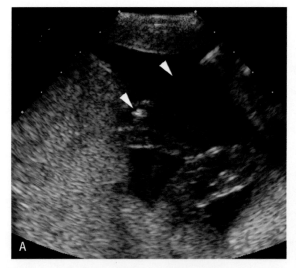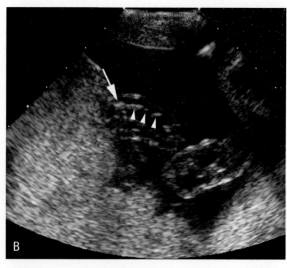

图 23.1.1 **经胎盘脐带插入点处脐静脉向胎儿输血。（A）**穿刺针（三角箭头）在超声引导下，针尖进入脐静脉内。（**B**）超声显示由针尖（箭头）进入脐静脉的血流束（三角箭头）。

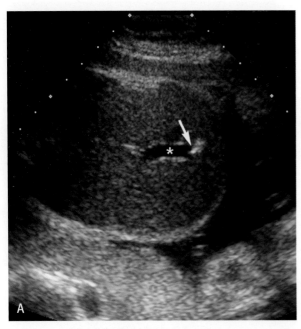
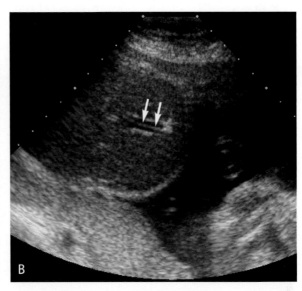

图 23.1.2 **经肝内脐静脉向胎儿输血。**（A）经胎儿腹部横断面显示针尖（箭头）位于肝内脐静脉（＊）。（B）显示一股血流束（箭头）进入脐静脉。

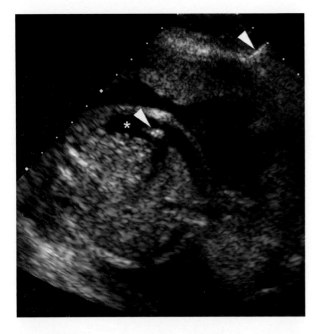

图 23.1.3 **经腹膜腔向胎儿输血。**超声显示穿刺针（三角箭头）经胎儿腹壁进入腹腔，针尖周围聚集的液性暗区（＊）是通过该针注射到腹腔内的血液。

23.2 胸腔穿刺术和胸膜腔 – 羊膜腔分流术

概述和临床特征

胎儿胸腔积液引流术通常可改善妊娠的结局，主要包括以下情况。

1. 伴有一侧大量胸腔积液的水肿：引流一侧胸腔积液可以纠正纵隔移位，进而增加静脉回心血流量，改善并减轻水肿。

2. 胎儿即将分娩前的大量双侧胸腔积液：在分娩前即刻行双侧胸腔穿刺术，可促使新生儿肺扩张，以避免在出生后紧急行胸腔穿刺术。

胸腔穿刺抽液，是借助插入胎儿胸腔的穿刺针，抽吸胸腔内的积液，术后再将针拔出。但是在一些伴有水肿的胎儿，胸腔穿刺只能起到暂时减缓胸腔积液的作用，术后可能出现胸腔积液复发、水肿持续或情况更加恶化。在这种情况下，有必要放置胸膜腔 – 羊膜腔分流器，以对胎儿胸腔积液进行持续引流。

超声检查

胎儿胸腔穿刺术是在超声实时监测引导下，将穿刺针插入胎儿胸腔（图 23.2.1）。胸膜腔 – 羊膜腔分流器的放置涉及多个步骤，均需在超声的引导下进行（图 23.2.2）。首先，把一根较粗的套管针直接刺入胎儿胸腔，拔出针芯，将一根双腔猪尾导管穿过套管，直至其一端导管圈进入胎儿胸腔，回撤套管使其尖端位于羊水中，再将剩余部分导管从套管内推入羊膜腔，最后将套管针拔出完成操作。

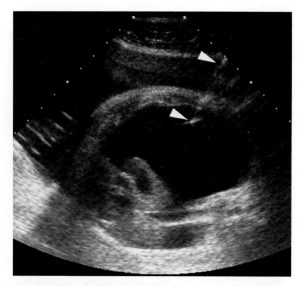

图 23.2.1　**胎儿胸腔穿刺术**。穿刺针（三角箭头）经皮由母体前腹壁插入，进入含有大量积液的胎儿胸腔。

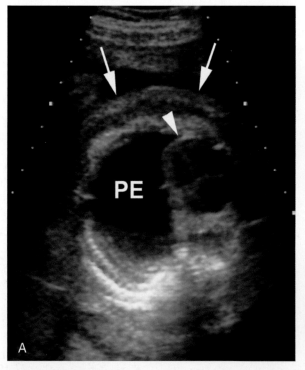
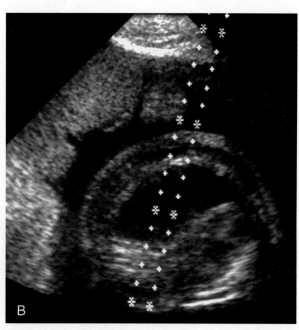

图 23.2.2　**放置胸膜腔 – 羊膜腔分流器**。（A）胎儿胸部横切面显示大量左侧胸腔积液（PE）使心脏（三角箭头）向右侧偏移，并可见环绕胸部的皮下水肿（箭头）。（B）行胸腔穿刺前在探头上安置穿刺架，图像中的引导线指示穿刺针插入及行进的路径。（待续）

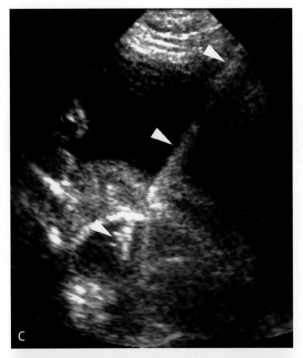

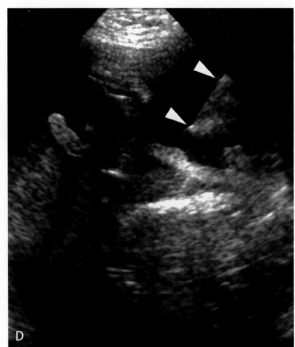

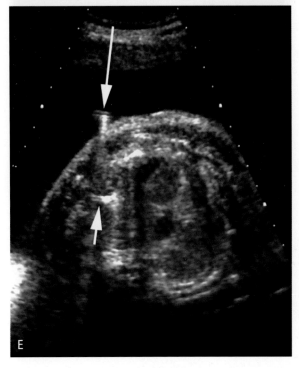

图 23.2.2 （续）（C）穿刺针（三角箭头）经过羊水进入胎儿胸腔积液内。（D）在双腔猪尾导管的一端插入胸腔后，将穿刺针（三角箭头）退至羊水内。（E）分流装置安放后，超声显示分流导管一端在羊水内（长箭头），另一端在胎儿胸膜腔内（短箭头）。

23.3　膀胱引流术和膀胱 – 羊膜腔分流术

概述和临床特征

尿路梗阻多由后尿道瓣膜所致，严重而持续的羊水过少可能引起致死性肺发育不良，尿路梗阻还可导致肾功不全。上述由梗阻所致的严重并发症有时可在超声引导下行宫内治疗，经皮放置膀胱 – 羊膜腔分流器，通过把尿液从膀胱引流至羊膜腔以减轻尿路梗阻，并补充羊水量。

拟对诊断为尿路梗阻的胎儿采取矫治措施以前，还需考虑以下条件：①严重的羊水过少：羊水过少程度不严重者，由于膀胱出口的梗阻是不完全性的，即使没有进行手术，其预后也是比较好的；②孕龄与子宫的发育不符；③没有其他主要结构的异常；④正常核型；⑤超声显示肾实质正常；⑥胎儿肾功能正常：如果上述条件都具备，胎儿肾功能评估可通过在超声引导下行膀胱引流术进行，胎儿尿电解质水平和24小时膀胱再充盈均正常者，提示有足够好的肾功能。

如果具备上述这些条件，才可考虑对尿路梗阻进行宫内治疗。

超声检查

超声在尿路梗阻诊断和治疗中的各个方面均扮演了重要的角色，包括诊断依据、评估是否适合行宫内介入治疗以及引导引流操作和膀胱 – 羊膜腔分流器的安置。超声在确定诊断后，还需评估羊水量、

评价胎儿肾实质以发现肾发育不良的证据（实质囊性变和皮质变薄）、指导全面的胎儿解剖检查以评价合并畸形、计算孕龄和引导羊膜腔穿刺或脐带血穿刺以确定胎儿核型。如果全面评估没有发现介入操作的禁忌证，超声则引导穿刺针（图23.3.1）进入胎儿膀胱以评价胎儿肾功能。

当决定行膀胱 – 羊膜腔分流时，分流器在超声引导下进行放置（图23.3.2）。往往最开始的步骤是行羊膜腔内灌注（与羊膜腔穿刺抽液相反）：向羊膜腔内滴注生理盐水产生一液性区域，以利于膀胱 – 羊膜腔分流器的羊膜端置于其间。将一根较粗的套管针插入到胎儿的膀胱，再将一根双腔猪尾导管插入到套管内，导管的一端首先进入胎儿膀胱，然后把针退至羊水内，再把余下的导管从针管内推出至羊膜腔，最后把针拔出。

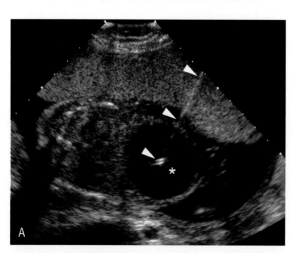

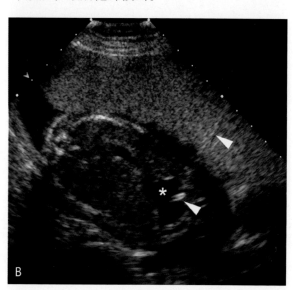

图 23.3.1　**胎儿膀胱引流。**（A）穿刺针（小箭头）在超声引导下进入扩张的膀胱（*）。（B）在尿液被抽出后，膀胱（*）已明显缩小。

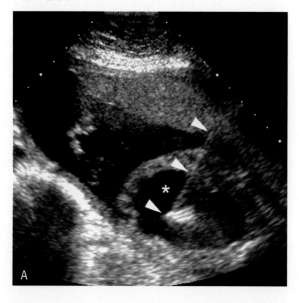

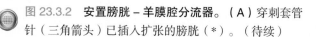

图 23.3.2　**安置膀胱 – 羊膜腔分流器。**（A）穿刺套管针（三角箭头）已插入扩张的膀胱（*）。（待续）

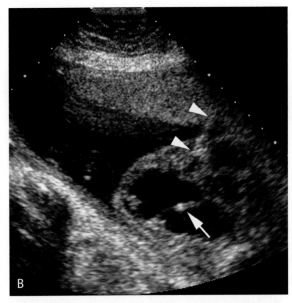

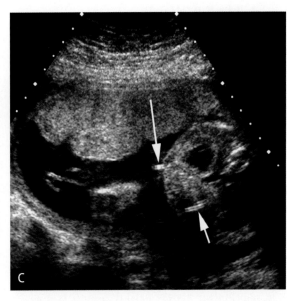

图 23.3.2　（续）（B）导管（箭头）已进入膀胱，套管针（三角箭头）逐渐从胎儿体内退出，此时导管的另一端还位于针内，当针尖退回至羊水内时，再把导管另一端从套管针内推出。（C）整个操作结束时，导管的一端位于胎儿膀胱内（短箭头），另一端位于羊水内（长箭头）。

一旦分流器被放置，超声将对胎儿进行密切监视。如果分流器工作正常，胎儿的膀胱将保持松弛状态。膀胱再次扩张表明分流器失灵，可能系碎屑堵塞分流器或分流器移位，此时有必要娩出胎儿或插入新的分流器。

23.4　腹腔穿刺术

概述和临床特征

胎儿腹水常见于水肿的胎儿，也可由其他因素所引发，如胎儿尿路梗阻肾盏破裂所致的尿源性腹水。对于绝大多数胎儿腹水，产前穿刺并不能从中获益，偶尔穿刺腹水能改善结局（如减小腹围使足月孕胎儿能经阴道分娩或释放向上对横膈的压力以促进肺的发育）。

超声检查

胎儿腹腔穿刺术是在持续超声引导下进行的（图 23.4.1 和图 23.4.2）。穿刺针先经过母体腹壁和子宫壁，直接朝向胎儿腹水聚集区的腹壁。当穿刺针到达靠近胎儿腹壁的适当位置时，在没有胎动的情况下，迅速经胎儿腹壁将针刺入腹水中。

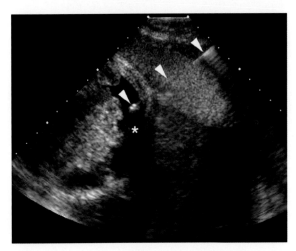

图 23.4.1　**对少 - 中量腹水行胎儿腹腔穿刺术。**穿刺针（三角箭头）经皮插入母体前腹壁，进入胎儿腹水（﹡）内。

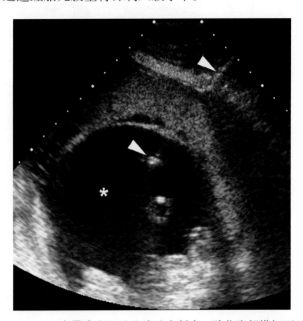

图 23.4.2　**大量腹水行胎儿腹腔穿刺术。**胎儿腹部横切面显示穿刺针（三角箭头）位于大量腹水（﹡）中。

23.5 心脏畸形治疗

概述和临床特征

随着妊娠进展,部分胎儿心脏畸形的腔室和(或)瓣膜异常变得越来越严重,这类畸形对预后的影响由轻到重包括重度主动脉瓣狭窄(可进展为左心发育不良综合征)、室间隔完整的肺动脉瓣闭锁和房间隔完整的左心发育不良综合征。上述异常使通过心脏的血流发生梗阻,导致心脏或连接的血管发生进行性变化。

重度主动脉瓣狭窄或闭锁使通过左心的血流发生梗阻。最初左室可能发生扩张,但后期左室心肌损伤导致左心发育不良综合征。一些病例,通过扩张主动脉瓣的宫内介入治疗可阻止左心发育不良综合征的进展。主动脉瓣成形术的最佳适应证是左室扩张且心内膜钙化轻微者。在主动脉瓣成功扩张后,大约有 1/3 的胎儿出生后有足够的左室功能满足双心室循环。

室间隔完整的肺动脉闭锁类似于主动脉瓣狭窄所致的左心发育不良。由于肺动脉瓣闭锁,通过右室的血流受阻,致使右室发育不全。在产前成功行介入治疗开放并扩张肺动脉瓣的胎儿,超过半数出现双心室循环。

另一种通过产前介入治疗能够改善出生后结局的胎儿畸形是房间隔闭合或限制型的左心发育不良综合征。具有这种改变的左心发育不良综合征的胎儿缺乏左右心房间的交通,肺静脉血流既不能进入发育不良的左室,也不能经房间隔进入右心系统,导致肺静脉回心血流受阻。这种畸形的死亡率非常高,通过房间隔打孔并球囊扩张或放置房间隔支架的产前介入治疗能提高这类胎儿的存活率。

超声检查

超声是胎儿心脏介入治疗操作的关键。对于主动脉瓣狭窄所致的左心发育不良,超声引导穿刺针通过母体腹壁进入羊膜腔,再进入胎儿左心室(图 23.5.1 和图 23.5.2)。一旦穿刺针到达并指向主动脉瓣的位置,在超声引导下导丝通过穿刺针套管直至穿过主动脉瓣,球囊导管沿导丝将球囊送至主动脉瓣口,此时充盈球囊以扩张瓣膜(图 23.5.1 和23.5.3)。成功的瓣膜扩张,彩色多普勒显示一股较宽大的跨瓣前向血流束(图 23.5.4)。

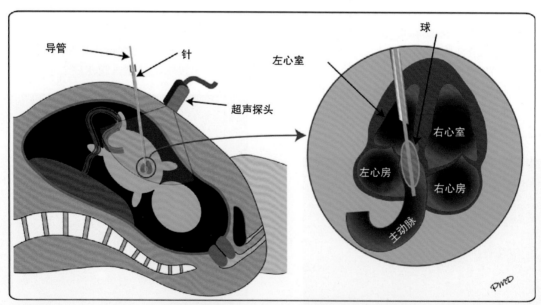

图 23.5.1　**主动脉瓣扩张术**。图中显示探头在母体腹壁上的位置,超声引导穿刺针和导管经母体腹壁进入胎儿心脏。插图显示导丝和球囊导管经插入左心室的套管针被传送至主动脉瓣,充盈球囊以扩张瓣膜。

超声引导以同样的方式用于肺动脉瓣扩张。随着穿刺针进入右室，导丝穿过肺动脉瓣，放置球囊导管以扩张瓣膜（图 23.5.5）。

对于房间隔闭合或限制性的左心发育不良综合征，在超声引导下，套管针进入一个心房（通常是右心房），并穿过房间隔进入另一个心房（通常是左心房）。沿套管送入导丝和球囊导管，随后退出套管，回拉球囊导管直至球囊跨于房间隔处。充盈球囊使房间隔上形成一孔洞（图 23.5.6）。此外，还可借助球囊导管选择将支架放置于房间隔处（图 23.5.7）。

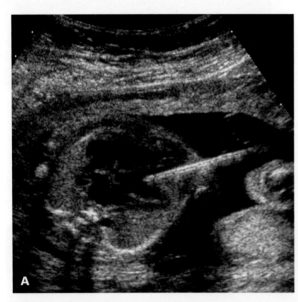
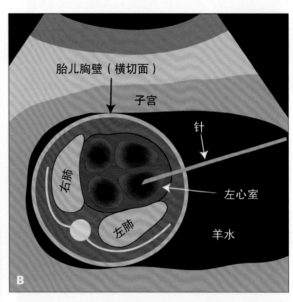

图 23.5.2　**主动脉瓣扩张术中穿刺针进入左室。**（A）超声图像和（B）示意图显示穿刺针通过胎囊和胎儿胸壁，其尖端进入到左心室。

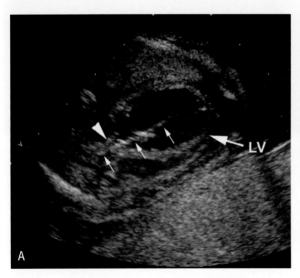
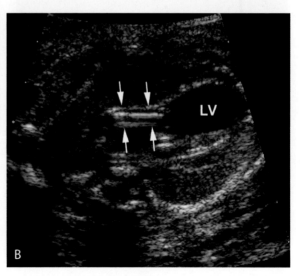

图 23.5.3　**主动脉瓣扩张术中导丝和球囊导管穿过主动脉瓣。**（A）扩张的左心室（长箭头，LV），导丝和导管（短箭头）经进入左室的穿刺针到达主动脉瓣水平（三角箭头）。（B）球囊（箭头）置于主动脉瓣并伸入升主动脉，充盈以扩张瓣膜。

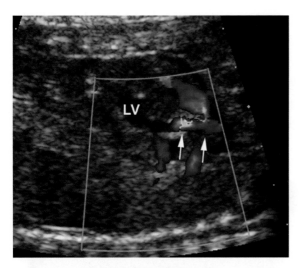

图 23.5.4　**成功扩张后跨主动脉瓣血流**。左心室（LV）长轴彩色多普勒图像，主动脉流出道显示一股较宽大的血流跨过主动脉瓣进入升主动脉（箭头）。

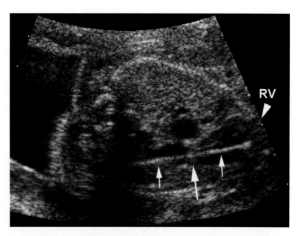

图 23.5.5　**肺动脉瓣扩张术**。右心室（RV，三角箭头）和右室流出道图像显示球囊导管（短箭头）从右室穿过肺动脉瓣（长箭头）进入动脉导管。

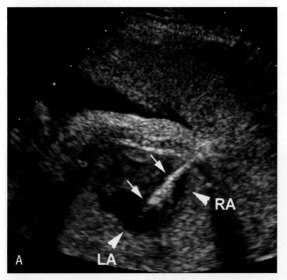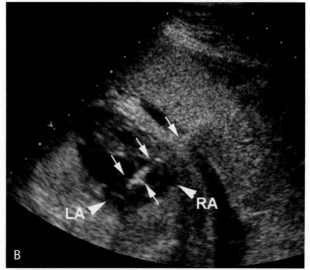

图 23.5.6　**房间隔造口术治疗限制性房间隔左心发育不良综合征**。（A）超声显示导管（箭头）进入右房（RA，三角箭头），穿过房间隔进入左房（LA，三角箭头）。（B）类似的图像来自另一例胎儿，显示导管（箭头）从右房（RA，三角箭头）到左房（LA，三角箭头）。导管上的高回声系膨大的球囊。

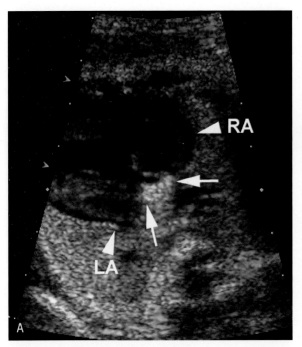
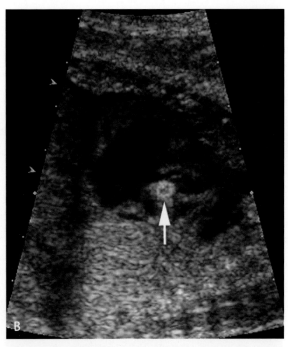

图 23.5.7　**限制型房间隔支架放置**。（A）心脏图像显示穿过限制性房间隔的支架长轴（箭头），允许血流从左房（LA，三角箭头）进入右房（RA，三角箭头）。（B）垂直于（A）图切面显示房间隔支架（箭头）的横断面。

23.6　宫外分娩时治疗措施

概述和临床特征

宫外分娩时治疗（Ex utero intrapartum treatment，EXIT）措施是指在剖宫产脐带被切断以前，对胎儿疾病进行干预，多应用于胎儿上呼吸道梗阻或肺发育不良。对这类病例，通过 EXIT 行气管插管或通过中心静脉 – 动脉转流进行体外膜肺氧合（extracorporeal membrane oxygenation，ECMO），使出生后婴儿的血液能够被氧合。疑有肺发育不良的较大膈疝和颈部包块引起的上呼吸道阻塞都是 EXIT 最常见的适应证。

EXIT 措施始于剖宫产分娩时胎儿头颈部已娩出的间隙，此时胎儿的躯干仍停留在宫腔内，脐带和胎盘继续发挥向胎儿提供氧气的功能。随着胎儿部分娩出，使外科手术得以开展。如果婴儿系上呼吸道阻塞，可采用气管插管术；如果系肺发育不良，可插管至颈内静脉和颈动脉，把胎儿连接到 ECMO，为功能不全的肺建立一个旁路。一旦新生儿氧合作用得以建立，分娩就可继续进行直至完成。

超声检查

超声在 EXIT 措施中发挥着重要的作用，可用于监测胎儿心率、评估脐带血流以及在气管插管术中了解肺的扩张（图 23.6.1），还可在建立 ECMO 过程中，定位中心静脉和动脉插管的位置（图 23.6.2）。

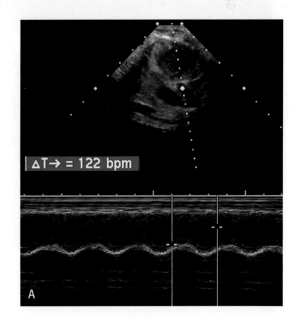

图 23.6.1　**上呼吸道梗阻胎儿通过 EXIT 措施行气管插管术**。（A）在 EXIT 过程中运用 M 型超声监测，显示胎儿心率为 122 次 / 分。（待续）

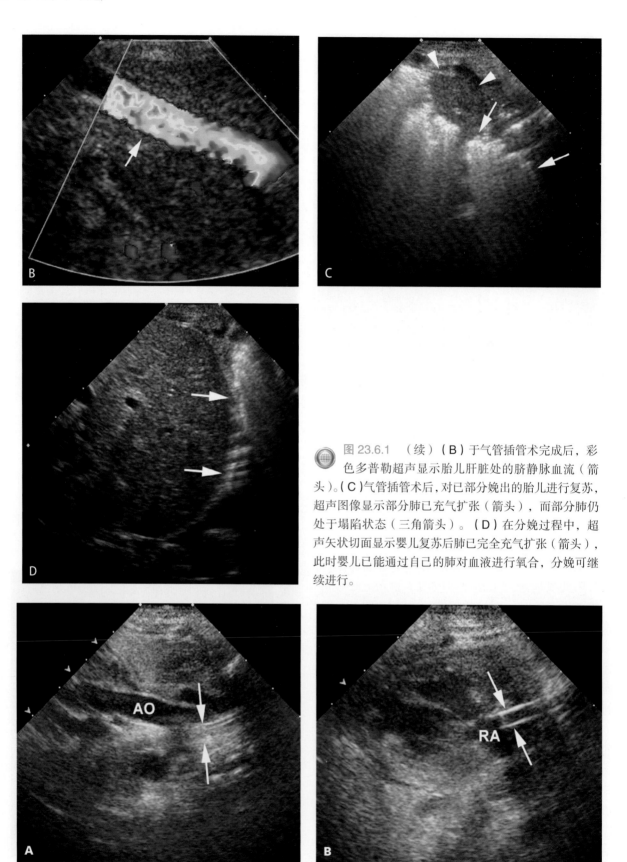

图 23.6.1 （续）（B）于气管插管术完成后，彩色多普勒超声显示胎儿肝脏处的脐静脉血流（箭头）。（C）气管插管术后，对已部分娩出的胎儿进行复苏，超声图像显示部分肺已充气扩张（箭头），而部分肺仍处于塌陷状态（三角箭头）。（D）在分娩过程中，超声矢状切面显示婴儿复苏后肺已完全充气扩张（箭头），此时婴儿已能通过自己的肺对血液进行氧合，分娩可继续进行。

图 23.6.2 　宫外分娩时治疗（EXIT）建立体外膜肺氧合（ECMO）。（A）在 EXIT 建立 ECMO 过程中，图像显示通过颈内动脉放置的导管尖端（箭头）位于升主动脉（AO）。（B）显示通过颈内静脉放置的导管（箭头）位于右心房（RA）。

23.7 妊娠期宫内避孕器取出术

概述和临床特征

避孕器（intrauterine device，IUD）是一种高效的控制生育的方法，失败率 < 1%。极少情况下会出现带IUD受孕，如果IUD留在宫腔内，对妊娠存在着风险，同样取出IUD也伴随着一定风险。取出宫内IUD会增加自然流产、胎膜破裂以及早产的可能性。尝试将器械经宫颈伸入宫腔取出IUD，有可能即刻对妊娠造成破坏。因此，应把操作的风险和益处告知孕妇后，再由其决定是否取出宫内IUD。

超声检查

如果带IUD受孕者希望取出IUD，超声的作用是评估IUD与胎囊的相对位置关系。如果IUD位于胎囊的下方（例如IUD位于胎囊与宫颈之间），绝大多数都能安全、成功地取出。取出的过程最好在超声引导下进行（图23.7.1），超声显像可引导器械朝向IUD，并尽可能避开胎囊。

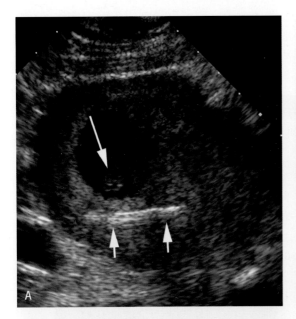
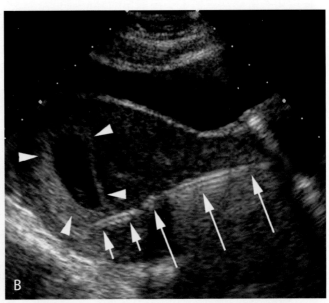
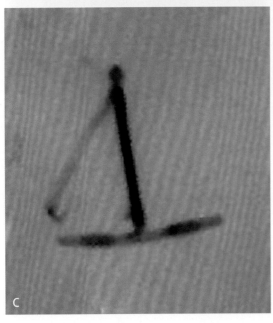

图 23.7.1 **妊娠期取出避孕器（IUD）。**（A）妊娠9周，超声实时显示胚胎（长箭头）及其胎心搏动，IUD（短箭头）与胎囊毗邻。（B）在实时超声引导下，钳子（长箭头）指向IUD（短箭头）并远离胎囊（三角箭头）。（C）成功取出的IUD。

23.8　多胎妊娠并发症处理

概述和临床特征

双胎输血综合征系单绒毛膜双胎并发症，可引起供血胎及受血胎高死亡率。处理措施包括对受血胎进行治疗性羊膜腔穿刺术和胎儿镜引导下激光凝固相互交通的胎盘血管。前者用于治疗轻、中度双胎输血综合征病例，后者用于重症病例，以增加至少使一个胎儿存活的可能性。

对于无心畸胎，泵血胎除给自身供血外，还要把血液泵到无法生存的无心胎，其死亡率很高。通过选择烧灼或射频的治疗方式阻断无心胎的脐带血流，减少泵血胎的心脏负荷，以改善泵血胎的结局。在妊娠早期进行上述操作，其预后比较好。

超声检查

在超声引导下进行羊膜腔穿刺羊水减量治疗双胎输血综合征，操作过程与诊断性羊膜腔穿刺术相似，不同之处是在羊膜腔内放置软导管（图 23.8.1）代替穿刺针并引流更多的羊水（1 ~ 2L）。这是因为在长时间引流羊水过程中，如果胎儿碰到引流装置，软导管可以避免损伤胎儿。软导管通过管道连接到真空瓶，羊水就能被引流出来。

运用电钳夹住脐带促使血栓形成，可阻断流向无心胎的血流。超声引导常用于确定电钳的位置，并证实脐带血栓已形成（图 23.8.2）。射频消融也能被用于阻断无心畸胎的脐带血流（图 23.8.3）。

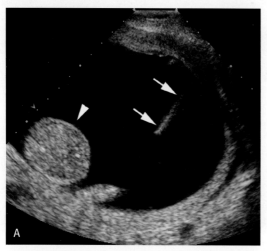
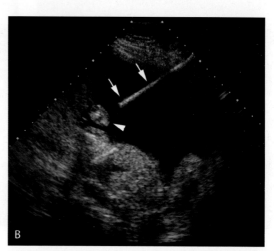

图 23.8.1　**双胎输血综合征羊膜腔穿刺羊水减量术。**（A）显示导管（箭头）置入羊水过多的受血胎（三角箭头）羊膜腔。（B）为另一双胎妊娠行羊水引流，导管（箭头）接近胎儿肢体（三角箭头）。

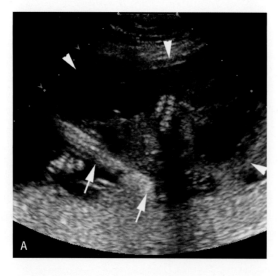

图 23.8.2　**无心畸胎脐带烧灼术。**（A）皮肤广泛增厚（三角箭头）的无心畸胎横断面图像，显示钳夹导管（箭头）经无心胎儿的下方指向脐带。（待续）

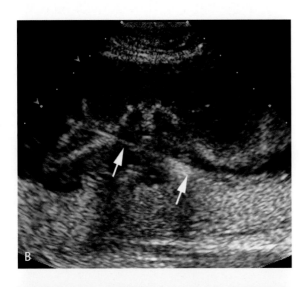

图 23.8.2 （续）（B）导管（箭头）行进且钳子已穿过脐带，电流作用于钳子使脐带血栓形成。

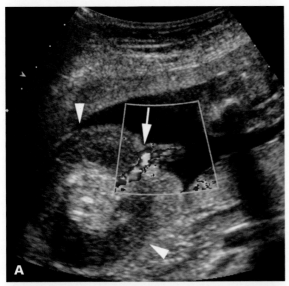

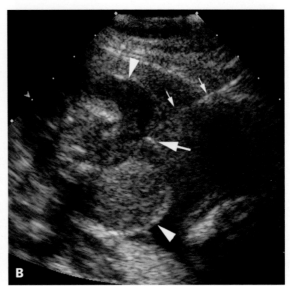

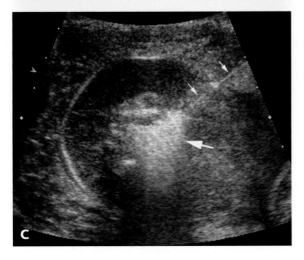

图 23.8.3 **射频消融无心畸胎脐血管。**（A）无心畸胎皮肤广泛增厚（三角箭头），横切面彩色多普勒超声显示脐带血流（箭头）经皮肤增厚区进入无心胎。（B）消融针（短箭头）已插入无心胎（三角箭头），针尖（长箭头）穿过皮肤增厚区与脐带毗邻。（C）消融针（短箭头）已就位，启动射频，在无心胎内消融部位出现回声增强（箭头）。

（李珍康 或 唐红译）

第 2 篇

妇 科 超 声

子宫

24.1 子宫肌层

概述和临床特征

子宫肌层是子宫的肌肉部分，其内侧是子宫内膜层，外侧是来自腹膜的浆膜层。整个子宫都含有子宫肌层，从宫颈到宫体，再到宫底。子宫肌层在女性的育龄期是最厚的，在更年期开始萎缩。

宫颈内囊肿，称为宫颈腺体囊肿，系黏液在宫颈腺体内潴留。这种很常见的囊肿几乎没有临床意义，除非是囊肿很大或伴有感染。

子宫肌层的动脉血液供应来自子宫动脉，它是髂内动脉的分支。子宫动脉的大量分支穿入子宫，形成子宫肌层内的弓形动脉。

超声检查

子宫肌层呈中等回声，尤其是与子宫内膜相比。正常子宫肌层往往呈均质回声，但也可能表现为子宫内侧的子宫肌层回声比外侧的回声弱一些。靠外侧的子宫肌层内常常可见到呈蔔行结构的弓形动脉和静脉（图 24.1.1）。

子宫颈可以看作是子宫尾端，在没有宫颈腺体囊肿存在时，宫颈肌层大多数是均质的（图 24.1.2）。

子宫肌层在绝经期后逐渐萎缩，绝经 20～30 年的老年女性与育龄期女性相比，子宫往往更小、更薄。

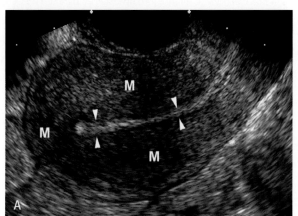

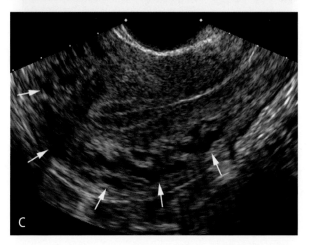

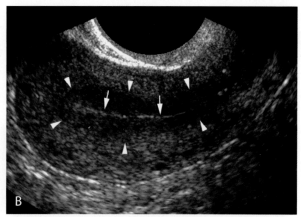

图 24.1.1　**绝经前正常子宫**。三位女性经阴道子宫矢状切面。（A）子宫肌层（M）与子宫内膜（三角箭头）相比，呈均质低回声。（B）靠内侧的子宫肌层回声（三角箭头）比外侧的子宫肌层回声低，两者都低于子宫内膜回声（箭头）。（C）子宫肌层周边可见呈无回声蔔行结构（箭头）的弓形血管。

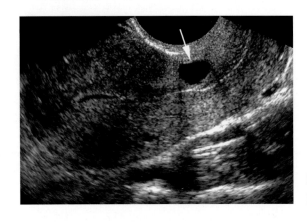

图 24.1.2　**宫颈腺体囊肿**。经阴道矢状切面显示宫颈内的腺体囊肿（箭头）。

24.2　子宫内膜

概述和临床特征

子宫内膜是子宫的最内层，呈线状分布于宫腔。子宫内膜由与子宫肌层紧邻的基底层和包含腺体组织的功能层组成，育龄期妇女子宫内膜的功能层会随着月经周期发生明显的变化。月经期功能层脱落，只剩下薄薄的基底层，此时宫腔内会有血块和脱落的组织；月经期后，子宫内膜进入增殖期，在卵泡产生的雌激素刺激下功能层开始增生，该阶段一直持续到排卵；在月经中期，卵巢优势卵泡破裂后，黄体产生孕酮，在孕酮的刺激下子宫内膜进入分泌期，腺体开始分泌，一直持续到下一次月经的到来。

绝经后，子宫内膜开始萎缩。由于萎缩的子宫内膜容易发生溃疡，可能会导致阴道出血。

超声检查

育龄期妇女子宫内膜在月经周期中的超声表现，与上述解剖变化是一致的（图 24.2.1）。月经期，在子宫宫腔内可发现血块或者碎屑。增殖早期，子宫内膜呈线状高回声，相当于基底层；增殖晚期，功能层逐渐增厚，呈低回声，使子宫内膜表现为多层形态，依次是：前方薄的线状高回声（前面的基底层）、厚的低回声区（前面的功能层）、正中间的线状高回声（两层功能层的接合处），然后是厚的低回声区（后面的功能层），最后是薄的线状高回声（后面的基底层）。分泌期，功能层回声变强，直到与基底层一致，最后子宫内膜变成一条厚带状高回声。

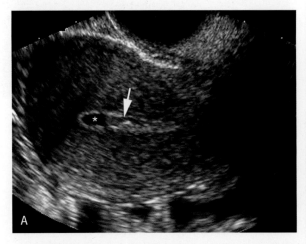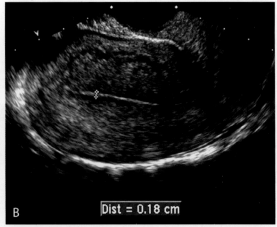

图 24.2.1　**月经周期中正常子宫内膜表现**。经子宫正中矢状切面观察女性月经周期不同阶段的子宫内膜变化。（A）月经期超声图像，显示宫腔内有血块（箭头）和积液（*），其周围子宫内膜呈线状高回声。（待续）

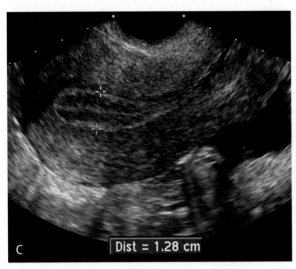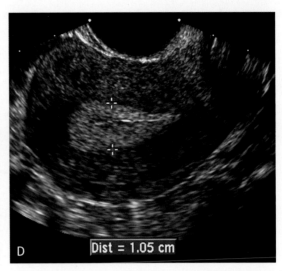

图 24.2.1 （续）（C）增殖晚期子宫内膜（测量游标）呈多层表现：周边与正中线为高回声，二者之间为低回声。（D）分泌期子宫内膜（测量游标）呈厚的增强回声。

子宫内膜厚度测量是临床上一项有用的指标，经阴道超声矢状面是测量子宫内膜厚度的最好切面。通过对子宫进行扫查以发现子宫内膜最厚的位置，其测量是由前至后的子宫内膜 - 肌层交界处，不包含宫腔内的积液。

绝经后妇女正常的子宫内膜在超声上表现为均质的高回声结构（图 24.2.2）。绝经后子宫内膜厚度一般在 4 ~ 5mm 或更小。

通过子宫冠状切面方向上的图像，可准确评估子宫内膜的形态，最好的获取方法是应用三维超声进行重建（图 24.2.3）。

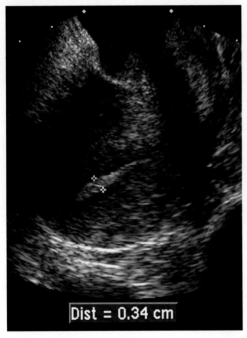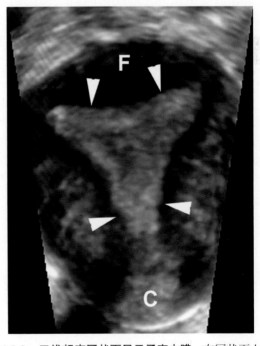

图 24.2.2 绝经后正常子宫内膜。子宫内膜厚度（测量游标）测值 < 4mm。

图 24.2.3 三维超声冠状面显示子宫内膜。在冠状面上，从子宫基底部（F）到宫颈（C）获得三维重建图像，子宫内膜（三角箭头）形态正常。

（杨 慧译）

第25章

附件

25.1 卵巢

概述和临床特征

卵巢是盆腔内成对的卵圆形脏器，分别位于子宫两侧。卵巢是可移动的腹膜内结构，位于腹膜后器官如输尿管和髂内血管的前方。每一个卵巢都由发自腹主动脉的卵巢动脉供血，同时也接受子宫动脉的分支供血。

在育龄期妇女，卵巢上可能出现两种功能性囊肿，即卵泡囊肿和黄体囊肿。在月经周期的前半段，多个卵泡开始生长，直到一个（偶尔会有多个）发育占优势。优势卵泡在月经中期排卵时破裂，内陷成黄体，黄体在月经末期退化。功能性囊肿直径通常 < 2.5cm，当囊肿未能内陷或退化时，则会变大，里面充满液体或者血液。

绝经以后，由于卵巢组织开始萎缩和卵巢囊肿不常出现，卵巢体积变小。如囊肿出现在绝经后卵巢，需要随访观察，若囊肿过大或者呈复杂性囊肿时，则需手术切除。

超声检查

经阴道超声往往比经腹部超声更容易显示卵巢，但如果卵巢在盆腔内的位置比较高，则只能通过经腹部超声来观察。绝经前的卵巢在超声上发现为软组织结构内有多个小囊肿，为功能性囊肿（图 25.1.1）。如果在卵巢具有优势卵泡时扫查，会发现一个卵泡较其他的明显增大（图 25.1.2）。当服用促排卵药物治疗不孕症时，卵泡的数量和大小都超过没有受到药物刺激的卵巢（图 25.1.3）。

绝经后卵巢比绝经前小，回声通常是均质的（图 25.1.4）。与绝经前相比，绝经后卵巢在超声上不易显示。

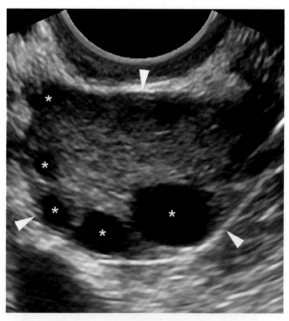

图 25.1.1　育龄期妇女正常卵巢。卵巢（三角箭头）表现为中等回声，其内包含数个小的功能性囊肿（*）。

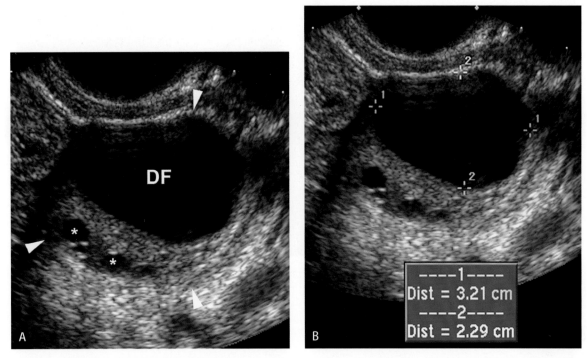

图 25.1.2 **有一个优势卵泡的育龄期妇女正常卵巢。**（A）卵巢（三角箭头）包含有数个小的功能性囊肿（＊）和一个大的囊肿，后者系优势卵泡（DF）。（B）优势卵泡的测量。

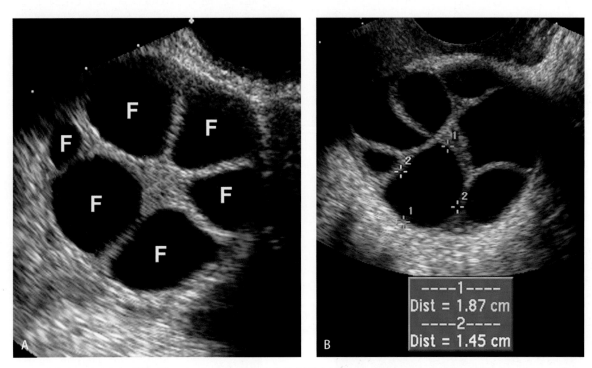

图 25.1.3 **经过不孕治疗妇女的卵巢。**（A）该妇女接受药物刺激卵泡发育，超声表现为卵巢上有许多卵泡（F）分布。这些卵泡要比正常的、没有服用药物的卵巢上卵泡所占据的范围更大。（B）另一位妇女接受药物刺激卵泡发育，对其卵巢的测量（测量游标）。

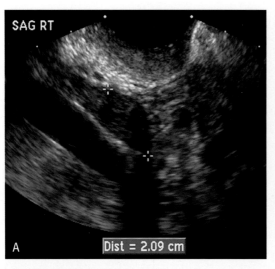
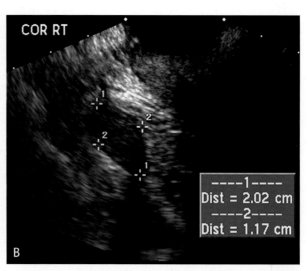

图 25.1.4　**绝经后妇女正常卵巢。**经阴道超声矢状面（A）和冠状面（B）显示绝经后妇女的右卵巢（测量游标），卵巢比较小，回声比较均质，没有生理性的囊肿。

25.2　卵巢外附件结构

概述和临床特征

　　附件位于子宫侧面，包括位于两侧的卵巢、输卵管和阔韧带。输卵管可分为几段，最内侧是间质部，从子宫角发出，接着依次是峡部、壶腹部和伞部。峡部比壶腹部窄，伞部开口于腹腔，其末端伞毛与卵巢相邻。

　　阔韧带位于子宫两侧，表面由腹膜覆盖，输卵管和子宫动脉在阔韧带内走行，卵巢通过系膜与阔韧带相连。

超声检查

　　超声图像上，有时可看到阔韧带从子宫底部向侧方延伸（图 25.2.1）。如果有腹水环绕，可增强其显像（图 25.2.2）。

　　正常输卵管在超声图像上很难显示。当输卵管在病理状态下因积液或积脓而扩张时，就易于显示。

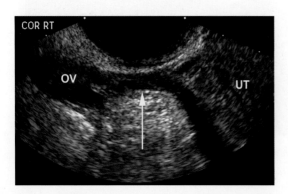

图 25.2.1　**阔韧带。**经阴道超声冠状切面显示子宫（UT）和右附件区，阔韧带（箭头）位于子宫和右卵巢（OV）之间

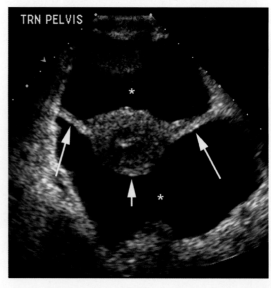

图 25.2.2　**通过腹水显示阔韧带。**存在大量腹水的妇女骨盆横切面，显示阔韧带（长箭头）被液体环绕（＊），并从子宫（短箭头）延伸至盆腔侧壁。

（杨　慧译）

子宫肌层

26.1 纤维瘤（平滑肌瘤）和平滑肌肉瘤

概述和临床特征

纤维瘤（fibroids）又称子宫肌瘤（leiomyomas）是比较常见的良性子宫肌层肿瘤，由平滑肌和纤维组织组成。子宫肌瘤在 35 岁以上妇女中的发生率约为 20%，非洲裔妇女比欧洲裔妇女更常见。在妊娠期，子宫肌瘤往往会长大，绝经后则可能萎缩。绝大多数子宫肌瘤位于子宫体部或底部，也可能发生在宫颈。子宫肌瘤分为：①肌壁间型，局限于子宫肌层内；②黏膜下型，突入子宫内膜；③浆膜下型，从子宫浆膜层表面突出。

子宫肌瘤可导致不同的临床症状，包括疼痛和阴道异常出血，也可压迫输尿管引起肾积水。在妊娠期，子宫肌瘤可以导致多种并发症，包括流产、疼痛、阴道分娩时梗阻（肌瘤较大并位于子宫下段或宫颈）以及胎盘早剥（胎盘植入子宫肌瘤）。

脂肪平滑肌瘤是一种罕见的子宫肌瘤变异，其组成除了平滑肌和纤维组织外，还包含脂肪细胞。脂肪平滑肌瘤是一种良性肿瘤，其临床表现与一般的子宫肌瘤相似。

平滑肌肉瘤是一种罕见的子宫肌层恶性肿瘤，大部分发生在绝经后。其逐渐长大的特性可与绝经后妇女的子宫肌瘤相区别。

超声检查

子宫肌瘤的超声表现不一。在某些病例中，超声图像显示为子宫肌层内单个或多个独立的、不均质的、明显衰减的肿块；在另一些病例中，整个子宫增大不均质，外部轮廓呈结节状，后者与子宫腺肌症的鉴别有一定的困难（见 26.2）。

子宫肌瘤可是肌壁间（图 26.1.1）、黏膜下（图 26.1.2）或浆膜下（图 26.1.3）。子宫肌瘤通常位于子宫体部或底部，偶尔也可发生在宫颈（图 26.1.4）。黏膜下肌瘤可能会有一个蒂，突入宫腔，甚至脱入宫颈管内（图 26.1.5）。子宫肌瘤在彩色多普勒上往往表现为血供丰富（图 26.1.1），还可能有钙化（图 26.1.6）。子宫肌瘤内部偶尔会出现液性暗区，可能提示存在变性或坏死。

尽管传统的二维超声已能够对子宫肌瘤作出诊断，但对于黏膜下肌瘤的诊断和鉴别往往需要借助于一些特殊的超声技术，特别是宫腔声学造影（图 26.1.7）和三维超声（图 26.1.8），可确定是否为黏膜下肌瘤以及突入子宫内膜的程度。在外科治疗黏膜下肌瘤前，这些信息对于术前制定手术方案是非常有用的。

脂肪平滑肌瘤表现为子宫内增强回声团块（图 26.1.9），回声增强系团块内有脂肪组织。

子宫平滑肌肉瘤的超声表现与子宫肌瘤相似，由于非常少见，通常无法在手术前作出诊断。如果绝经后妇女超声检查发现与子宫肌瘤相似的团块进行性增大，应怀疑子宫平滑肌肉瘤（图 26.1.10）。

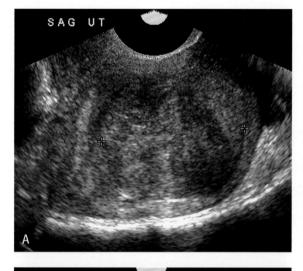

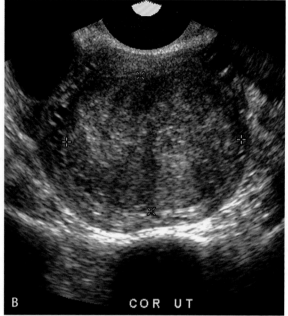

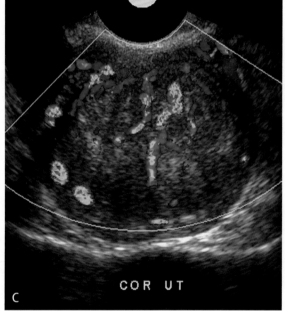

图 26.1.1 **子宫肌壁间肌瘤。**（A）经阴道超声矢状切面（SAG UT）和（B）冠状切面（COR UT）显示子宫体部一较大肌瘤（测量游标）。（C）冠状切面彩色多普勒显示肌瘤内部和周边有丰富的血流信号。

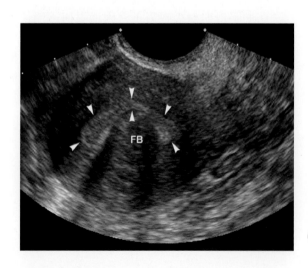

图 26.1.2 **子宫黏膜下肌瘤。**子宫矢状切面显示黏膜下肌瘤（FB）推挤子宫内膜（三角箭头）。

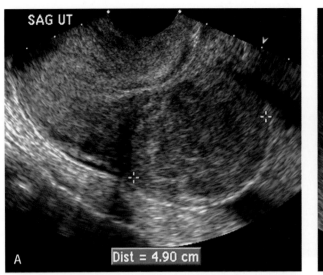
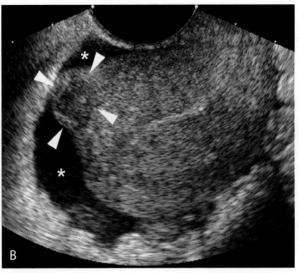

图 26.1.3　**子宫浆膜下肌瘤。** 2 例患者经阴道超声子宫矢状切面显示（A）从子宫后壁突出的较大浆膜下肌瘤（测量游标）；（B）从子宫前壁宫底部突出的较小浆膜下肌瘤（三角箭头），周围是盆腔积液（*）。

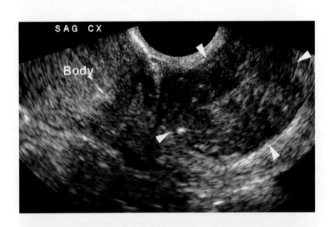

图 26.1.4　**宫颈肌瘤。** 宫颈矢状切面（SAG CX）显示一宫颈较大肌瘤（三角箭头）位于宫体（Body）尾端。

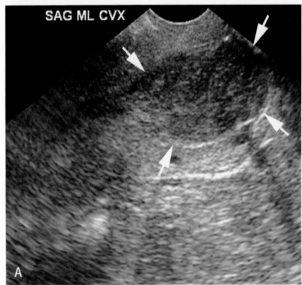
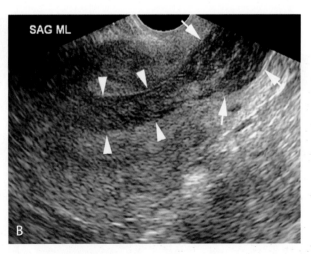

图 26.1.5　**子宫肌瘤脱入宫颈。** （A）宫颈正中矢状切面（SAG ML CVX）显示宫颈内的弱回声团块（箭头）。（B）子宫正中矢状切面显示带蒂（三角箭头）的宫颈弱回声团块（箭头）从子宫体部脱出。（待续）

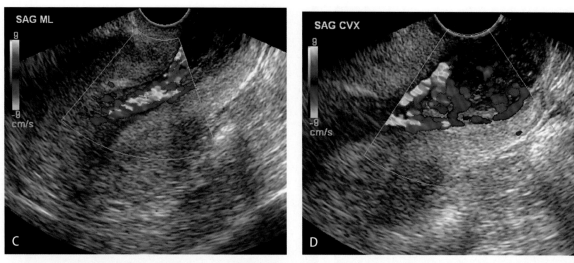

图 26.1.5　（续）（C、D）彩色多普勒显示宫颈与蒂之间的血管是连续的，证实二者相连。

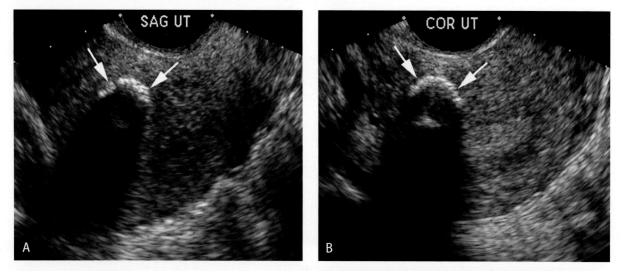

图 26.1.6　**子宫肌瘤钙化**。经阴道超声子宫（A）矢状切面（SAG UT）和（B）冠状切面（COR UT）显示一团块周边钙化（箭头）且后方伴声影，系子宫肌瘤壁钙化。

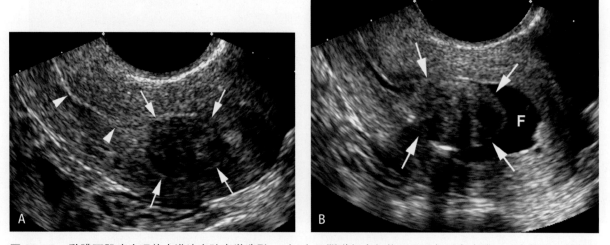

图 26.1.7　**黏膜下肌瘤生理盐水灌注宫腔声学造影**。（A）经阴道超声矢状面显示与子宫内膜（三角箭头）紧邻的子宫肌瘤（箭头）。（B）灌注生理盐水后，显示子宫肌瘤（箭头）突入到充满液体（F）的子宫腔。

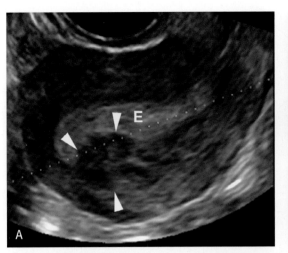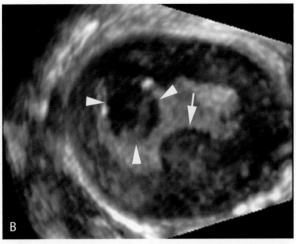

图 26.1.8　**黏膜下肌瘤的三维超声。**（A）经阴道超声矢状面显示子宫肌瘤（三角箭头）突入子宫内膜（E）。绿色虚线表示正在进行垂直方向上的多平面三维重建。（B）重建平面图像显示，子宫肌瘤（三角箭头）与（A）图相比，进入子宫内膜的范围更大，同时还显示另一个黏膜下肌瘤（箭头）。

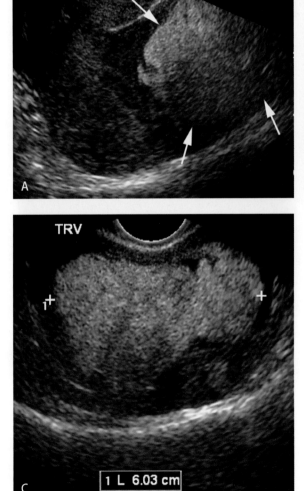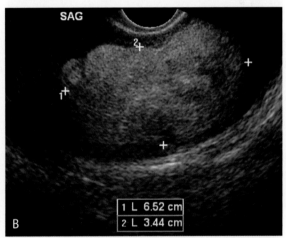

图 26.1.9　**脂肪平滑肌瘤。**（A）子宫正中矢状切面（SAG ML）显示子宫体部和底部一较大的增强回声团块（箭头），团块回声增强的特性表明其脂肪含量很高，符合脂肪平滑肌瘤。（B）矢状切面（SAG）和（C）横切面（TRV）更好地显示了脂肪平滑肌瘤的边界和大小（测量游标）。

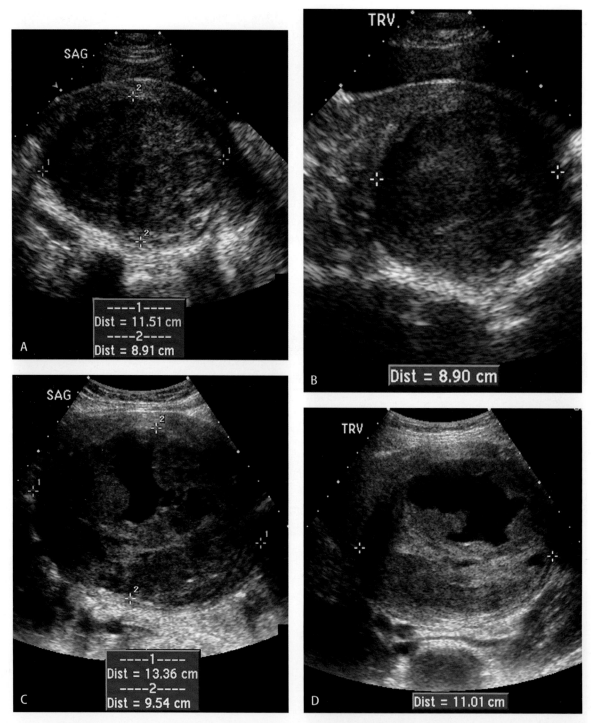

图 26.1.10　**子宫平滑肌肉瘤**。绝经后妇女子宫经腹（A）矢状切面（SAG）和（B）横切面（TRV），显示子宫内低回声团块（测量游标），最初诊断子宫肌瘤。5 个月后（C）矢状切面和（D）横切面显示该团块明显增大（测量游标），结合该团块发生于绝经后妇女，存在子宫平滑肌肉瘤的可能性。行子宫切除术，病理诊断证实为子宫平滑肌肉瘤。

26.2　子宫内膜异位

概述和临床特征

子宫内膜异位（adenomyosis）是指子宫内膜组织出现并生长在子宫肌层内，可呈弥漫性或局灶性。子宫内膜异位的临床症状包括异常阴道流血、疼痛以及不孕。

超声检查

子宫内膜异位超声表现为子宫肌层内异常的不均质回声区，常常伴有不规则声影和高回声组织内混杂有多个小囊腔（2～3mm）。局灶性的边缘不清晰（图 26.2.1 和图 26.2.2），弥漫性的则累及整个子宫肌层（图 26.2.3）。

尽管子宫内膜异位和子宫肌瘤的超声表现有一些重叠之处，但大部分病例可根据一些特征性表现作出正确诊断。

1. 肌层内一个或多个边界清晰的团块，提示子宫肌瘤。

2. 子宫肌层病变内存在小囊腔和（或）高回声区，提示子宫内膜异位。

3. 病变表现随月经周期而发生变化，提示子宫内膜异位。

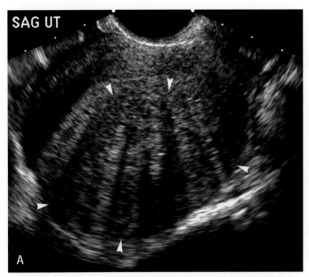
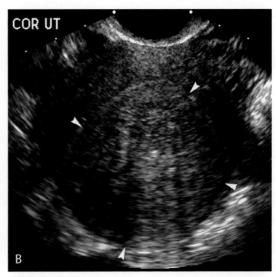

图 26.2.1　**局灶性子宫内膜异位伴不规则的声影。** 经阴道超声（A）矢状切面（SAG UT）和（B）冠状切面（COR UT）显示子宫后壁增大的不均质回声区（三角箭头），后方伴声影。

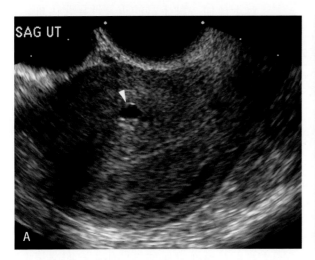
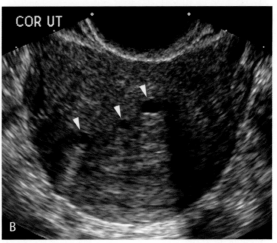

图 26.2.2　**局灶性子宫内膜异位伴肌层小囊肿。** 经阴道超声（A）矢状切面（SAG UT）和（B）冠状切面（COR UT）显示子宫前壁增厚，内有多个小囊腔（三角箭头）。

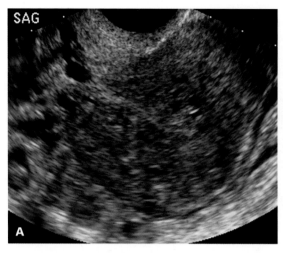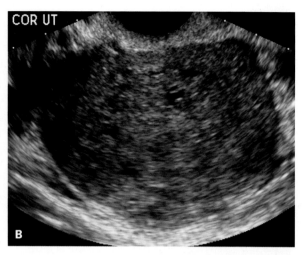

图 26.2.3 **弥漫性子宫内膜异位症。** 经阴道超声（A）矢状切面和（B）冠状切面显示子宫弥漫性增大，回声不均质，内可见无数的小囊腔。

26.3 先天性子宫发育异常

概述和临床特征

子宫和阴道的发生源于胚胎学上成对的苗勒管在中线处融合。苗勒管的内侧壁最初形成中隔板，随后被吸收。正常胚胎序列可能以多种方式出现差错，导致各种子宫发育异常。这些发育异常已被美国生育协会（即现在的美国生殖医学学会）分类如下。

Ⅰ类，子宫发育不全或缺如：系两侧苗勒管完全或者几乎完全停止发育所致。

Ⅱ类，单角子宫：系一侧苗勒管完全或者几乎完全停止发育所致。

Ⅲ类，双子宫：系两侧苗勒管完全不融合，导致形成两个子宫体和两个子宫颈。

Ⅳ类，双角子宫：系苗勒管部分未融合，形成两个子宫角，宫颈上方是部分融合的宫体。子宫底的外部轮廓呈凹陷状，与正常子宫底部呈凸出状不同。

Ⅴ类，纵隔子宫：由于两侧苗勒管间的中隔板吸收失败所致。中隔板可是完全的，延伸到宫颈内口（"纵隔子宫"）或部分的（"不全纵隔子宫"），子宫底外部轮廓呈正常的凸形。中隔板是由子宫肌层或纤维组织构成。

Ⅵ类，弓形子宫：子宫表现为宫底内侧部分突向子宫腔，子宫底轮廓呈正常的凸形。可以采用一个量化标准：通过子宫角画一条直线，测量这条线和凹陷中心之间的距离，测值 > 1cm 提示弓形子宫。弓形子宫通常被认为是一种正常变异，而不属异常，其不会增加妊娠流产或并发症的风险。

子宫与肾脏的胚胎学发育密切相关，肾脏的异常，尤其是单侧肾发育不全或异位肾，通常会伴有女性子宫发育异常。

子宫发育异常妇女不孕和早期流产的风险增加，以纵隔子宫发生的风险最大。在某些病例中，通过手术矫正子宫发育异常，可能改善以后妊娠的结局，因此运用影像手段对子宫发育异常进行检查、诊断和分类，可能对不孕或反复流产的患者有所帮助。

超声检查

对于任何一种子宫的重复性异常（Ⅲ、Ⅳ或Ⅴ类），通过子宫受累区域的横切面显示子宫内膜分成两部分：宫内膜呈并行排列，由低回声组织分开的圆形回声区（图 26.3.1）。根据异常的程度，该表现可贯穿子宫体整个长度或仅在宫底部附近。

在某些病例中，可通过常规的二维超声来区分纵隔子宫和不全纵隔子宫以及双角子宫和双子宫。如果横切面显示两个完全不同的子宫角，并由非子宫组织分开，可诊断双角子宫或双子宫（图 26.3.2 和图 26.3.3）。

大多数情况下，子宫冠状面对畸形类型的特异性诊断是最佳的。在这一切面，纵隔子宫和不全纵隔子宫的宫底轮廓是向外凸出的，而双角子宫和双子宫的宫底轮廓是凹陷的。无论是三维超声（图 26.3.4）还是磁共振成像都可获取一个真正的冠状面。三维超声也可显示弓形子宫（图 26.3.5）。

当检查发现子宫发育异常时，超声应对肾脏进行评估，重点是评估两个肾脏是否存在和位置。

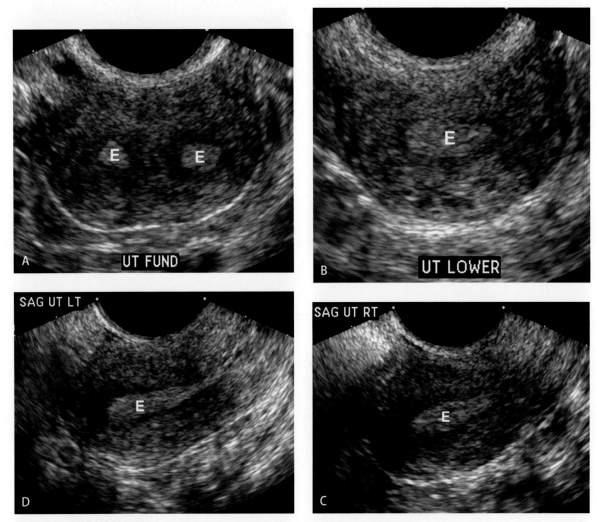

图 26.3.1　**重复性子宫异常**。（A）子宫底（UT FUND）横切面显示分离成两部分的子宫内膜（E）。（B）子宫低位（UT LOWER）横切面显示子宫内膜在这一水平没有分离。（C）右（SAG UT RT）及（D）左（SAG UT LT）旁矢状切面显示子宫内膜组织在每侧子宫内延续。

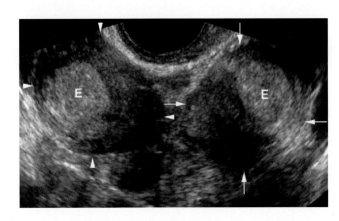

图 26.3.2　**双角子宫**。子宫横切面显示不仅有两个分离的子宫内膜（E），而且右宫角（三角箭头）和左宫角（箭头）相互完全分开，表明该子宫是一个双角子宫或双子宫，而不是纵隔子宫。后经宫腔镜证实为双角子宫。

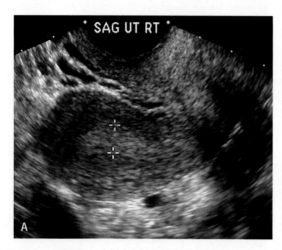
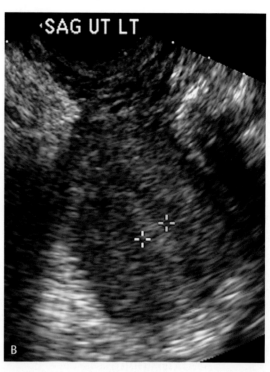

图 26.3.3　**双子宫**。子宫（A）右侧矢状切面和（B）左侧矢状切面显示两个宫角完全分开，右侧宫角呈前倾位，左侧宫角呈后倾位。手术证实为双子宫。

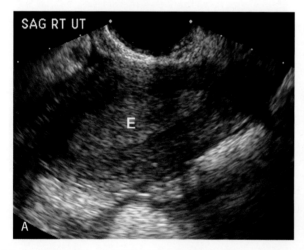
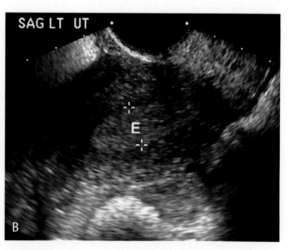

图 26.3.4　**纵隔子宫**。子宫（A）右矢状切面和（B）左矢状切面。（待续）

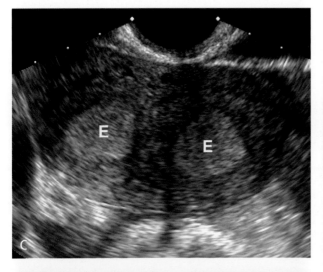

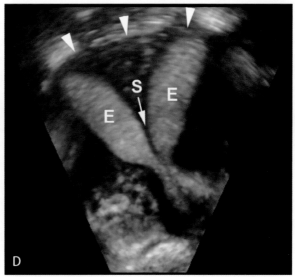

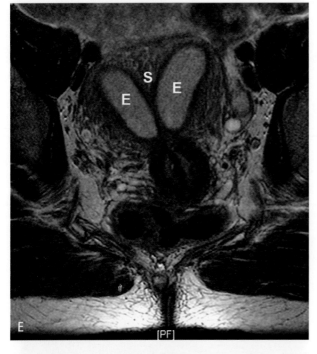

图26.3.4　（续）（C）横切面显示子宫内膜分离（E），但不能确定子宫重复性异常的类型。（D）子宫冠状面由三维超声重建获得，显示两条子宫内膜由与子宫肌层相连的隔膜（S）分开，提示纵隔子宫，宫底部轮廓呈正常的凸形（三角箭头）。（E）磁共振成像提供了与三维超声相同的信息。

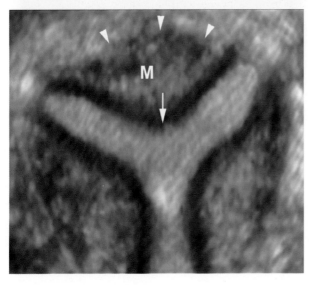

图26.3.5　**弓形子宫**。由三维超声重建获得的子宫冠状面图像，显示子宫肌层（M）在子宫底部突向子宫内膜形成一圆弧状（箭头），提示弓形子宫。子宫底部轮廓呈正常的凸形（三角箭头）。

（杨　慧译）

第27章

子宫内膜

27.1 子宫内膜息肉

概述和临床特征

子宫内膜息肉（endometrial polyps）是一种很常见的疾病，可能发生在任何年龄。息肉可能有蒂或是基底部宽大，若为良性，很少有潜在恶变的可能。子宫内膜息肉可导致育龄期妇女出现月经间期出血、月经过多（严重的月经出血）或不孕。绝经后妇女最常见的症状是阴道出血。

当妇女出现异常阴道出血时，可通过吸引导管（"诊断室内膜活检"）或子宫扩刮术获取内膜组织进行活检。上述技术对子宫内膜的取样具有盲目性，可能会遗漏整个息肉组织。超声和生理盐水灌注宫腔声学造影（saline infusion sonohysterography，SIS）可用于检出息肉，之后可在宫腔镜引导下进行取样或组织切除。

超声检查

子宫内膜息肉超声表现可是比较均质的增强回声（图 27.1.1），也可以是增强回声和一个或多个小囊肿的混合性病变（图 27.1.2）。如果宫腔内存在血液或分泌物，子宫内膜息肉在液体中显示为局灶性团块（图 27.1.3）。子宫内膜息肉的彩色多普勒往往可显示单支滋养血管（图 27.1.1 至图 27.1.3）。

当超声显示子宫内膜局灶性增厚时，应怀疑内膜息肉，当内膜弥漫性增厚时，应将其作为鉴别诊断。任何情况下都可进行 SIS 以明确诊断，造影显示息肉为内膜组织局灶性突向充满生理盐水的宫腔（图 27.1.4）。三维超声有助于确诊子宫内膜息肉（图 27.1.5）。

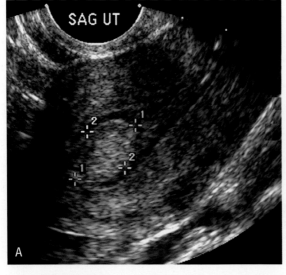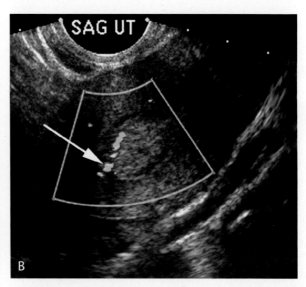

图 27.1.1　**子宫内膜息肉。**（A）子宫经阴道矢状切面显示内膜中均匀的增强回声团块（测量游标），提示息肉。（B）彩色多普勒显示单支滋养血管进入息肉（箭头）。

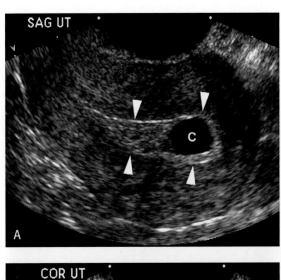

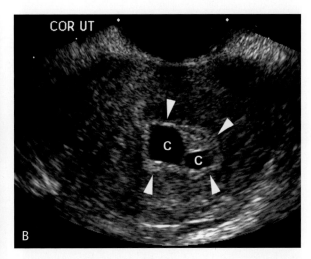

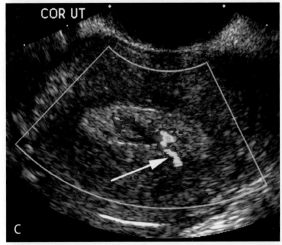

图 27.1.2 **含有囊肿的子宫内膜息肉。**（A）子宫经阴道矢状切面和（B）冠状切面显示内膜内（三角箭头）有数个囊肿（C），提示充满内膜的结构为息肉。（C）彩色多普勒显示单支滋养血管进入息肉（箭头）。

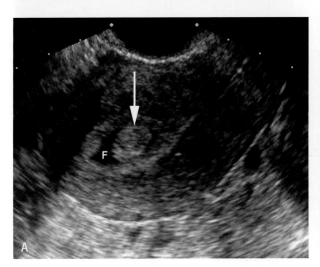

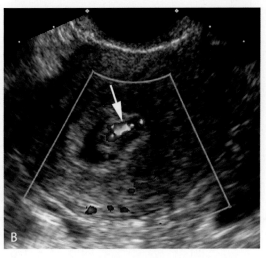

图 27.1.3 **子宫内膜息肉被液体环绕。**（A）子宫经阴道矢状切面显示宫腔内一息肉样突出物（箭头）周边被液体（F）环绕，液体可能是血液或分泌物。（B）彩色多普勒显示单支滋养血管进入息肉（箭头）。

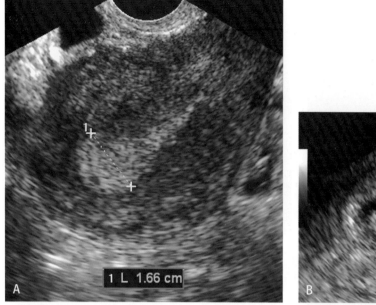
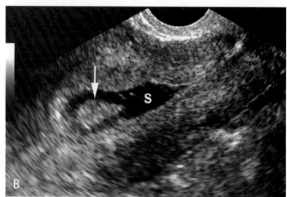

图 27.1.4　**生理盐水灌注宫腔声学造影显示内膜息肉。**（A）子宫经阴道正中矢状切面显示宫底部局部内膜均匀性增厚（测量游标），厚度为 1.66cm。（B）注入生理盐水后可见宫腔内突入液体（S）中的息肉（箭头）。

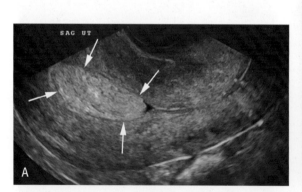
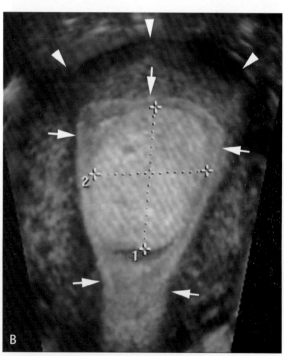

图 27.1.5　**三维超声显示子宫内膜息肉。**（A）子宫经阴道正中矢状面显示内膜中一椭圆形团块（箭头）。（B）三维超声重建冠状面观清楚显示团块为子宫内膜（箭头）中的息肉（测量游标），宫底部位于图像的顶端（三角箭头）。

当存在子宫内膜息肉时，如果其周围的内膜较薄或为低回声，最有可能被超声检出。故在绝经后妇女或绝经前妇女处于月经周期的增生期时最容易检出子宫内膜息肉，而在月经周期的分泌期，因其难以与周围正常增厚的内膜区别，则很有可能被漏诊。

息肉也可能发生在宫颈。如果宫颈管内有分泌物或血液，超声很容易分辨液体中息肉的形态（图27.1.6）。

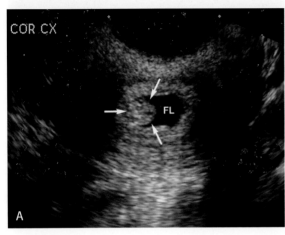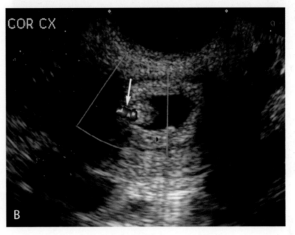

图 27.1.6　**宫颈息肉。**（A）宫颈经阴道冠状切面显示宫颈管内液体（FL）中的息肉样软组织团块（箭头）。（B）彩色多普勒显示单支滋养血管进入息肉（箭头）。

27.2　子宫内膜增生

概述和临床特征

子宫内膜增生（endometrial hyperplasia）是指内膜腺体的异常增殖。其发生常常是由于雌激素替代治疗、内分泌紊乱（如多囊卵巢综合征）或产生雌激素的肿瘤导致雌激素单一刺激而缺乏雌激素拮抗因素所引起。

增生通常是一种弥漫性子宫内膜增殖的过程，可出现或没有细胞异型性。如果存在细胞异型性，有进展为子宫内膜癌的风险；如果无细胞异型性，则其风险将明显降低。

子宫内膜增生可发生在任何年龄的妇女，通常表现为异常阴道出血，并且也是引起异常阴道出血最常见的原因之一。

超声检查

子宫内膜增生的典型超声表现为内膜均匀性增厚。在正常宫内膜较薄时，最容易检测到内膜增生，绝经前妇女该时期通常出现在月经周期的增殖期。在分泌期，由于增生的内膜与正常分泌期内膜的超声表现相似，超声可能会出现漏诊。

对未接受激素替代治疗的绝经后妇女，超声检查可在任何时间进行。对接受序贯激素替代治疗的绝经后妇女，超声检查最容易发现子宫内膜增生是在孕激素撤药性出血后不久，此时内膜处于最薄的时期。

当超声显示子宫内膜弥漫性增厚时，内膜增生应与内膜息肉、内膜癌进行鉴别。此时 SIS 可提供更多额外的诊断信息，子宫内膜增生显示为充满生理盐水的宫腔周围全部被增厚的内膜组织所包绕（图27.2.1），从而排除了息肉等局灶性病变。然而，确诊子宫内膜增生只能依据组织活检（诊断室内膜活检或子宫扩刮术）。

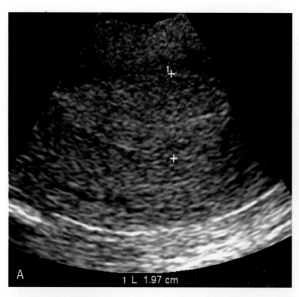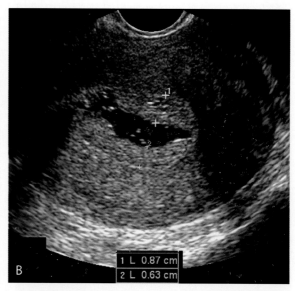

图 27.2.1   子宫内膜增生。（A）子宫经阴道矢状切面显示内膜增厚（测量游标），回声非常均匀。（B）宫腔内注入生理盐水后，可见弥漫性增厚的内膜（测量游标）包含有子宫内膜增生。

27.3   子宫内膜癌

概述和临床特征

　　子宫内膜癌（endometrial cancer）占美国妇女最常见恶性肿瘤的第四位，是最常见的盆腔妇科恶性肿瘤。绝大多数发生于 50 岁以上，主要是绝经后妇女的一种疾病。子宫内膜癌典型的临床表现为月经间期异常阴道出血，对于使用序贯激素替代治疗的绝经后妇女，阴道出血发生于预期月经期以外的任何时候。

　　绝经后异常阴道出血的妇女大约 10% 罹患子宫内膜癌，而其余 90% 的出血则由其他形式的子宫内膜异常状态（如息肉或内膜增生）或子宫内膜萎缩引起。子宫内膜癌的确诊只能依据子宫内膜组织取样活检。

超声检查

　　超声在子宫内膜癌中的应用主要针对绝经后阴道出血的妇女，可起到两方面的作用：①如果宫内膜厚度 < 5mm，引起阴道出血的原因很有可能是子宫内膜萎缩，或许没有必要进行组织活检；②如果宫内膜厚度 > 5mm，应考虑进行内膜活检。SIS 有助于选择最适宜的活检方法：如果病变为局灶性的，需要在宫腔镜引导下内膜活检；如果病变为弥漫性，可采用非直视下的活组织检查。

　　当伴有阴道出血的绝经后妇女子宫内膜厚度 > 5mm 时，在鉴别诊断时必须将子宫内膜癌考虑在内（图 27.3.1 至图 27.3.3）。随着内膜厚度的增加，癌症的可能性也随之增高。其他还有一些特征也提示恶性的可能，包括内膜轮廓出现分叶（宫腔内有液体时能更好显示此征象）或内膜与子宫肌层的分界不清晰（图 27.3.3）。

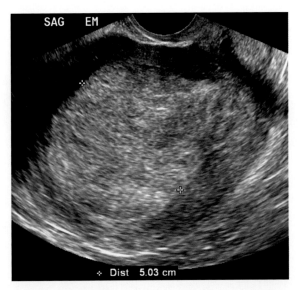

图 27.3.1　**子宫内膜癌。**绝经后妇女子宫经阴道矢状切面显示内膜显著增厚，厚度为 5.03cm（测量游标）。活检证实为子宫内膜癌。

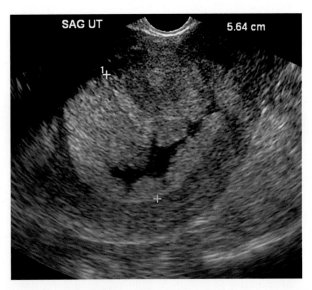

图 27.3.2　**子宫内膜癌。**绝经后妇女子宫经阴道矢状切面显示内膜显著增厚，厚度为 5.64cm（测量游标）。宫腔内有积液，可能是血液或分泌物，宫内膜内侧面轮廓呈分叶状且厚薄不对称。此现象高度提示子宫内膜癌，经内膜活检得到证实。

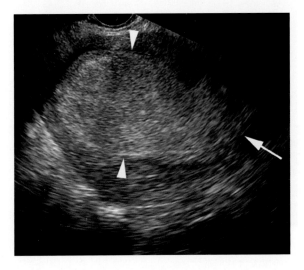

图 27.3.3　**子宫内膜癌。**绝经后妇女子宫经阴道矢状切面显示内膜显著增厚（三角箭头），子宫后壁下段内膜与肌层交界处界限不清（箭头）。内膜活检证实为子宫内膜癌。

27.4　妊娠滋养细胞疾病

概述和临床特征

　　妊娠滋养细胞疾病是包括一系列来源于滋养细胞组织的相关病变的总称，包括葡萄胎（完全性或部分性）、侵蚀性葡萄胎、绒毛膜癌和胎盘部位滋养细胞肿瘤。

　　葡萄胎是以弥漫性绒毛肿胀、滋养细胞增生和滋养细胞异型性为特征的一种病变。完全性葡萄胎的染色体核型多为 46XX，两套染色体均来自父方，没有胎儿组织存在。完全性葡萄胎妇女往往表现为

早孕期不规则阴道出血、β-人绒毛膜促性腺激素（β-HCG）水平异常升高以及由激素刺激所致的多发性较大的卵巢囊肿（"黄素化"囊肿）。

　　部分性葡萄胎是妊娠滋养细胞疾病的另一形式，胎儿和异常胎盘组织同时存在。该妊娠为典型的三倍体核型，即两个精子与一个卵子受精。胎儿有严重的畸形，体外不能存活，多数胎儿在诊断时已经死亡。β-HCG 水平可能升高，但不如完全性葡萄胎常见。部分性葡萄胎往往在发生流产和对病理标本进行检查后才能作出诊断。

　　葡萄胎的治疗主要采用清宫术，绝大多数病例可通过该方法完全去除肿瘤组织。而只有极少数病

例，肿瘤可能复发（"持续性葡萄胎"），并可侵入子宫肌层（"侵蚀性葡萄胎"），或发展成恶性肿瘤（"绒毛膜癌"），并具备转移性。这些并发症，特别是持续性葡萄胎，在完全性葡萄胎中的发生率大约为20%，而在部分性葡萄胎中发生率较低。绒毛膜癌也可偶发于正常妊娠，甚至与妊娠无关。

胎盘部位滋养细胞肿瘤是一种罕见的妊娠滋养细胞疾病，发生于胎盘附着于子宫的部位，大多数见于正常妊娠或流产后，肿瘤常侵入子宫肌层。

超声检查

完全性葡萄胎超声表现为子宫腔内较大的混合性团块，团块内常见多发性的小囊腔与实性组织混杂（图27.4.1），无胎儿存在。

部分性葡萄胎超声表现为子宫内的胎囊里可见胎儿以及胎盘增厚伴局灶性囊性暗区。胎儿可能存在形态异常，往往在超声检查时已经死亡。在某些病例，胎盘的超声表现与非三倍体胎儿死亡后的胎盘水肿相似，此时只能依据病理检查作出诊断。在另外一些病例，胎盘显著增厚，其程度可能明显超过水肿胎盘的厚度。当发现胎盘增厚并出现囊性暗区以及卵巢出现黄素化囊肿时，更支持部分性葡萄胎的诊断（图27.4.2）。

侵蚀性葡萄胎可见葡萄胎组织已侵入子宫肌层（图27.4.3）。彩色多普勒显示病灶内血流信号丰富。

胎盘部位滋养细胞肿瘤的表现与复发或持续性完全性葡萄胎相似（图27.4.4），诊断有赖于手术和病理检查。

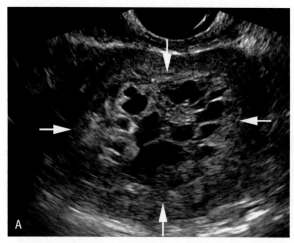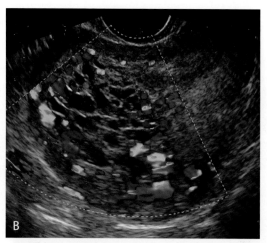

图 27.4.1　**完全性葡萄胎。**（A）子宫经阴道冠状切面显示子宫的中央部充满杂乱回声团块（箭头），团块由实性回声组织和分布其间的多发小囊腔组成。（B）彩色多普勒显示团块内血流信号丰富。

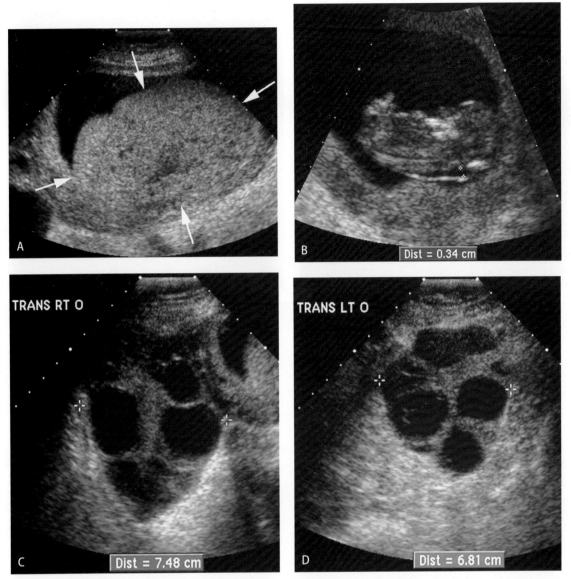

图 27.4.2　**部分性葡萄胎。**（A）胎盘声像图（箭头）显示胎盘明显增厚，其内可见细小的囊性暗区。（B）胎儿无胎心搏动，可见 NT 增厚（测量游标）。（C）右卵巢和（D）左卵巢的横切面显示多发性黄素化囊肿。

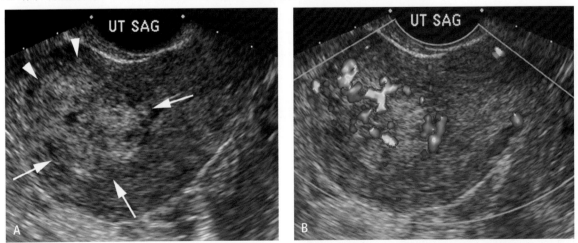

图 27.4.3　**侵蚀性葡萄胎。**（A）一名接受葡萄胎治疗的妇女，β–HCG 持续高水平，子宫矢状切面显示一伴有小囊腔的实性团块（箭头和三角箭头），侵入子宫肌层并接近子宫浆膜层（三角箭头）。（B）彩色多普勒显示团块内血流信号丰富。

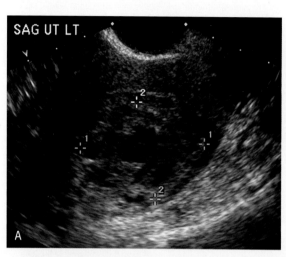
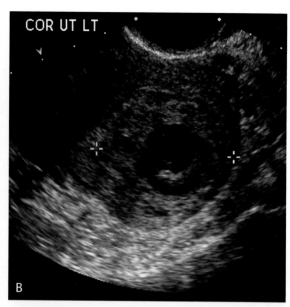

图 27.4.4 **胎盘部位滋养细胞肿瘤。**子宫左侧部分（A）矢状切面和（B）冠状切面显示含有囊性暗区的不均质回声团块（测量游标）侵入子宫肌层。病灶的表现与侵蚀性葡萄胎相似，经病理检查证实为胎盘部位滋养细胞肿瘤。

27.5 妊娠物残留

概述和临床特征

妊娠物残留（retained products of conception，RPOC）指在自然流产、人工流产或分娩后胎盘和（或）胎儿组织残留在宫腔内。RPOC 往往引起阴道出血。

由于 RPOC 可能并发持续长时间出血和（或）子宫内膜炎，故妊娠后由 RPOC 所致的阴道出血较没有 RPOC 者更为严重。对 RPOC 常规的治疗方法是子宫扩刮术，而不伴 RPOC 的阴道出血则可采取保守治疗。由于治疗方法不同，超声常用于评价妊娠后出血的妇女是否存在 RPOC。

超声检查

超声在宫腔内发现增强回声团块应考虑存在 RPOC。将一个局灶性团块与内膜增厚进行鉴别是很重要的，后者往往在受孕后不久出现。如果彩色多普勒在团块内显示有血流信号则更支持 RPOC 的诊断（图 27.5.1）。

不伴 RPOC 的阴道出血妇女，其超声表现可能正常（或显示内膜增厚），也可能出现宫腔积液（图 27.5.2）。

然而值得注意的是，在团块内发现血流并不能完全确定 RPOC 的诊断，有些无 RPOC 出血的妇女偶尔可能出现与 RPOC 相似的超声表现。此外，团块内未探及血流信号也不能完全排除 RPOC。

一旦作出 RPOC 的诊断，需及时子宫扩刮术清除残留组织。如果延误了诊治，残留组织可能钙化（图 27.5.3）。

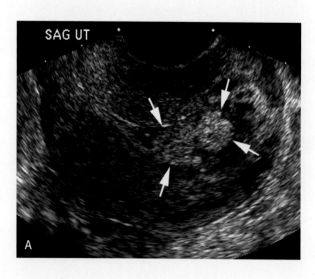

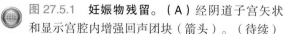

图 27.5.1 **妊娠物残留。**（A）经阴道子宫矢状和显示宫腔内增强回声团块（箭头）。（待续）

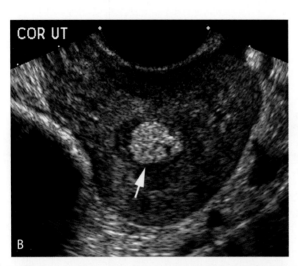
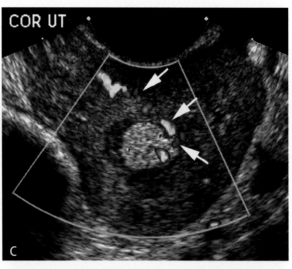

图27.5.1 （续）（B）冠状切面显示宫腔内增强回声团块（箭头）。（C）彩色多普勒显示有血流进入团块（箭头）。

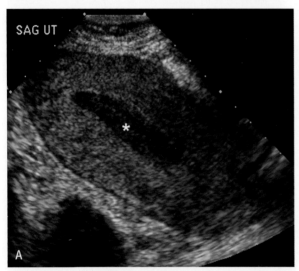
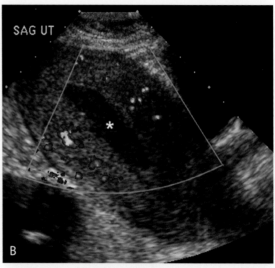

图27.5.2 **宫腔积血，无残留物。**（A）经阴道矢状切面显示一产后出血妇女的子宫，宫腔内可见低回声液体（＊），提示为血液。（B）彩色多普勒显示宫腔内无血流信号。

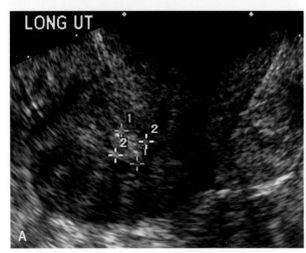
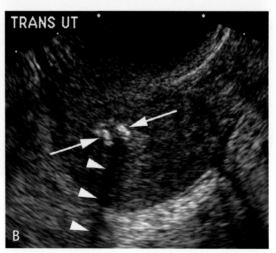

图27.5.3 **妊娠物残留钙化。**（A）经阴道纵切面显示一产后一年并发胎盘植入妇女的子宫，宫腔中部可见一团块（测量游标）。（B）横切面显示团块内的强回声（箭头）伴声影（三角箭头）。行子宫扩刮术，组织病检证实为胎盘残留。

（何 敏译）

第28章

卵巢和附件

28.1 单纯性卵巢囊肿

概述和临床特征

　　绝经前妇女的正常卵巢常会出现直径 < 3cm 的囊肿，系卵泡囊肿或功能性囊肿。有时卵巢内也会发育出 > 3cm 的囊肿，这些囊肿可能系较大的卵泡、非功能性卵巢囊肿或卵巢赘生性囊肿。单纯性卵巢囊肿（simple ovarian cysts）事实上一直属于卵巢的良性病变，除卵巢赘生性囊肿以外，没有受到干预的单纯卵巢囊肿通常趋向于自行消退。

　　那些直径 > 7cm、具有单纯性表现的卵巢囊肿，完全依赖超声评估可能是困难的，进一步运用 MRI 或外科评价可能有助于确保这类囊肿的诊断。

　　在绝经后妇女中，单纯性囊肿达到 1cm 大小者非常普遍，偶尔也会出现 > 1cm 的囊肿。测值在 1 ~ 7cm 之间的囊肿，绝大多数为良性，推荐用超声随访到囊肿消退或证实 1 ~ 2 年囊肿大小基本保持不变；而 > 7cm 的囊肿，往往建议 MRI 检查或外科评估。

超声检查

　　单纯性卵巢囊肿是囊壁薄而光滑的无回声病变，后方回声增强（图 28.1.1）。囊肿内部或囊壁未检测到血流信号（图 28.1.2）。囊肿周边通常可显示正常的卵巢组织，同时也表明囊肿位于卵巢内。

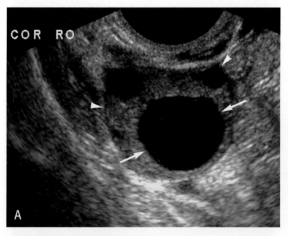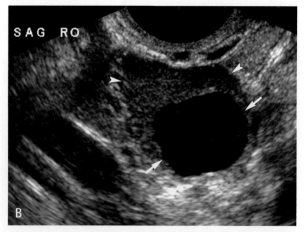

图 28.1.1　**单纯性卵巢囊肿。**右卵巢（A）冠状切面（COR RO）和（B）矢状切面（SAG RO）图像，显示单纯性卵巢囊肿（箭头），囊肿周边有正常卵巢组织（三角箭头）。

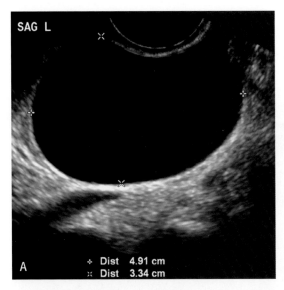
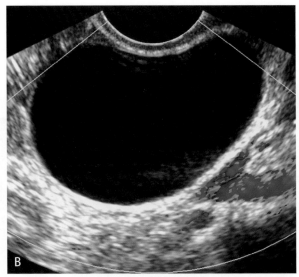

图 28.1.2　**单纯性卵巢囊肿**。（A）左卵巢的矢状切面（SAG L）图像显示一个单纯性卵巢囊肿（测量游标），大小为 4.9cm×3.3cm。（B）囊肿的彩色多普勒图像显示囊肿内部和薄而光滑的囊壁上均无血流信号。

28.2　出血性卵巢囊肿

概述和临床特征

有时功能性卵巢囊肿发生内部出血，称为出血性卵巢囊肿（hemorrhagic ovarian cysts）。出血性囊肿与单纯性卵巢囊肿一样是卵巢的良性病变，绝大多数可自行消退而无需手术治疗。偶尔急性囊肿内出血可引起突发的盆腔疼痛，出血性囊肿破裂较为少见。

出血性囊肿通常见于育龄期妇女，绝经期妇女通常不会出现。

超声检查

出血性囊肿表现为混合性卵巢病变，囊内常布满网状的细小分隔（图 28.2.1 和图 28.2.2）。分隔的形态有时被描述为"网絮状"或"花边状"，囊内液体一般呈散在分布。出血性囊肿的囊壁可以薄而光滑，也可以局限性或广泛性增厚。囊肿内部或分隔上无血流信号，而囊壁可能探及血流（图 28.2.2）。

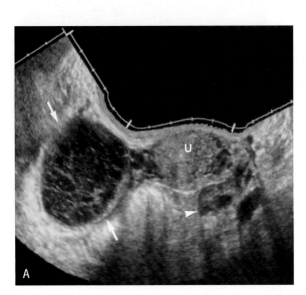
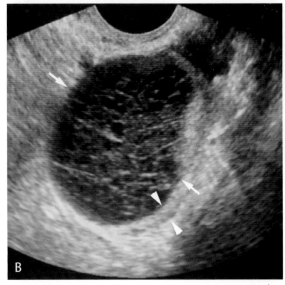

图 28.2.1　**出血性卵巢囊肿**。（A）经阴道全景模式图像显示回声杂乱的右侧卵巢囊肿（箭头）与正常子宫（U）及左侧卵巢（三角箭头）相邻。（B）右侧卵巢出血性囊肿放大图像（箭头）显示整个囊肿内部的网状分隔，一侧囊壁略微增厚（三角箭头）。

出血性囊肿在出血后早期超声表现往往是不断进展变化的。随着时间推移，最初的囊内网状分隔可能聚集到囊肿的一侧（图 28.2.3），有时可出现凹面轮廓。团块聚集现象系血凝块收缩，其内没有血流信号。随着持续退化，囊肿逐渐变小，囊内分隔和团块减小或消失（图 28.2.4）。

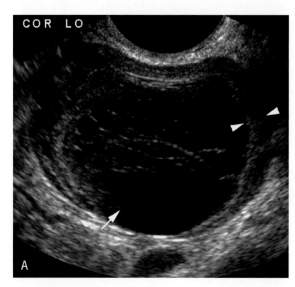

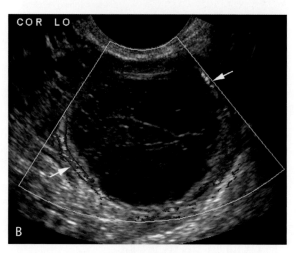

图 28.2.2　**出血性囊肿伴囊壁内血流。**（A）左侧卵巢冠状切面（COR LO）显示出血性囊肿的液性暗区内出现回声（箭头）和囊壁局限性增厚（三角箭头）。（B）彩色多普勒图像显示囊壁内环状血流（箭头），囊内分隔及液性暗区无血流信号。

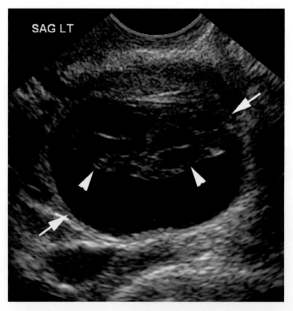

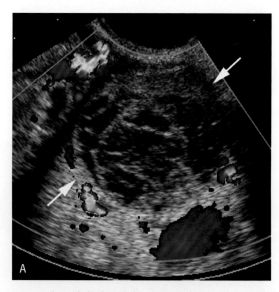

图 28.2.3　**出血性囊肿伴血凝块收缩。**左侧卵巢矢状切面（SAG LT），显示囊肿（箭头）内分隔和位于前方的实性回声（三角箭头）以及后方的液性暗区。

图 28.2.4　**出血性囊肿的演变。**（A）显示出血性卵巢囊肿（箭头）内部分隔、囊液内出现回声以及囊壁血流。（待续）

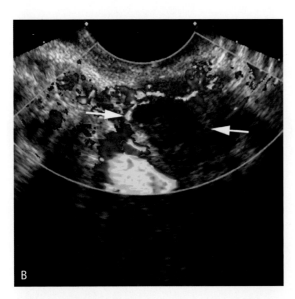

图 28.2.4　（续）（B）6 周后超声随访，出血性囊肿（箭头）变小，内部分隔减少并变薄。

28.3　卵巢畸胎瘤

概述和临床特征

卵巢最常见的良性肿瘤是皮样囊肿（dermoid cyst），也称为成熟囊性畸胎瘤（mature cystic teratoma），是一种生殖细胞来源的肿瘤，常见于育龄期妇女，10% ~ 15% 的病例为双侧发病。大多数卵巢成熟囊性畸胎瘤没有症状，偶尔可引起下腹部疼痛、腹胀和月经紊乱，病变侧卵巢有发生扭转的危险，往往需要进行手术切除。在病理方面，肿瘤内可能发现脂肪，有时也含有骨骼、牙齿或毛发。恶性卵巢畸胎瘤少见。

超声检查

成熟囊性畸胎瘤往往具有的典型超声表现可与其他卵巢肿瘤相区别。其特征性超声表现为卵巢囊实混合性团块内含有一个或多个伴有声影的强回声团（图 28.3.1）。团块内囊性部分可见呈线状或点状回声的毛发（图 28.3.2）。一些强回声区域系团块内的脂肪，可能漂浮在其他液体上部，超声表现为液 – 液平面（图 28.3.3）。其他伴有声影的回声区域可能是囊壁组织的实性结节（图 28.3.4）或者是牙齿、骨骼等致密的钙化结构。彩色多普勒显示典型卵巢成熟囊性畸胎瘤内部仅有少许甚至没有血流信号。

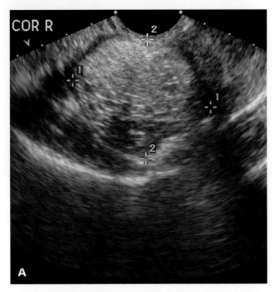

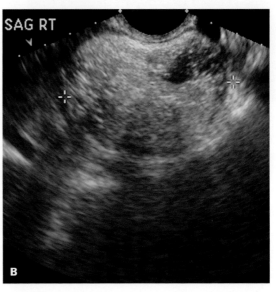

图 28.3.1　**卵巢畸胎瘤内含有脂肪。**（A）经阴道超声显示右侧卵巢团块的冠状切面（COR R）和（B）矢状切面（SAG RT）（测量游标），团块内充满的混合性强回声为脂肪。（待续）

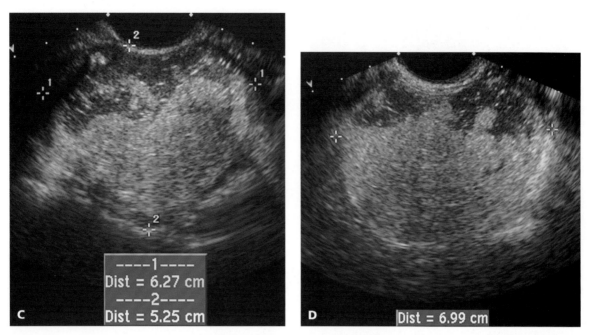

图 28.3.1 （续）（C）较大团块的冠状切面和（D）矢状切面（测量游标），团块内分叶状增强回声为脂肪，减低回声区为液体。

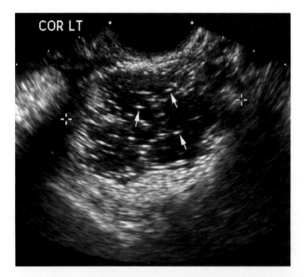

图 28.3.2 **卵巢畸胎瘤内含有线状和点状强回声。**左侧卵巢的冠状切面（COR LT）显示畸胎瘤（测量游标）内囊性部分含有短线状和点状强回声（箭头）。

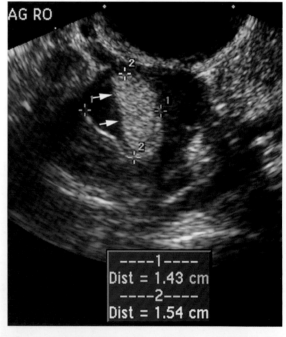

图 28.3.3 **卵巢畸胎瘤内含液 – 液平面。**右侧卵巢矢状切面（SAG RO），显示混合性病变（测量游标）内由脂肪与其他液体分层而形成的强回声和低回声线性分界（箭头）。

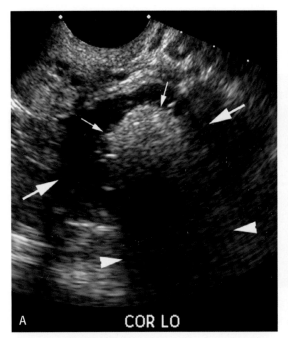
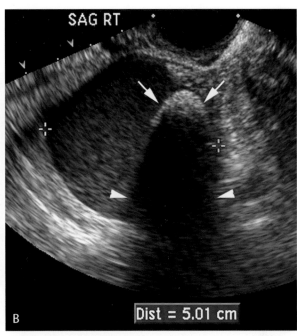

图 28.3.4 **卵巢畸胎瘤内强回声实性结节伴声影。**（A）经阴道超声显示卵巢混合性肿块（长箭头）中突出的实性结节（短箭头）以及其后方声影（三角箭头）。（B）另一例以囊性为主的较大畸胎瘤矢状切面（测量游标），一强回声团（箭头）从囊壁突出，其后方伴有声影（三角箭头）。

28.4 非畸胎瘤性卵巢良性肿瘤

概述和临床特征

来自上皮细胞和周围间质细胞的卵巢肿瘤可为恶性或良性。最多见的良性肿瘤是黏液性或浆液性囊腺瘤，较少见的良性肿瘤包括移行细胞（Brenner）肿瘤。良性卵巢肿瘤可来源于颗粒细胞、卵泡膜细胞、支持细胞以及间质细胞。这些肿瘤包括卵巢纤维瘤、颗粒细胞瘤、卵泡膜细胞瘤以及支持–间质细胞瘤。

鉴别卵巢肿瘤的良恶性不能仅凭临床和影像学表现而作出肯定性诊断。

超声检查

卵巢浆液性和黏液性囊腺瘤往往表现为混合性卵巢病变，无回声暗区内可见分隔（图 28.4.1），应用彩色多普勒常可探及囊内分隔上的血流信号。黏液性囊腺瘤通常比浆液性囊腺瘤有更多分隔，有时黏液性囊腺瘤的液体呈低回声（图 28.4.2）。部分良性肿瘤内既有无回声囊性区也有实性或混合性回声（图

28.4.3）。彩色多普勒有时可在这类良性肿瘤的壁上发现含有血管的实性结节，尽管该征象恶性比良性更常见。

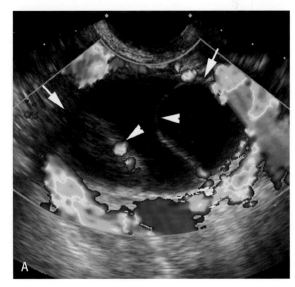

图 28.4.1 **卵巢浆液性囊腺瘤。**（A、B）经阴道彩色多普勒图像显示卵巢囊性肿块（箭头）内含无回声暗区和少量纤细分隔（三角箭头）彩色多普勒显示分隔上有血流信号。（待续）

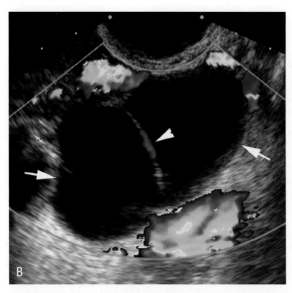

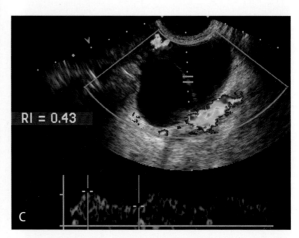

图 28.4.1　（续）（C）多普勒取样框放置于分隔上血流处获得动脉血流频谱（测量游标），阻力指数（RI）0.43。

一些良性肿瘤，如纤维瘤及颗粒细胞瘤，超声表现为实性卵巢肿块（图 28.4.4），一般呈均匀低回声，有时可伴有声影，与子宫肌瘤较为相似。

良性肿瘤动脉血管的频谱多普勒波形一般呈高阻力形态，阻力指数大于 0.4（图 28.4.1 和图 28.4.3）。虽然恶性肿瘤的动脉阻力指数常小于 0.4，但仅用多普勒区别肿瘤的良恶性并不可靠。

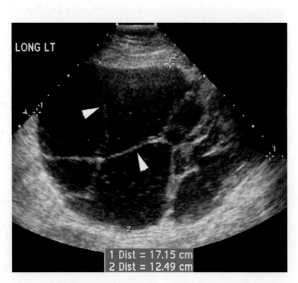

图 28.4.2　**卵巢黏液性囊腺瘤。**左侧卵巢巨大囊性肿块（测量游标）纵切面，囊内液性暗区中含有点状回声和较多纤细分隔（三角箭头）。

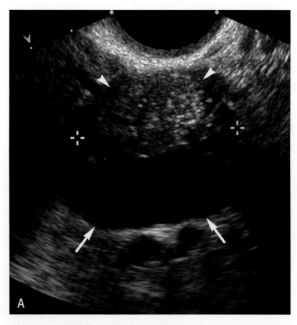

图 28.4.3　**卵巢乳头状浆液性囊腺瘤。**（A）经阴道超声图像显示卵巢混合性肿块（测量游标）内无回声暗区（箭头）和杂乱的实性回声（三角箭头）。（待续）

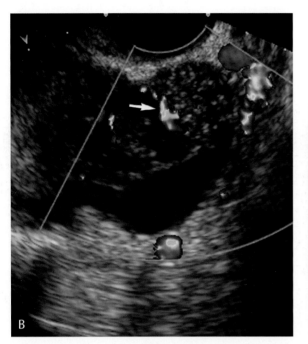

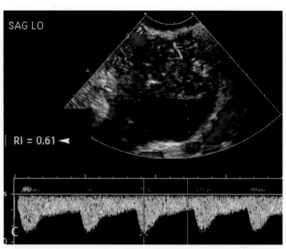

图 28.4.3 （续）（B）彩色多普勒显示肿块实性部分内有血流信号（箭头）。（C）肿块内血流的频谱多普勒呈高阻波形（测量游标），阻力指数（三角箭头）RI 为 0.61。

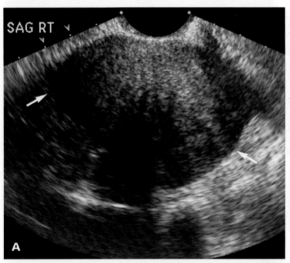

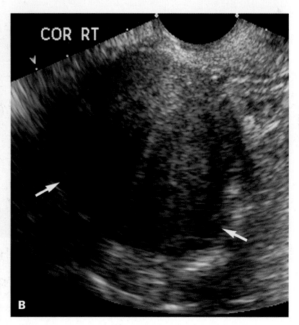

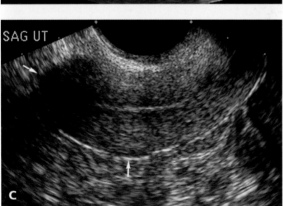

图 28.4.4　**卵巢纤维瘤。**（A）右侧卵巢矢状切面（SAG RT）和（B）冠状切面（COR RT），显示回声均质的实性肿块（箭头）伴有后方声影，该肿块的超声特征与子宫肌瘤相似。（C）子宫的矢状切面（SAG TU），子宫（箭头）与（A、B）中的卵巢肿块是完全分开的。

28.5　卵巢癌

概述和临床特征

卵巢癌是具有侵袭性的肿瘤，也是妇科恶性肿瘤中导致死亡的首要原因。卵巢癌高死亡率的原因之一是发现时往往已处于进展期，75% 的卵巢癌病例在诊断时就已发生转移。早期发现的病例预后较好，5 年生存率高达 90%。

一些医疗中心已建立了筛查项目以期在早期阶段对卵巢癌进行诊断。这些项目可能有利于那些高风险患者，如有两个或更多直系亲属患卵巢癌的阳性家族史者以及那些遗传性癌综合征的患者。然而由于卵巢癌的低发生率以及超声在低危患者中的低阳性预测值，筛查项目在低危人群中的价值还存在争议。

超声检查

混合性卵巢肿块倾向于癌的灰阶特征包括壁内实性结节、内部分隔增厚（> 3mm）、壁增厚（> 3mm）、壁不规整以及病变边界不清晰（图 28.5.1 至图 28.5.3）。彩色多普勒通常在肿块壁、内部分隔以及实性结节内探及血流信号。由于良性与恶性卵巢肿瘤的声像图特征之间有重叠，故不能仅凭超声表现就明确作出卵巢癌的诊断。

应用彩色多普勒超声，恶性卵巢肿瘤血流阻力指数通常低于良性肿瘤，特别是恶性病变阻力指数 < 0.4，搏动指数 < 1.0（图 28.5.1）。需要引起注意的是，良性与恶性病变的多普勒特征之间也存在很多重叠，因此多普勒参数并非可靠的恶性肿瘤预测指标。实际上大部分检查者发现在卵巢癌的诊断和鉴别诊断中多普勒超声没有灰阶超声准确。

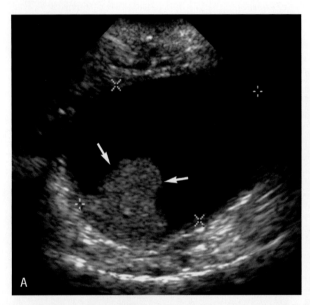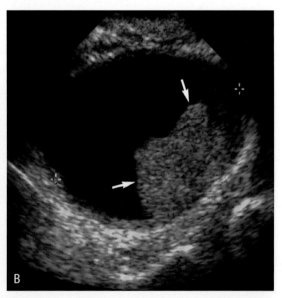

图 28.5.1　**卵巢乳头状囊腺癌伴壁上实性结节。**（A、B）卵巢囊性肿块图像（测量游标），可见实性结节（箭头）由囊壁凸向囊内。（待续）

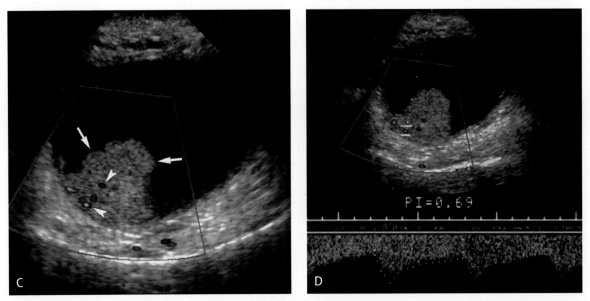

图 28.5.1　（续）（C）彩色多普勒显示该实性结节（箭头）内部的血流信号（三角箭头）。（D）肿块内血管多普勒频谱显示为低阻血流，搏动指数（PI）为 0.69。

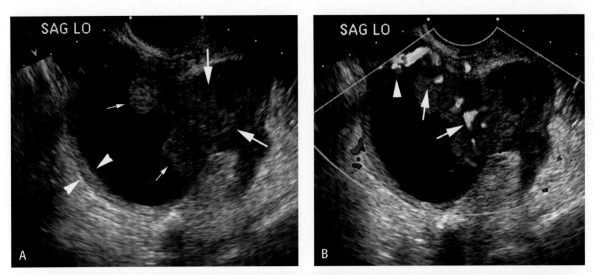

图 28.5.2　**卵巢癌**。（A）卵巢的经阴道超声图像显示囊实混合性肿块，肿块壁增厚（三角箭头），壁上可见凸向囊性部分的实性结节（短箭头），病变的形态不规则（长箭头）。（B）彩色多普勒显示病变实性部分（箭头）及壁内（三角箭头）的血流信号。

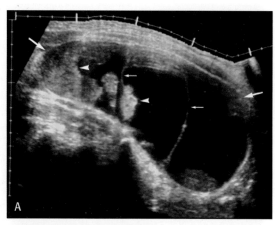
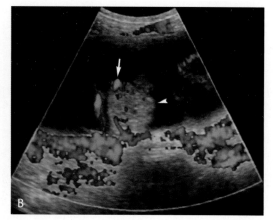

图 28.5.3　**卵巢恶性混合性生殖细胞瘤。**（A）卵巢囊性肿块（长箭头）的宽景成像，其内含有实性部分（三角箭头）及分隔（短箭头）。（B）能量多普勒显示肿块内实性结节（三角箭头）的血流信号（箭头）。

28.6　卵巢扭转

概述和临床特征

卵巢扭转（ovarian torsion）是卵巢围绕其进出血管的蒂发生的旋转。旋转引起卵巢血运障碍，首先是静脉回流受阻，出现卵巢水肿，继之卵巢动脉供血障碍，最终导致卵巢缺血。患者典型临床表现为急性发作的单侧盆腔剧裂疼痛，常伴有恶心呕吐。

治疗方法包括外科松解术恢复卵巢血供，并将卵巢固定于盆腔防止再次扭转。如果及时进行手术则预后良好，治疗延迟会导致卵巢持续缺血最终导致卵巢坏死，手术矫正扭转亦无法挽救卵巢的功能。

引起卵巢扭转最常见的原因是卵巢囊肿，卵巢肿瘤则较为少见，可能是因为卵巢病变提供了一个卵巢可围绕其旋转的中心点。一些罕见病例，并没有潜在的卵巢病变存在。妊娠妇女卵巢扭转的发生率为非孕妇女的 5 倍，特别是在早孕期，可能是由于黄体的存在。在不孕症经促排卵治疗后怀孕的妇女中，由于卵巢增大，卵巢扭转的风险特别高。

超声检查

卵巢扭转后卵巢水肿并呈球样增大（图 28.6.1）。与对侧卵巢对比观察有利于确定卵巢增大的程度。有时可发现卵巢并非位于常见位置，比如位于子宫前方（图 28.6.2）或者在上腹部，卵巢移位是诊断卵巢扭转的有用线索。此外，超声检查时可能在卵巢内发现引起卵巢在其蒂部扭转的肿瘤或囊肿（图 28.6.3）。

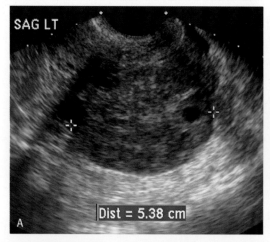
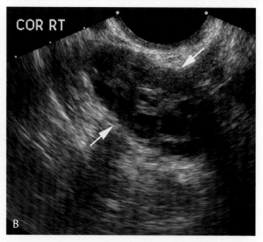

图 28.6.1　**急性卵巢扭转。**（A）左侧卵巢矢状切面（SAG LT）显示水肿并呈球样增大的卵巢（测量游标）。（B）右侧正常卵巢冠状切面（COR RT）与左侧相对比。

彩色多普勒显像有助于评价卵巢扭转。卵巢扭转的血流进出障碍表现为彩色多普勒血流信号减少或者消失（图 28.6.2 和图 28.6.4）。由于卵巢属多支动脉供血，如果仅仅是一支滋养动脉阻塞而其他血管仍然保持开放，则急性扭转时仍有可能发现血流信号（图 28.6.5），故必须谨慎分析彩色多普勒表现。

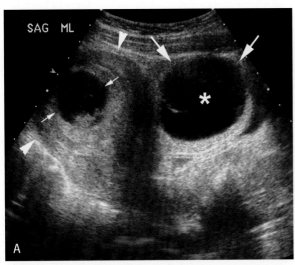
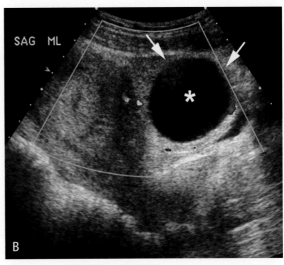

图 28.6.2 **早孕期急性卵巢扭转伴卵巢移位。**（A）盆腔矢状切面显示扭转的卵巢（长箭头）位于子宫（三角箭头）前方，内含黄体样囊肿（*）。子宫内可见妊娠 8 周的胎囊（短箭头）。（B）彩色多普勒显示内含囊肿（*）的扭转卵巢（箭头）血流信号稀少。

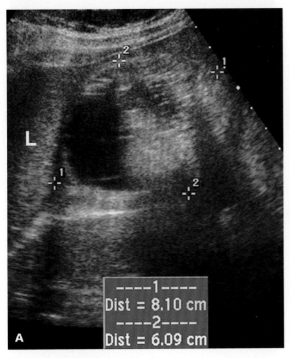
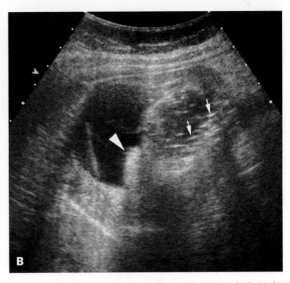

图 28.6.3 **内含畸胎瘤的卵巢扭转。**（A）扭转卵巢（测量游标）移位至右上腹并紧邻肝脏（L），卵巢几乎完全被一复杂性囊肿占据，其内可见畸胎瘤特征性的团状及线状强回声。（B）同一卵巢切面显示肿块内囊性部分回声杂乱，可见团状（三角箭头）和线状（箭头）强回声。

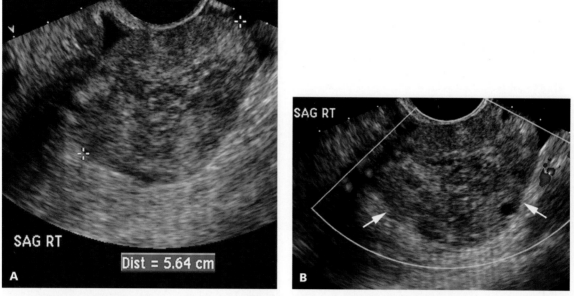

图 28.6.4 卵巢扭转无血流显示。（A）右侧卵巢矢状切面（SAG RT，测量游标），显示扭转卵巢水肿并球形增大。（B）扭转卵巢（箭头）内部彩色多普勒未显示血流信号。

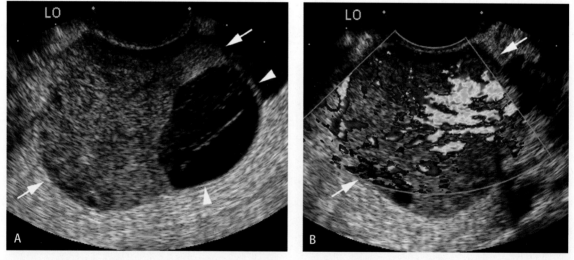

图 28.6.5 扭转卵巢内显示血流。（A）经阴道超声显示水肿并呈球形增大的左侧卵巢（箭头），其内含一囊肿（三角箭头）。（B）彩色多普勒显示同一卵巢内的血流。超声检查后不久经外科手术后证实为卵巢扭转。

28.7　子宫内膜异位症

概述和临床特征

子宫内膜异位症（endometriosis）是指子宫内膜腺体组织出现在子宫以外。异位腺体组织通常位于腹腔内，如卵巢、输卵管或盆底。异位的子宫内膜组织受月经周期激素影响发生周期性出血，引起血性腹水和称之为子宫内膜异位囊肿的局部出血性团块。子宫内膜异位囊肿的患者可能表现为慢性盆腔疼痛、背痛、性交困难和不孕症。子宫内膜异位症常常引起瘢痕与盆腔粘连。

超声检查

超声不能发现无子宫内膜异位囊肿的子宫内膜异位症。当存在位于盆腔的子宫内膜异位囊肿时，病变则很容易被发现，但其超声表现呈多样性，与其他盆腔病变容易混淆。子宫内膜异位囊肿最具特征性的表现是充满均匀低回声的附件囊肿（图28.7.1），有时称之为"毛玻璃"现象。另有一些子宫内膜异位囊肿可表现为细小分隔或网状分隔，与出血性囊肿相似。子宫内膜异位囊肿可以是多房性的，部分呈无回声，部分呈混合性回声，之间有分隔（图28.7.2）。部分囊肿内还可见液－液分层（图

28.7.3）。许多病例检查时可能发现一个以上的子宫内膜异位囊肿。彩色多普勒在子宫内膜异位囊肿内或囊壁上通常无血流信号显示（图28.7.4）。

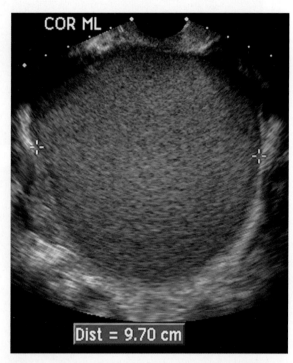

图 28.7.1　**子宫内膜异位囊肿充满均匀回声**。经阴道超声显示典型的子宫内膜异位囊肿表现为囊内充满均匀回声的附件区囊肿（测量游标）。

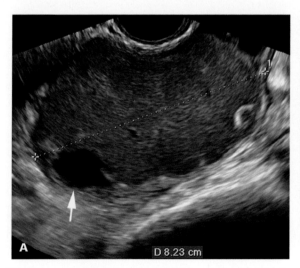

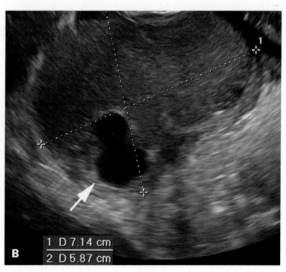

图 28.7.2　**多房性子宫内膜异位囊肿**。（A、B）两个切面显示子宫内膜异位囊肿（测量游标）为一个大部分充满均匀回声的囊性病变，另还含有一个无回声小囊腔（箭头）。

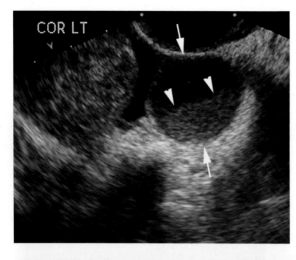

图 28.7.3　**子宫内膜异位囊肿内液 – 液平面。** 左侧附件区囊性病变（箭头）的冠状切面图像（COR LT），内含液 – 液平面（三角箭头）。

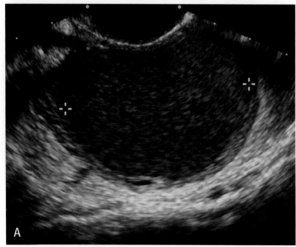
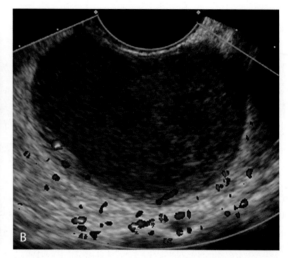

图 28.7.4　**子宫内膜异位囊肿的彩色多普勒。**（A）经阴道超声显示附件区囊性病变（测量游标）内部回声均匀。（B）彩色多普勒显示子宫内膜异位囊肿内无血流信号。

28.8　输卵管积水

概述和临床特征

　　输卵管积水（hydrosalpinx）是由于输卵管远端阻塞导致管腔内充满液体。通常是由盆腔炎症或子宫内膜异位症导致输卵管伞端粘连而造成输卵管腹膜开口处梗阻。积液在输卵管壶腹部聚集并膨胀，有时也会沿输卵管向内侧扩展。积液可能会被感染，形成输卵管积脓。

超声检查

　　输卵管积水表现为附件区一伸长或匍行的结构，内充满液体并与卵巢分离。典型的输卵管积水有薄而光滑的壁并充满无回声暗区。在管状结构中可见相交叉的不完全分隔，系输卵管内的皱褶（图28.8.1）。偶尔管腔内液体会出现回声，系碎片或脓液（图 28.8.2）。彩色多普勒于扩张的输卵管上无血流信号显示。

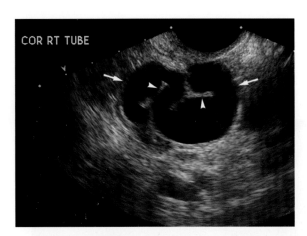

图 28.8.1　**输卵管积水**。扩张的、充满液体的右侧输卵管冠状切面图像（COR RT TUBE，箭头），显示为有皱褶（三角箭头）的匍行性结构。

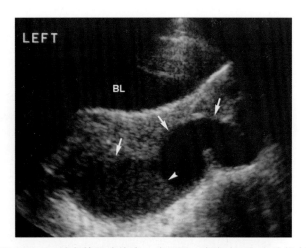

图 28.8.2　**输卵管积液伴液 – 液平面**。膀胱（BL）充盈状态下经腹超声图像，显示内含皱褶并充满液体的附件区结构（箭头），管腔内可见因碎片或脓液引起的液 – 液平面（三角箭头）。以及联合应用抗生素治愈。

28.9　输卵管 – 卵巢脓肿

概述和临床特征

　　输卵管 – 卵巢脓肿（tubo–ovarian abscess）是一种累及单侧或双侧卵巢和输卵管的严重盆腔炎症性疾病。脓肿为混合性炎性包块，内含厌氧菌，波及卵巢及远端输卵管。那些有多个性伴侣、性传播疾病史以及安放宫内节育器者为盆腔炎症的高风险人群。患者典型临床表现为发热、盆腔疼痛和白细胞计数增高。

　　输卵管 – 卵巢脓肿常常是双侧发生，特别是当感染系下生殖道细菌扩散引起时。单侧一般发生于邻近感染灶的蔓延，例如憩室炎或阑尾炎，而不是来自下生殖道。具有较大囊腔的输卵管 – 卵巢脓肿，往往可通过经阴道穿刺抽吸术或经阴道安置引流管，

超声检查

　　输卵管 – 卵巢脓肿表现为混合性、多房性的附件区团块，边界往往不清晰（图 28.9.1 和图 28.9.2）。混合性团块的液性部分充满了碎片和脓液，其内还可见交叉分布的较厚分隔。通常情况下，由于卵巢被脓肿的炎性物质所包裹，附件区无法分辨出卵巢结构。经阴道超声扫查时，患侧有明显的触痛，探头加压时附件区结构表现为相互粘连。彩色多普勒显示脓肿壁常有较丰富的血流信号（图 28.9.3）。

　　仅仅依靠超声检查往往不能区分输卵管 – 卵巢脓肿和其他附件病变，诊断时应结合临床表现与超声发现。

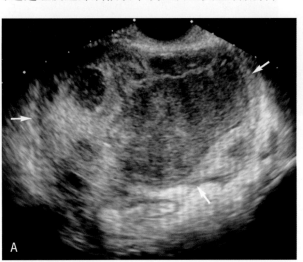
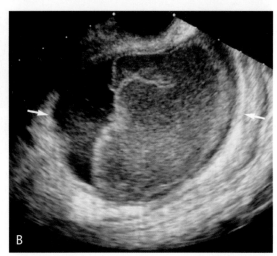

图 28.9.1　**输卵管 – 卵巢脓肿**。（A）附件区混合性团块（箭头）经阴道超声图像，显示团块边界不清，部分区域表现为混合性积液。（B）团块（箭头）经阴道超声图像，显示脓肿以囊性为主。

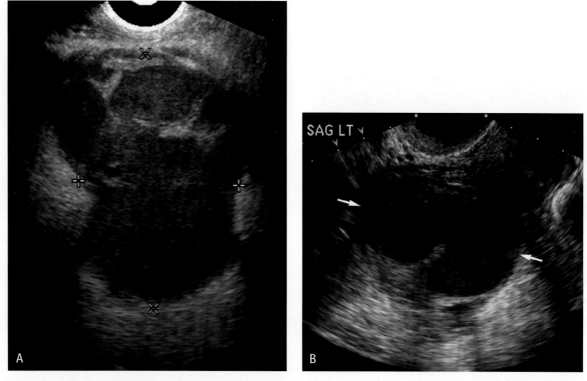

图28.9.2　**输卵管-卵巢脓肿经抗生素治疗后减小。**（A）经阴道超声显示输卵管-卵巢脓肿为一较大的囊实混合性团块（测量游标）。（B）经阴道超声显示抗生素治疗 1 个月后的脓肿，混合性团块（箭头）内部仍含有液体，但体积已变小。

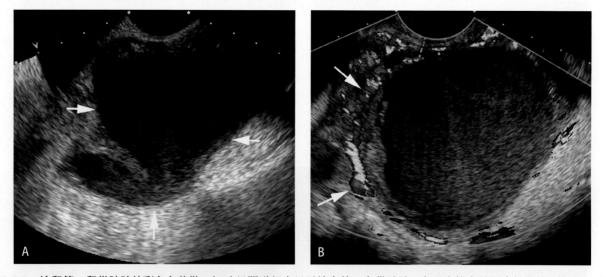

图28.9.3　**输卵管-卵巢脓肿的彩色多普勒。**（A）经阴道超声显示输卵管-卵巢脓肿，表现为较大的混合性团块（箭头）。（B）彩色多普勒显示混合性团块的壁血流丰富（箭头）。

（陈　娇译）

第29章

异位妊娠

29.1 输卵管异位妊娠

概述和临床特征

异位妊娠（即孕卵植入子宫腔以外的其他地方）占所有妊娠的 0.5% ~ 1%。超过 90% 的异位妊娠位于输卵管内，绝大多数发生在峡部或壶腹部。

输卵管有瘢痕或通过辅助生殖技术（例如体外授精）实现妊娠的女性存在较高的异位妊娠风险。由于盆腔炎性疾病可能会导致输卵管瘢痕化，且辅助生殖技术在过去二三十年使用日益增加，异位妊娠已变得更加频发。

异位妊娠在临床上典型表现为盆腔痛和阴道出血。内出血的情况并不少见，如果延误诊断，严重者可能导致低血容量性休克或死亡。

超声检查

超声是异位妊娠首选的诊断方式。当育龄期妇女出现盆腔痛或阴道出血症状且妊娠试验呈阳性（有时称为"排除异位"患者）时，应立即进行超声检查，分析声像图时应考虑临床表现。"排除异位"患者附件区混合性肿块最有可能原因就是异位妊娠，而该诊断不太可能发生于具有相同声像图表现但妊娠试验呈阴性的女性。

确诊异位妊娠的超声表现为宫腔以外出现一充满液体的囊性结构，内部包含具有心搏的胚胎（图 29.1.1）或卵黄囊（图 29.1.2）。异位妊娠另一种声像图表现是卵巢外混合性附件区肿块，尽管不具有确定性，但却更为常见。在某些病例中，肿块表现为积聚的液体被较厚的环状回声包绕，称之为"输卵管环"（图 29.1.3）；而另有一些病例，肿块呈实性或囊实混合性表现（图 29.1.4）。有时盆腔内还可出现大量游离液体和（或）血凝块（图 29.1.5）。

异位妊娠形成的附件区肿块，彩色多普勒或频谱多普勒常在肿块周围探及高流量、低阻力血流（图 29.1.6）。由于"排除异位"患者卵巢外附件区肿块和子宫内无胎囊已提示具有较高的异位妊娠可能性（> 90%），因此多普勒在异位妊娠的诊断方面通常不具有实质性价值。

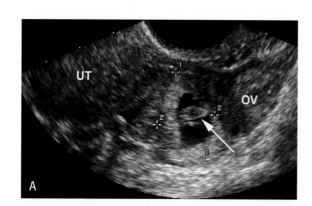

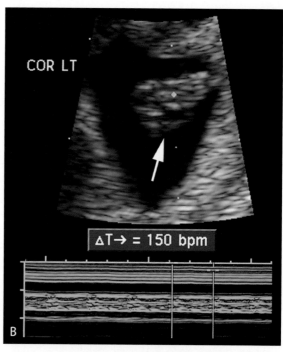

图 29.1.1　**子宫外胎囊含有存活胚胎的异位妊娠。**（A）子宫和左附件经阴道超声图像，显示胎囊（测量游标）位于子宫（UT）和左侧卵巢（OV）之间，内含有胚胎（箭头）。（B）M–模式证实胚胎存在心搏（箭头），每分钟 150 次。

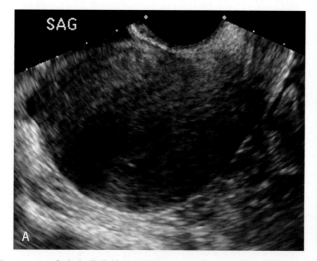

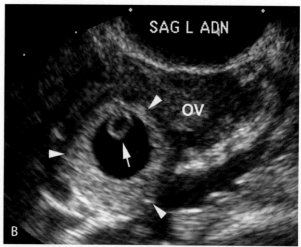

图 29.1.2　**含有卵黄囊的异位妊娠。**（A）经阴道子宫矢状切面图像显示子宫内未见胎囊。（B）在卵巢（OV）旁的左附件区可见含有卵黄囊（箭头）的胎囊（三角箭头）。

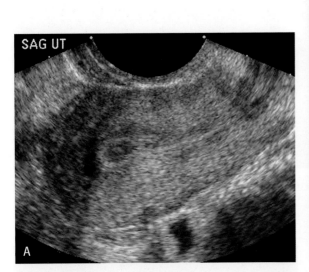
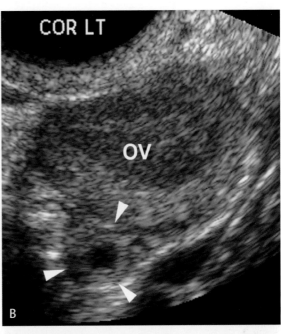

图 29.1.3　以"输卵管环"为表现的异位妊娠。（A）经阴道子宫矢状切面图像显示子宫内未见胎囊。（B）在卵巢（OV）旁的左附件区，积聚的液体被较厚的环状回声包绕（三角箭头），称之为"输卵管环"。

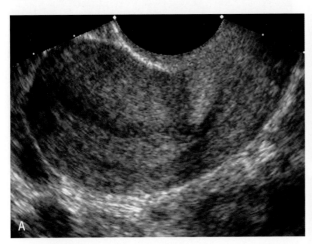
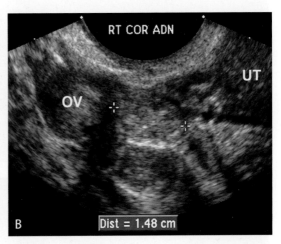

图 29.1.4　以附件肿块为表现的异位妊娠。（A）经阴道子宫矢状切面图像显示子宫内未见胎囊。（B）在卵巢（OV）和子宫（UT）之间的右附件区可见一肿块（测量游标），系异位妊娠。

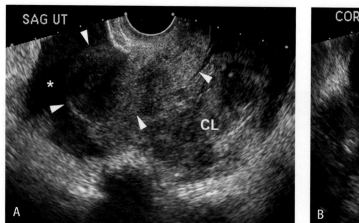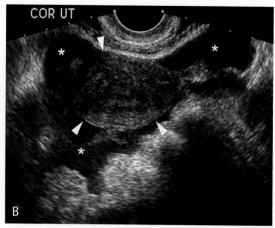

图 29.1.5　**异位妊娠伴腹腔游离积液**。妊娠试验呈阳性女性经阴道超声(A)矢状切面和(B)冠状切面图像, 显示子宫(三角箭头) 周围存在大量游离液体 (*) 和子宫直肠陷窝边界不清楚的血凝块（CL）, 子宫内未见胎囊。

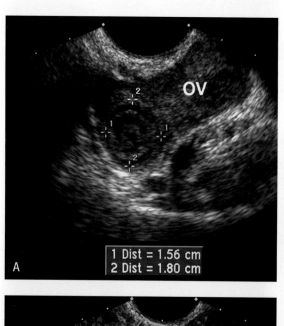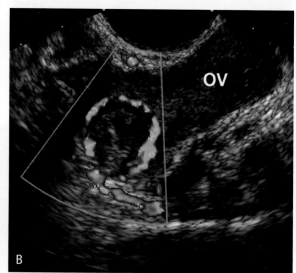

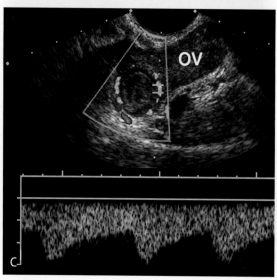

图 29.1.6　**以附件区肿块为表现的异位妊娠：多普勒表现**。(A) 经阴道冠状切面显示左附件区, 毗邻卵巢（OV) 可见一混合性肿块（测量游标）。(B) 彩色多普勒显示肿块周围显著的血流信号（有时称之为"火圈"征）。(C) 肿块周围的频谱多普勒波形显示呈低阻力血流。

29.2 宫角（间质部）异位妊娠

概述和临床特征

宫角异位妊娠为孕卵植入输卵管穿过子宫角的间质部。该种类型并不常见，但与其他异位妊娠一样，发生在经辅助生殖技术妊娠的概率高于自然妊娠。

位于宫角中的胎囊可能会生长一段时间，但宫角的扩张能力远低于子宫体。如果宫角伸展到一定程度后胎囊继续生长，将导致宫角破裂和潜在危及生命的出血。由于疼痛比破裂更早发生，及时对已出现症状的患者进行诊断可挽救患者的生命或免于子宫切除。超声引导下消融术是治疗选择的方案之一。

超声检查

在超声图像上，宫角异位妊娠表现为胎囊位于子宫的上外侧，与子宫体分开但又非常靠近，并使子宫轮廓向外凸起。胎囊的侧面或上面几乎看不到子宫肌层（图 29.2.1 至图 29.2.3）。彩色多普勒可在胎囊周围发现丰富的血流（图 29.2.2 和图 29.2.3）。

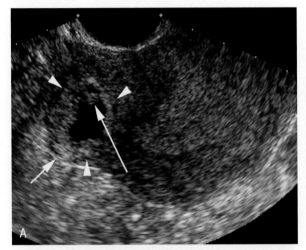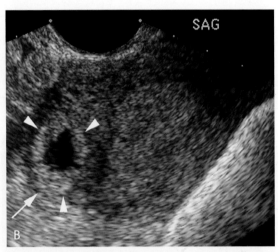

图 29.2.1 **妊娠 6 周存活的宫角异位妊娠。**经阴道超声子宫（A）冠状切面和（B）矢状切面图像，显示子宫右上外侧（与右宫角对应的区域）存在一个胎囊（三角箭头）。胎囊使子宫外部轮廓凸起（短箭头），该部分周围几乎没有低回声的子宫肌层。胎囊内含有胚胎（长箭头），实时超声检查可看见心搏。

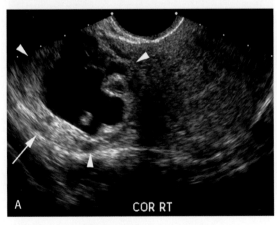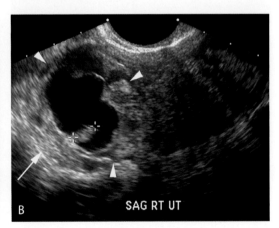

图 29.2.2 **宫角异位妊娠周边血流丰富。**经阴道超声子宫（A）冠状切面和（B）矢状切面图像，显示子宫右上外侧（与右宫角对应的区域）存在一个胎囊（三角箭头）。胎囊使子宫外部轮廓凸起（箭头），该部分周围几乎没有低回声的子宫肌层。胎囊内含有胚胎（测量游标）。（待续）

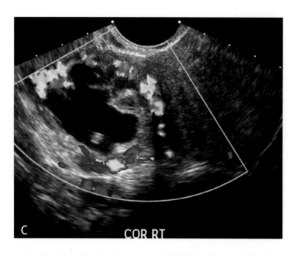

图 29.2.2　（续）（C）冠状切面彩色多普勒显示胎囊周围大量血流信号。

区分宫角异位妊娠与偏心的宫内妊娠（例如胎囊位于双角子宫中的一个角）可能存在一定诊断困难。 由于上述两种妊娠的处理有着本质上的不同——宫角异位妊娠需要紧急处理，而宫内偏心的胎囊则不需要处理，因此准确对二者进行鉴别极为重要。上述常规超声特征通常足够用于诊断，三维超声具备确实的子宫冠状面观，可以更清晰显示子宫体和宫角（图 29.2.3）。

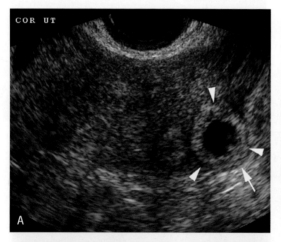

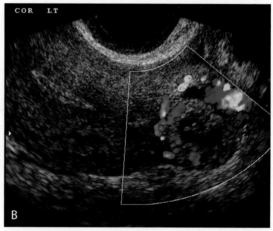

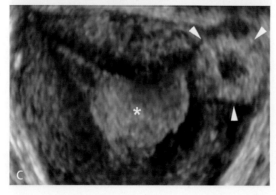

图 29.2.3　三维超声显示宫角异位妊娠。（A）经阴道超声子宫冠状切面图像，显示子宫左上外侧（与左宫角对应的区域）存在一个胎囊（三角箭头）。胎囊使子宫外部轮廓凸起（箭头），该部分周围几乎没有低回声子宫肌层。（B）彩色多普勒显示左宫角胎囊周围存在大量血流。（C）子宫三维超声冠状面清楚显示胎囊（三角箭头）位于左宫角，与子宫体中的内膜（*）分离。

29.3 宫颈异位妊娠

概述和临床特征

宫颈异位妊娠是指孕卵植入宫颈的异位妊娠，在自然怀孕中非常罕见。尽管通过辅助生殖技术受孕已比较普遍，但其发生依然十分少见。在早孕中期以前，含有发育胚胎的胎囊植入宫颈往往引发盆腔痛和阴道出血症状。严重的出血若不及时治疗可能会危及孕妇的生命。

在超声波应用于临床以前，宫颈异位妊娠通常是在女性因无法控制的阴道出血而切除子宫后对手术标本进行分析而得以诊断。使用超声技术可做到早期诊断，采取保留子宫的治疗措施。

超声检查

对于宫颈异位妊娠，超声显示胎囊位于宫颈

内，通常含有一个卵黄囊或胚胎（图 29.3.1 和图 29.3.2）。宫颈异位妊娠的超声诊断存在两大困境：①区分宫颈异位妊娠与正在发生的流产；②区分植入宫颈内的胎囊与植入子宫下段的胎囊。第一种情况的鉴别主要基于宫颈管内的胎囊外观，完整的、圆形或椭圆形的以及被环状回声环绕的胎囊极有可能是宫颈异位妊娠，尤其是胎囊内可看到心搏的胚胎；另一方面，处于从子宫体开始穿过宫颈过程中的胎囊通常扁平，几乎没有环状回声，内部空虚或包含已死亡的胚胎。如果诊断依然存在不确定性，可在一天后再次扫查，如果表面无变化，则提示为宫颈异位妊娠；如果胎囊消失或形态有明显的变化，则提示正在发生的流产。

鉴别孕卵植入子宫颈还是子宫下段，可采用胎囊与经阴道超声探头之间的距离进行判断。对于宫颈异位妊娠，胎囊与探头间的距离在 1 ~ 2cm 以内。

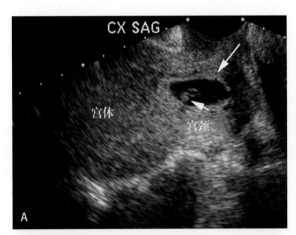

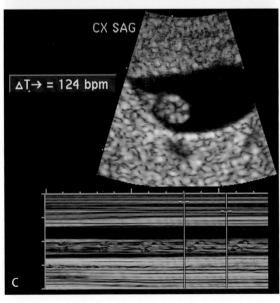

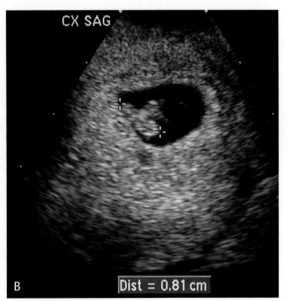

图 29.3.1 经阴道超声显示宫颈异位妊娠。（A）子宫经阴道矢状切面图像显示胎囊（长箭头）内有胚胎（短箭头），胎囊位于宫颈而不是子宫体部。（B）放大图像显示宫颈管胎囊内的胚胎（测量游标）。（C）M-模式证实胚胎心搏为 124 次 / 分。

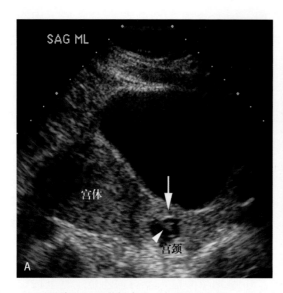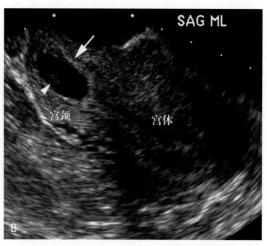

图 29.3.2 **经腹和经阴道超声显示宫颈异位妊娠。** 子宫（A）经腹矢状切面和（B）经阴道图像显示胎囊（箭头）及内部的胚胎（三角箭头），胎囊位于宫颈而非子宫体部，实时超声检查可看到胚胎心搏。

29.4 剖宫产瘢痕妊娠植入

概述和临床特征

如果经历一次或多次剖宫产的女性再次受孕且胎囊植入瘢痕中，可能会发生两种不利情况中的一种。如果在早孕期胎囊伸入瘢痕并到达子宫浆膜面，该妊娠事实上已没有机会发育并存活，母亲的风险也相当高。如果不进行处理，当胎囊扩展时可能会发生子宫破裂。子宫破裂可能引发内出血并危及母亲生命，早期诊断治疗可挽救母亲生命并保护子宫。

妊娠植入瘢痕的另一个不利方面是植入性胎盘。当胎囊在瘢痕附近的子宫腔内生长，中、晚孕期胎盘在瘢痕处侵入子宫肌层，可能会出现这种并发症。

超声检查

先前经历过剖宫产的女性，当超声发现胎囊位于子宫前壁下段内部和胎囊的壁邻近子宫浆膜层表面时，可作出妊娠植入瘢痕的诊断（图 29.4.1）。如果不进行处理，连续多次扫查可能显示子宫轮廓逐渐向外突起（图 29.4.2）。

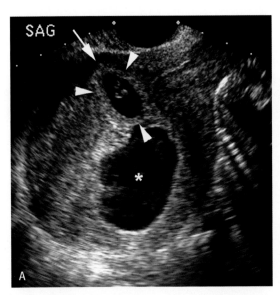
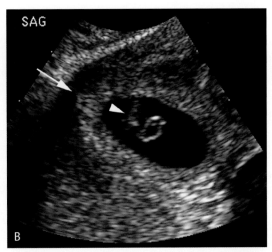

图 29.4.1　**剖宫产瘢痕妊娠植入。**（A）经阴道超声子宫矢状切面显示子宫前壁下段可见一胎囊（三角箭头）。胎囊的环状回声延伸并接近子宫浆膜（箭头），子宫腔内可见大量积液（*），很可能是出血。（B）胎囊（箭头）放大图像显示其内的胚胎（三角箭头）。

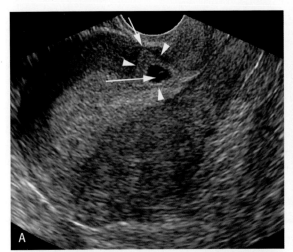
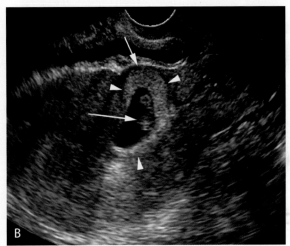

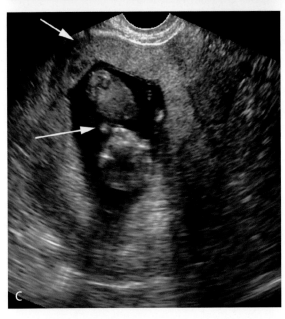

图 29.4.2　**剖宫产瘢痕妊娠植入进展。**（A）经阴道超声妊娠 5.5 周子宫矢状切面，子宫前壁下段存在一可见卵黄囊（箭头）的胎囊（三角箭头）。胎囊的环状边缘已延伸并邻近至子宫浆膜面。建议进行治疗，但患者不同意。（B）2 周后，胎囊（三角箭头）向子宫轮廓外突起（短箭头），胎囊中看到胚胎（长箭头）。（C）妊娠 12 周时的胎囊，子宫轮廓明显向外突起（短箭头）并可见胎儿（长箭头）。此时，患者接受子宫切除以防止子宫破裂。

29.5　腹腔异位妊娠

概述和临床特征

腹腔异位妊娠是指胎囊植入腹腔中，在异位妊娠中极为少见。其发生可能是妊娠直接植入腹部，也可能是最初的输卵管异位妊娠破裂或是胎囊通过输卵管末端排入腹腔。

由于内出血的发生率很高，腹腔异位妊娠的产妇死亡率比其他形式的异位妊娠高数倍。在许多腹腔异位妊娠中，胎儿在妊娠早期就已死亡。在某些情况下，胎儿可一直存活至中孕期甚至晚孕期，但很少有活产婴儿。

治疗包括外科手术取出胎儿和胎盘，除非胎盘无法安全从大血管或腹部器官上取出。如果部分或全部胎盘未取出，则可能需要数月才能被完全吸收。

超声检查

在早孕期的早、中期，超声检查可能难以分辨腹腔异位妊娠和输卵管异位妊娠。在早孕期的后期及之后，在子宫外发现活的胎儿高度提示腹腔异位妊娠，因为此时输卵管不可能容纳如此大的妊娠。由于腹腔异位妊娠可能与子宫底相邻，有必要清楚显示子宫边缘以证实胎囊位于子宫之外（图29.5.1）。

如果手术未能完全清除胎盘，在监测患者方面超声扮演了重要的角色。尤其是超声可随访胎盘直至其完全吸收，并评估残留胎盘的并发症，例如脓肿或出血。

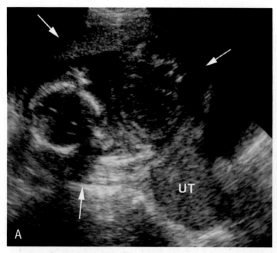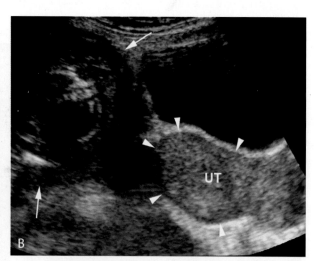

图 29.5.1　**腹腔异位妊娠。**（A）经阴道超声盆骨和下腹部矢状切面，显示在子宫（UT）上方的胎囊（箭头）内含有胎儿。（B）另一矢状切面图像更加清楚地显示子宫轮廓（三角箭头），胎囊（箭头）在子宫之上并且与子宫分离。

29.6　异位双胎妊娠

概述和临床特征

异位双胎妊娠（heterotopic pregnancy）指子宫内妊娠和异位妊娠同时存在，即至少有一个胎囊植入子宫内，此外还至少存在一个异位妊娠。异位双胎妊娠在自然受孕中非常罕见，发生率至多 1∶5000，而在接受辅助生殖技术受孕中的发生率增高。

异位双胎妊娠可能导致潜在性危及生命的母体出血，早期准确诊断可及时采取措施挽救母亲生命并保护子宫内妊娠。

超声检查

超声表现可以证实并显示异位双胎妊娠子宫内和异位的胎囊，均包含一个卵黄囊（图 29.6.1）或一个存在心搏的胚胎（图 29.6.2）。

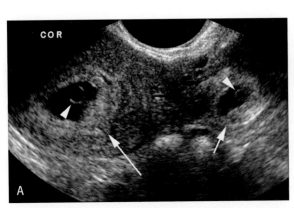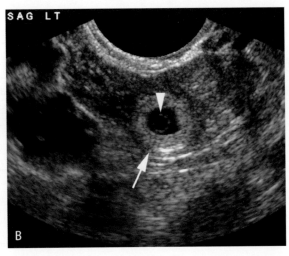

图 29.6.1　**异位双胎妊娠均可见卵黄囊。**（A）经阴道超声子宫和左附件冠状切面，显示两个胎囊，一个异位于左附件区（短箭头），一个位于子宫内（长箭头），两个胎囊内均可见卵黄囊（三角箭头）。（B）经左附件区矢状切面更清楚显示异位胎囊（箭头）内的卵黄囊（三角箭头）。

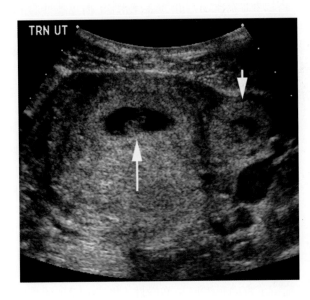

图 29.6.2　**异位双胎妊娠内均可见存活胚胎。**经腹部子宫横切面图像显示两个胎囊，一个位于子宫内（长箭头），另一个异位于左宫角（短箭头）。实时超声两个胚胎内均可见心搏。

（郭　楠译）

第30章

妇科诊断性操作

30.1 生理盐水灌注宫腔声学造影

概述及临床特征

生理盐水灌注宫腔声学造影（saline infusion sonohysterogram，SIS）简称为宫腔声学造影（sonohysterogram，SHG），是一种在对宫腔进行缓慢生理盐水灌注过程中或灌注后即刻进行超声扫查的操作技术。该技术通过对子宫内膜表面轮廓的显示，可增强超声对子宫内膜病变的检测和描述其特征的能力。因此，SIS可在许多方面发挥作用。

1. 绝经后妇女阴道流血，当阴道超声发现患者子宫内膜增厚需要活检时，SIS可用于确定子宫内膜增厚是局限性还是弥漫性，从而指导选择活检技术。

2. 虽然阴道超声提示患者子宫内膜厚度正常，但临床仍怀疑其内膜存在病变时，SIS对于子宫内膜病变更为敏感，可用于筛查常规超声检查不易发现的病变。

3. 临床怀疑患者子宫内膜粘连时，SIS可提供粘连证据，而常规超声检查则有一定困难。

超声检查

行SIS前需要将一根导管通过宫颈送入宫腔内。目前许多操作者所使用的导管末端均有一个球囊，向球囊内注入生理盐水后，球囊既可用于防止导管自宫腔内脱出，亦可减少生理盐水从宫腔内流出。一旦导管到位，即插入经阴道超声探头，随后通过导管缓慢给予生理盐水3～10mL。在生理盐水注射过程中及结束后，通过阴道超声对子宫进行矢状面和冠状面的扫查。在超声检查中，应对子宫内膜进行完整扫描，在矢状面中从一侧到另一侧逐一扫描，在冠状面中则从前壁到后壁逐一扫描。宫腔内存在生理盐水时，三维超声亦有助于对内膜的观察。由于生理盐水流出宫腔的速度很快[通过输卵管和(或)宫颈]，检查过程中可能需要进行多次灌注。若导管有膨大的球囊，那么在检查结束前应抽出其内的生理盐水，以便于检查子宫下段的内膜。

子宫内膜的正常SIS表现为回声均质、厚度一致以及内膜面光滑（图30.1.1）。育龄妇女的子宫内膜厚度随月经周期呈现周期性变化，其在增生早期最薄，而在分泌期最厚。绝经后妇女子宫内膜厚度最厚不超过2mm（注：该厚度指的是子宫内膜单层的厚度，而未行生理盐水灌注时常规测量的是两层内膜的厚度）。

SIS主要用途之一是对绝经后阴道出血及子宫内膜增厚的检查。此类患者由于临床可疑为子宫内膜癌，故而需要进行内膜活检。如前所述，SIS可用于确定子宫内膜增厚是弥漫性（图30.1.2）还是局限性（图30.1.3）。若为弥漫性增厚，则可直接进行活检，但局限性增厚者，则需在宫腔镜定位下进行活检。SIS同样可用于绝经前期子宫内膜粘连、内膜息肉的检查，前者主要超声表现为宫腔内出现条索状结构。

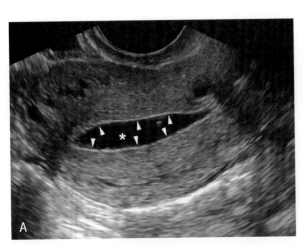
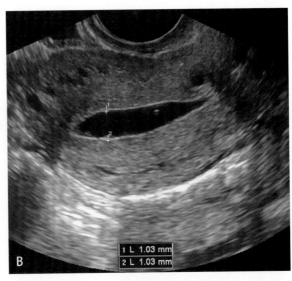

图 30.1.1　**正常子宫宫腔声学造影。**（A）经阴道子宫矢状切面显示液体（*）通过灌注导管进入宫腔内，被液体分隔开的子宫内膜（三角箭头）平滑且厚度一致。（B）超声测量子宫内膜单层厚度约为 1.03mm。

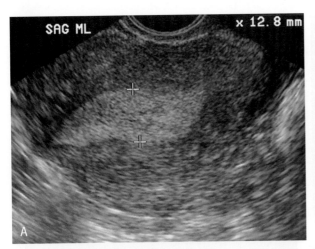
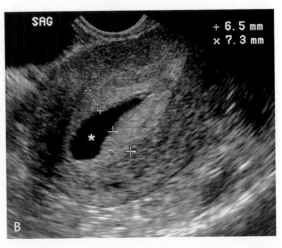

图 30.1.2　**宫腔声学造影显示内膜弥漫性增厚。**（A）经阴道超声矢状切面显示一绝经后阴道流血妇女的子宫内膜弥漫性增厚（测量游标），双层测值为 12.8mm。（B）注入生理盐水（*）后显示患者子宫内膜增厚为弥漫性（测量游标）。

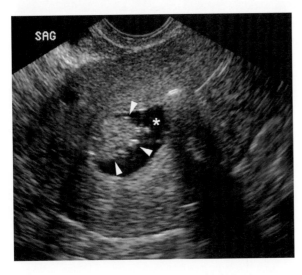

图 30.1.3　**宫腔声学造影显示内膜局限性增厚。**常规超声检查提示该例绝经后阴道流血妇女的子宫内膜增厚；注入生理盐水（*）后显示患者子宫内膜局限性增厚（三角箭头）。

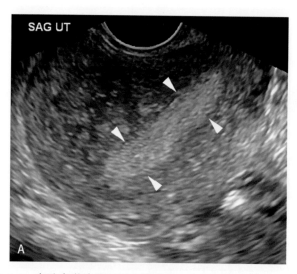

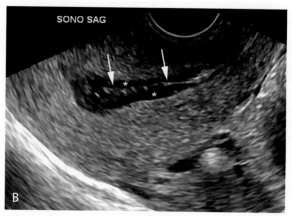

图 30.1.4　**宫腔声学造影显示内膜粘连。**（A）绝经前妇女子宫矢状切面显示子宫内膜未见异常（三角箭头）。（B）注入生理盐水（*），声学造影显示患者子宫内条索状结构（箭头），提示内膜粘连。

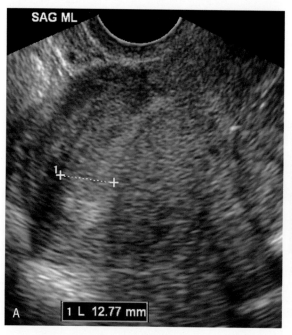

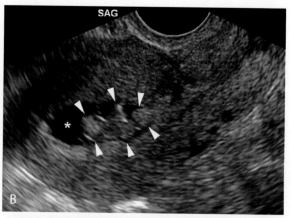

图 30.1.5　**宫腔声学造影显示内膜息肉。**（A）绝经前妇女子宫矢状切面显示子宫内膜未见异常（测量游标）。（B）注入生理盐水（*），声学造影显示患者子宫内出现一分叶状结构（三角箭头），提示内膜息肉。

（许丽丽　孔令秋 译）

第31章

妇科治疗性操作

31.1　卵巢囊肿抽吸术

概述和临床特征

　　卵巢囊肿尤其是较大的囊肿可引起疼痛，如果囊肿没有自行消失，穿刺引流囊内液体至少可起到暂时缓解疼痛的作用。在某些病例中，液体抽吸后仍可复发，此时可能需要进行外科手术予以彻底治疗。另有一些病例，抽吸后液体不再复发，或者囊液重新积聚的速度缓慢而适合重复穿刺者，则不必进行外科手术。

　　从卵巢囊肿内抽吸液体还可用于鉴别诊断，以区分感染和非感染性囊肿。若临床怀疑卵巢囊肿为恶性肿瘤，则应避免进行抽吸操作，以减少肿瘤扩散的可能性。

超声检查

　　卵巢囊肿抽吸术可选择经阴道（图 31.1.1）或经腹壁（图 31.1.2）两种途径进行，具体方案选择应根据患者囊肿的位置而定。大部分患者可选择经阴道途径进行操作，但若患者囊肿紧邻前侧腹壁，则可选择超声引导下经腹壁途径进行。

　　选择经阴道途径进行囊肿抽吸术前，需常规对阴道进行消毒，再将带有导引器的超声探头置入阴道，并沿导引器送入穿刺针。在超声实时引导下，将穿刺针刺入囊肿，取出针芯，连接注射器进行抽吸。如果囊肿是多房性的，则全部（或至少几个大的）囊腔可通过调整穿刺针的方向进行抽吸。

　　选择经腹壁途径进行操作，同样需要对于穿刺点周围进行消毒。术中穿刺针可经导引器引导，也可不必固定在超声探头上。

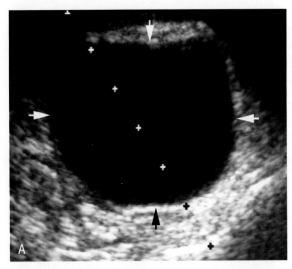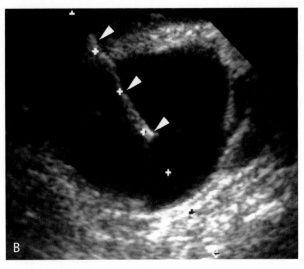

图 31.1.1　**超声引导下经阴道途径行单房性卵巢囊肿抽吸术。**（A）经阴道超声显示右侧附件区一单房性囊肿（箭头），图中的引导线指示出穿刺针行进的路径。（B）穿刺针（三角箭头）已插入囊肿进行引流。

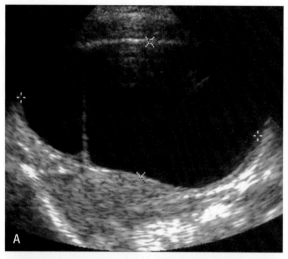

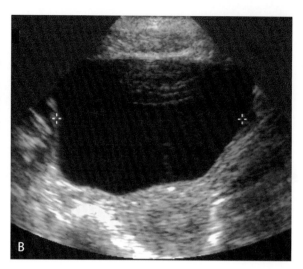

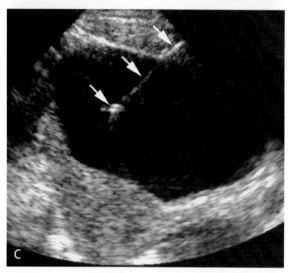

图 31.1.2　**经腹部超声引导下行多房性卵巢囊肿抽吸术。**右侧附件区矢状切面（A）和横切面（B）显示内部含有隔膜的囊肿（测量游标）。（C）在经腹超声引导下，未使用引导装置徒手将穿刺针（箭头）刺入囊肿内较大的腔室。

31.2　取卵术

概述和临床特征

准备接受体外受精的妇女，需服用药物以刺激卵巢产生更多的卵泡。大部分卵泡中均含有卵母细胞（卵子），可在超声引导下从卵泡中将这些卵子取出，经体外培养使卵子和精子成熟并受精，再将早期胚胎移植到母体的子宫内。

超声检查

取卵术通常在经阴道超声引导下进行。部分病例卵泡位于盆腔内的位置较高且靠近前侧腹壁时，经腹超声引导也是一种较好的选择（图 31.2.1）。无论采用哪种途径，穿刺针均需进入各个卵泡，并抽取其内液体，再检查液体中是否存在卵母细胞。

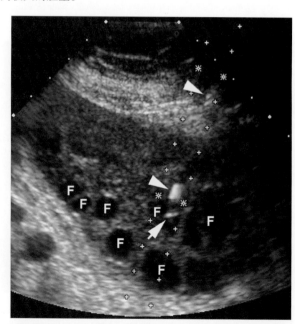

图 31.2.1　**经腹壁途径取卵术。**在促排卵药物作用下，卵巢内可见多个卵泡（F）；穿刺针（三角箭头）在超声引导下插入卵巢，其针尖（箭头）已进入其中的一个卵泡。

31.3 超声引导下经宫颈宫腔内操作术

概述和临床特征

子宫的器械操作，如子宫扩刮术、子宫内膜活检均属非直视性操作。采用超声引导进行相关操作在某些情况下是非常必要的，包括：①器械通过宫颈管困难（如宫颈狭窄、子宫极度前倾或后倾）；②确保完全清除异常宫腔内容物；③协助取出宫内节育器。

超声检查

宫腔内器械操作采用经腹部超声引导，应保持膀胱处于充盈或者部分充盈状态。

当子宫扩刮术等操作因器械无法通过宫颈而受阻时，超声检查有助于确定患者宫颈走向并引导器械沿宫颈长轴进入宫腔。如有必要，宫颈走向可通过充盈或排空膀胱的方式进行改变。一旦器械与宫颈方位一致，向前施加一定力量便可使器械顺利通过宫颈管（图 31.3.1）。

当抽吸宫腔内化脓性物质、产后组织残留或其他内容物时，超声监测有助于确定宫腔内是否已彻底清除（图 31.3.2）。当宫腔内仍有物质残留时，引流操作需继续进行；反之，当宫腔内已清空时，则没有必要继续延长操作时间。

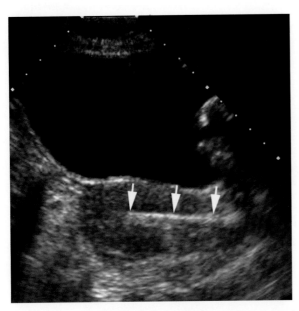

图 31.3.1 **超声引导下子宫扩刮术。**经腹矢状切面显示在超声引导下抽吸装置（箭头）经宫颈进入宫腔。

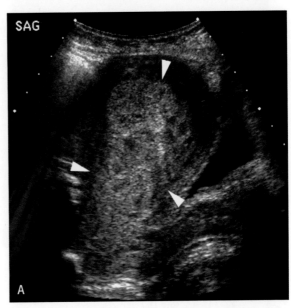

图 31.3.2 **超声引导下清除宫腔内产后残留组织。（A）**一位近期有流产史妇女的子宫经腹矢状切面，显示宫腔内有一软组织团块（三角箭头）。（待续）

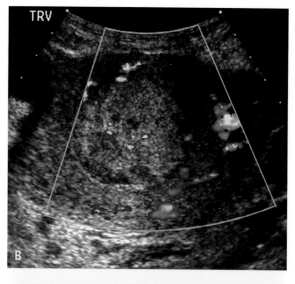

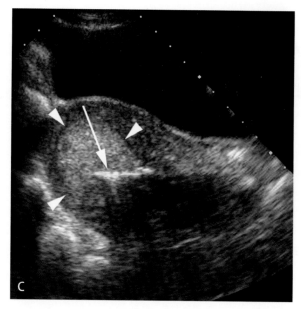

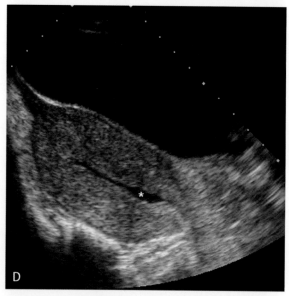

图 31.3.2 （续）（B）经腹横切面彩色多普勒证实团块内有血流信号，提示该团块为产后组织残留。（C）抽吸装置（箭头）位于残留胚胎组织（三角箭头）内部。（D）操作结束后，宫腔内仅有少量液体（*），没有异常组织残留。

31.4　异位妊娠消融术

概述和临床特征

　　异位妊娠一旦确诊，有多种治疗方式可供选择，如肌内甲氨蝶呤注射或腹腔镜手术。上述治疗方法对输卵管妊娠效果较好，而对于宫颈、宫角异位妊娠或剖宫产瘢痕植入者往往无效。对于这部分少见的异位妊娠，在超声引导下向胚胎内或胎囊内注射氯化钾（KCl）或甲氨蝶呤进行消融也是一种选择。超声引导下消融可在门诊进行，经过一系列病例研究证实，是一种安全、有效的治疗手段。

超声检查

　　临床罕见的异位妊娠，消融是在经腹或经阴道超声引导下进行。一旦超声监测到穿刺针进入胎囊，即可注射 2 ～ 5mL KCl（浓度 2mmol/mL）或者 25 ～ 50mg 甲氨蝶呤。如果在使用 KCl 消融前胚胎存在心搏，则可以尝试使针尖进入胚胎，在心搏停止时结束注射。

　　宫颈妊娠消融（图 31.4.1）始终在经阴道超声引导下进行；而宫角（图 31.4.2 和图 31.4.3）和剖宫产瘢痕（图 31.4.4）处的妊娠，经腹和经阴道超声均可作为引导方式。

采用经阴道超声引导，应先使用消毒液对阴道进行清洁处理，再插入带有引导装置的阴道探头，在引导下将 20G 或 22G 穿刺针直接送入胎囊。若采用经腹超声引导，则应对前腹壁穿刺部位进行清洁消毒，徒手或通过探头上的导向装置使穿刺针进入胎囊。

消融后的 1～2 周，患者宫颈、宫角以及剖宫产瘢痕处的胎囊会被边界不清的组织取代。在随后的数周至数月，这些组织会被完全吸收。

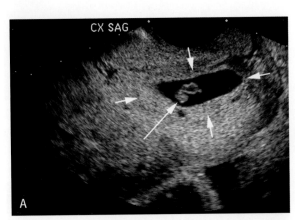
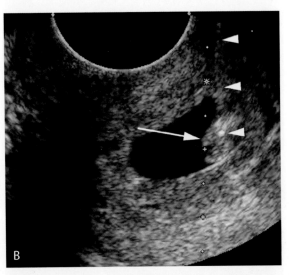

图 31.4.1　**宫颈异位妊娠消融。**（A）经阴道超声显示位于宫颈处的胎囊（短箭头）内部含有胚胎（长箭头）。（B）在经阴道超声引导下插入穿刺针（三角箭头），针尖抵达胚胎（箭头），推注氯化钾使心搏停止。

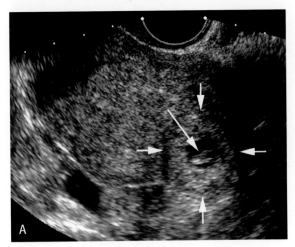
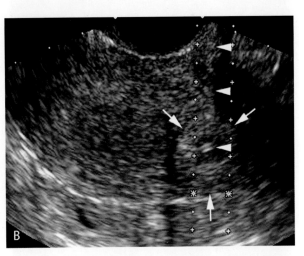

图 31.4.2　**经阴道超声引导下宫角异位妊娠消融。**（A）经阴道超声冠状切面显示子宫左上外侧有一胎囊（短箭头），其位置与宫角相符，胎囊内可见胚胎（长箭头）。（B）在经阴道超声引导下，插入穿刺针（三角箭头）直至位于宫角的胎囊（箭头），推注氯化钾使心搏停止。

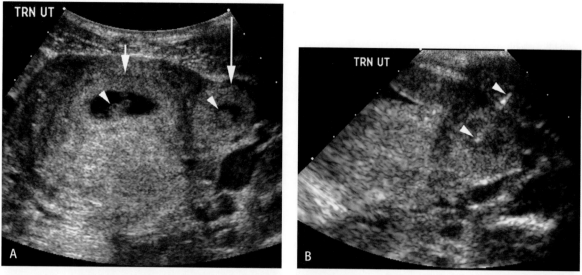

图 31.4.3　**经腹超声引导下宫角异位妊娠消融。**(A)经腹部超声横切面显示宫腔内两个胎囊,其一位于宫体正常位置(短箭头),另一个位于左侧宫角(长箭头),二者内均可见胚胎组织和心搏(三角箭头)。(B)在经腹超声的引导下,徒手将穿刺针(三角箭头)送入宫角处的胎囊,推注氯化钾使心搏停止。

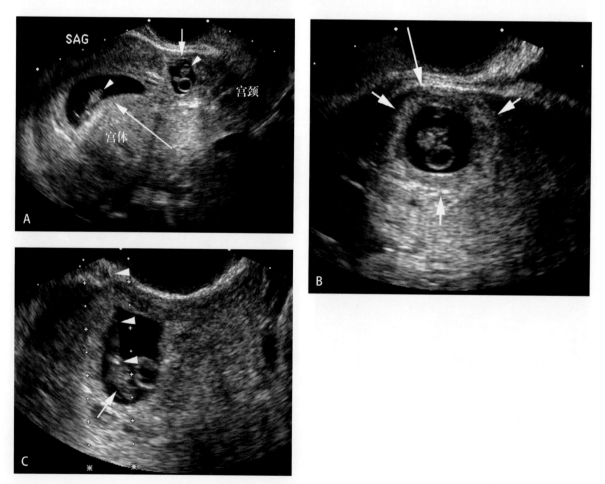

图 31.4.4　**经腹超声引导下子宫瘢痕处妊娠消融。**(A)经阴道超声矢状切面显示子宫内两个胎囊,其一位于宫体正常位置(长箭头),另一个则位于子宫体下段前壁剖腹产瘢痕内(短箭头),二者内部均可见胚胎组织和心搏(三角箭头)。(B)子宫瘢痕处胎囊(短箭头)放大图像显示子宫前壁表面伸展并膨出(长箭头)。(C)在经阴道超声引导下,穿刺针(三角箭头)进入瘢痕处胚胎(箭头),推注氯化钾使心搏停止。

31.5 盆腔脓肿引流术

概述和临床特征

　　盆腔脓肿的类型有输卵管－卵巢脓肿、憩室脓肿、阑尾周围脓肿。此外，盆腔脓肿还可以是盆腔手术后的并发症。无论其病因如何，大部分盆腔脓肿可在抗生素治疗后吸收，若抗生素治疗无效，则有必要进行引流。对于许多病例，在超声或 CT 的引导下行脓肿引流术可避免外科手术。盆腔脓肿引流既可采取单纯抽吸（即插入穿刺针－引流脓肿－拔

除穿刺针－根据培养结果使用抗生素），也可放置导管进行引流。

超声检查

　　超声引导下行盆腔脓肿引流术，可采用经腹、经阴道或经直肠途径，但最理想的途径取决于脓肿位置与肠道和其他毗邻结构的关系。对于盆腔深部脓肿，最佳选择是经阴道超声引导下进行引流（图 31.5.1 和图 31.5.2）。

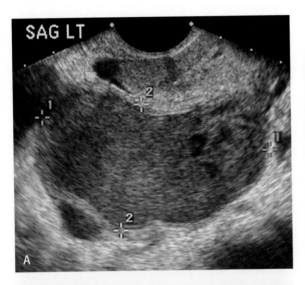

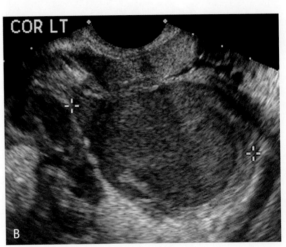

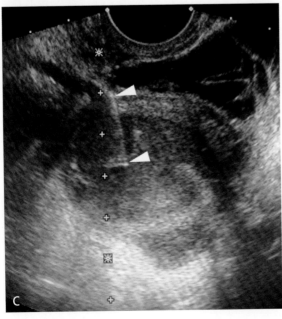

图 31.5.1　**超声引导下盆腔脓肿引流术。**一名发热和下腹痛的妇女，经阴道超声矢状切面（A）和横切面（B）显示左侧附件区一病变（测量游标）内充满大量均质点状回声，考虑为脓肿形成。（C）在经阴道超声引导下，穿刺针（三角箭头）插入脓腔，并吸出脓性物质。

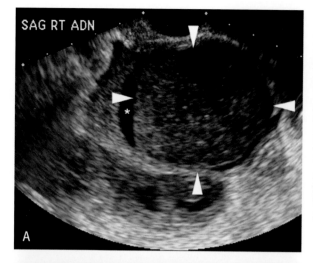

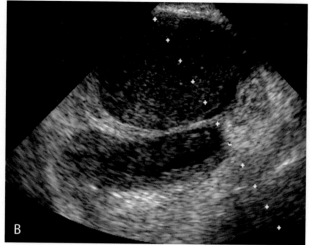

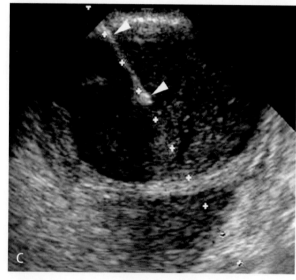

图 31.5.2 **超声引导下盆腔脓肿引流术。**（A）右侧附件区经阴道超声矢状切面显示一病变内充满液体（*）和碎屑（三角箭头），考虑为脓肿形成。（B）引导装置安放于经阴道超声探头上，引导线指示出穿刺针插入后行进的路径。（C）在超声引导下穿刺针（三角箭头）已插入脓腔，抽吸脓性物质。

（许丽丽　孔令秋 译）

索 引